होम्योपैथिक पशु-चिकित्सा

पशुओं के रोगों का उपचार

(विस्तार सहित)

गाय, बछड़ा, कुत्ता, अश्व, भेड़, बकरियां, मुर्गिया, सुअर आदि

(चतुर्थ संस्करण)

भाग–1

डा. भीमराव पु. मद्रेवार

बी. जैन पब्लिशर्स (प्रा.) लि.
भारत–अमेरिका–यूरोप

होम्योपैथिक पशु–चिकित्सा – पशुओं के रोगों का उपचार

प्रथम संस्करणः 1990
द्वितीय संस्करणः 2008
तृतीय संस्करणः 2018
चतुर्थ संस्करणः 2024

प्रकाशकः मनीष जैन

बी. जैन पब्लिशर्स (प्रा.) लि.
डी–157, सैक्टर–63, नोएडा–201307, उ. प्र. (भारत)
दूरभाषः +91–120–4933333, ई–मेलः **info@bjain.com**
वेबसाईटः **www.bjainbooks.com**
रजिस्टर्ड ऑफिसः 1921/10, चूना मण्डी, पहाड़गंज,
नई दिल्ली–110055, भारत

ISBN: 978–81–319–0603–3

हृद्रत

आजकल होम्योपैथी का प्रसार एवं प्रचार सारे विश्व में बढ़ता जा रहा है। इसका कारण यह है कि यह उपचार आसान, सुलभ तथा कम खर्चे का है। इससे कोई हानि या दुष्परिणाम होने का भय नहीं है। बड़े असाध्य रोग भी इससे ठीक हो जाते हैं। एक सामान्य व्यक्ति से लेकर कई एलोपैथिक डॉक्टर, तक इस उपचार को अपना रहे हैं। असाध्य, कठिन एवं स्थायी रोगों के लिये यह उपचार पद्धति लाभदायक होने के कारण यह लोकप्रिय हो रही है। किंतु इसमें परहेज रखना आवश्यक है; जैसे तम्बाकू, सिगरेट, बीड़ी, जर्दा, गुटखा, कॉफी, अल्कोहल, गरम मसाले आदि का सेवन नहीं करना चाहिए। इनके सवेन से औषधि की कार्य शक्ति का ह्यास होता है। पशुओं पर इस पद्धति से उपचार करते समय परहेज की यह समस्या उभरने का प्रश्न ही नहीं उठता। इसलिए होम्योपैथी की औषधियों से जादुई परिणाम दिखाई देते हैं तथा अपेक्षाकृत कम खर्चे में एलोपैथी की भांति त्वरित गति से वांछित परिणाम, होम्योपैथी से भी मिल सख्ते हैं। इस विचार से मैंने प्रथमतः इस उपचार पद्धति का प्रयोग पशुओं की बीमारियां दूर करने के लिये आरंभ किया। कम खर्च होने से गरीब किसानों को इसका बोझ मालूम नहीं हुआ। बड़े–बड़े असाध्य रोग–उदाहरण खुरकुत रोग पेट में उतरना (सिक्विली ऑफ फुट ऐंड माऊथ डिजीज), एलिवियोलर इम्फायसीमा (Alveolar Emphysema) ऐसी बीमारिया शत प्रतिशत ठीक होने का अनुभव प्राप्त हुआ। होम्योपैथी एक परिपूर्ण शास्त्र है तथा सुयोग्य औषधियों से कोई भी नया–पुराना असाध्य

रोग ठीक हो सख्ता है ऐसा प्रतीत होने के पश्चात् मैंने सोचा कि पशुओं की बीमारी के लिये इस उपचार पद्धति का प्रयोग करने की सुबुद्धि ईश्वरी प्रेरणा से ही मुझे मिली है। इस पद्धति से अनेक पशुओं को विविध प्रकार की बीमारियों से मुक्त कराने का जो एक सात्विक आनंद मुझे प्राप्त हुआ वह अवर्णनीय है।

होम्योपैथी के साथ–साथ एलोपैथी का उपचार करने से कम अवधि में बीमारी ठीक होती है। यह अनुभव सिद्ध सत्य है।

इस उपचार पद्धति की जानकारी पशु चिकित्सकों एवं पशु पालकों को होनी चाहिये। किंतु इस में सबसे बड़ी महत्वपूर्ण कठिनाई प्रचार माध्यम की प्रतीत होती है। इस विषय पर विदेशी लेखकों की कुछ पुस्तकें हैं, परन्तु वह एक दुर्लभ हैं और दूसरे यह कि, यह पुस्तकें अंग्रेजी भाषा में होने से सर्वसामान्य पाठकों को पूर्णतया समझ में नहीं आती। अतः मैंने इस विषय पर हिन्दी भाषा में पुस्तक लिखने का यह प्रयास किया है।

इस क्षेत्र में मेरी जानकारी और मेरे अनुभव के आधार पर, होम्योपैथी द्वारा पशु रोगों के उपचार से गरीब किसानों की आर्थिक हानि नहीं होगी! इस दृष्टि से मैंने प्रस्तुत पुस्तक में पशु उपचार की जानकारी देने का प्रयत्न किया है।

सर्व पशु चिकित्सकों से मेरा यह नम्र अनुरोध है कि वे इस शास्त्र की प्रगति के लिये और मूक पशुओं का व्याधि मुक्त करने के लिये इस उपचार पद्धति का उपयोग करें। इस काम में प्रस्तुत पुस्तक मार्गदर्शक अवश्य होगी ऐसा मुझे पूरा विश्वास है। इस शास्त्र की हमें कुछ भी जानकारी नहीं है, ऐसा समझकर इसे उपेक्षित नहीं करना चाहिये। क्योंकि Knowledge of a part of any science is better than ignorance of the whole.

जानवरों को होने वाले सर्वसामान्य रोग और उनके निवारण के लिये होम्योपैथिक उपचार इस पुस्तक द्वारा बताये गये हैं। इस पद्धति से उपचार करने वाले तथा कम जानकारी रखने वालों को अपनी प्रगति करने में यह पुस्तक सहायक सिद्ध होगी। अनेक पशु–चिकित्सा शास्त्रियों ने इसे सिद्ध कर दिखाया है; इतना ही नहीं मैंने स्वयं प्रयोगों द्वारा अनुभव प्राप्त किया है। इस पद्धति के औषधोपचार से कोई दुष्परिणाम होने का भय नहीं है।

इससे कोई नुकसान होना संभव नहीं है। इसलिए पशु चिकित्सकों से मेरी प्रार्थना है कि वे अपने नियमित व्यवसाय से समय निकालकर इस उपचार पद्धति का अध्ययन व प्रयोग कर इस शास्त्र की उन्नति एवं प्रगति में अपना अमूल्य योगदान दें।

निम्न महानुभावों ने यह पुस्तक लिखने के महान कार्य में मेरी सहायता की है इसलिए उनका वर्णन करना मेरा परम कर्तव्य है:–

1. मेजर जनरल आर.एस.एम. रवर्ब, (ए. वी. एस्. एम्.), अतिरिक्त महानिर्देशक, आर.व्ही.एस.।
2. कर्नल एन. मोंहती, निर्देशक आर.वी.एस., ईस्टर्न कमांड।
3. कर्नल प्रमोद अभ्यंकर, स्टेशन कमांडर, पानागड़।
4. मेजर अनिल कुमार राय।
5. प्रा. भू. द. वाडीकर, यशवंत महाविद्यालय, नांदेड़।
6. प्रा. सू. ग. जाध्व, यशवंत महाविद्यालय, नांदेड़।
7. डॉ. वैशाली लक्ष्मीकांत, मद्रेवार, नांदेड़।
8. डॉ. जयदीप भीमराव मद्रेवार, डॉ. जयंत हंडरगुजीकर, सौ वेनूतार भिमराव मद्रेवार, डॉ. प्रविण रामकृष्ण तुप्तेवार मुधोल।
9. मा. डॉ. एम. एस. हुलसुरे, सहसंचालक, पशु संवर्धन, पुणे–1।
10. मा. डॉ. शाम को जावलीकर, प्रादेशिक सहसंचालक, पशु सवंर्धन, औरंगाबाद, महाराष्ट्र।
11. ब्रिगेडियर वी. पी. सिंग, उपमहानिर्देशक, मिलिट्री फार्म।
12. श्री बी. बी. बिश्वास, निर्देशक, मिलिट्री फार्म, ईस्टर्न कमांड।

डॉ. भीमराव पुंडलिकराव मद्रेवार

''लक्ष्मीकांत'' 89 माणिक नगर, तरोड़ा (बु), नांदेड, 431605

फोनः 32985 कोडः 02462

विषय सूची

भाग—1

अध्याय–1

पशु–चिकित्सकीय व्यवसाय में होम्योपैथी का महत्त्व

पशु पालन तथा उनसे प्राप्त वस्तुओं के उत्पादन की लागत में लगातार वृद्धि होती जा रही है। इसका कारण यह है कि पशु चिकित्सा की पाश्चात्य उपचार पद्धति बहुत महंगी है; सामान्य पशु पालक–किसान अपने पशुओं को निरोगी और उत्पादक स्थिति में रखने के लिये समय पर योग्य चिकित्सा नहीं कर पाता। इसके फलस्वरूप, असंख्य पशु आवश्यक चिकित्सा और पशुपालक आर्थिक उत्पादन से वंचित रहते हैं। अथवा आर्थिक हानि उठाकर उपचार कराना पड़ता है।

तुलनात्मक दृष्टि से देखा जाए तो मनुष्य से दस से पन्द्रह गुना अधिक मात्रा में जानवरों को औषधि देनी पड़ती है। इसका कारण यह है कि पशुओं का वजन मनुष्य के वजन से 10 से 15 गुना अधिक होता है और औषधी की मात्रा वजन के अनुसार निश्चित की जाती है। इस प्रकार दवाई की मात्रा और खर्चा भी अधिक हो जाता है। इसी कारण प्रायः गरीब किसान उपचार कराने से कतराता है, या कोई दूसरा उपाय ढूंढ़ता है, या किस्मत पर छोड़ देता है। इस परिस्थिति में होम्योपैथी ही एकमात्र उपाय हो सख्ती है। इसकी दवाएं कम मात्रा में देने से अधिक

लाभ होता है, जानवरों को यह औषधि खिलाना या पिलाना बहुत आसान है और पैसा भी अधिक नहीं लगता। सस्ते दाम में शक्तिशाली औषधियां जो केवल रोगग्रस्त भाग पर ही असर डालती हैं, प्राप्त होती है। डॉ. हेकॉक एक बहुत प्रसिद्ध पशु एवं शल्य चिकित्सक थे और विविध प्रकार से उपचार करते थे। उनका कहना है कि होम्योपैथिक उपचार पद्धति से असाध्य रोग कम खर्चे में आसानी से ठीक हो सख्ते हैं और पीड़ित पशु की जान बचाई जा सख्ती है। इस उपचार पद्धति से केवल लाभ ही होता है किन्तु दूसरा कोई कुप्रभाव (Side effect) नहीं होता। कम समय में रोग से मुक्ति होती है। एलोपैथिक उपचार से समय और खर्चा दोनों अधिक लगते हैं। उदा. तीव्र अपच और मलबद्धता के लिये **नक्स वोमिका 30 + मैग्फॉस 30** की गोलियां पानी के साथ देने से तुरन्त लाभ होता है।

होम्योपैथिक उपचार पद्धति से पशुपालक स्वयं इलाज कर सख्ता है; पशु चिकित्सक समय पर न रहे तो भी इलाज हो सख्ता है। एलोपैथी तथा रेडिओपैथी के बुरे परिणाम होम्योपैथी से ठीक होते है। जैसेः जीवाणु, विषाणु से बनाये गये औषधियों के दुष्परिणाम (Thuja) अथवा उसी से बनाये हुये नोसोड्स से कम होते हैं। डिजिटालिस के दुष्परिणाम **नाइट्रिक अैसिड (Nitric Acid)** अथवा **सिनकोना (Cinchona)** से दूर होते हैं। इसी प्रकार हार्मोन्स, प्रतिजैविक, कॉर्टिकोस्टेराइड के दुष्परिणाम उन्हीं को अधिक मात्रा में सशक्त करने से दूर होते हैं।

इस उपचार पद्धति से पशु को कष्ट या पीड़ादायक क्रियाएं झेलने की आवश्यकता नहीं है; जैसे, खून निकालना, चुरके लगाना, अतिसार/रेचक देना आदि। इससे जानवर को पीड़ा और वेदना होती है और वह अशक्त बनता है। उसकी कीमत भी कम हो जाती है।

डॉ. टेलर और स्मिथ के कथनानुसार एक ही समय होम्योपैथी तथा एलोपैथी पद्धति से उपचार करने में कोई हानि नहीं है। इसका कारण यह है कि यह दोनों परस्पर पूरक हैं। इसलिए कम समय में रोग निवारण हो सख्ता है। होम्योपैथी के साथ–साथ टॉनिक्स, ॲनालजेसिक, विटामिन्स, प्रतिजैव्य, ट्रॅंक्युलाइजर, फिजिकल थेरेपी अधिक लाभदायक होती है। उसी प्रकार इमरजेंन्सी केसेस में, जैसे मार लगना, जख्म होना, जलना

होम्योपैथी रामबाण उपाय है। तीव्र एवं अतितीव्र बीमारी के उपाय के लिये होम्योपैथी के साथ एलोपैथी उपचार त्वरित लाभ देता है। उदा. सलाइन, इलक्ट्रोलाइट्स, रक्त देना आवश्य है। 29 वर्ष का स्वयं मेरा दीर्घ अनुभव और डॉ. क्रिस्टोफर डे का अनुभव यह सिद्ध करता है कि यह दो उपचार पद्धति एक–दूसरे के मारक नहीं अपितु पूरक है। उदा. सेप्टीक तथा टॉक्सिनिक बुखार के लिये उचित जैविक के साथ होम्यपैथी का उपयोग करने से 3/4 दिनों में पशु रोग मुक्त होता है। प्रथम ॲन्टिबायोटिक्स के साथ होम्योपैथी से रोग कम होना आरम्भ होता है; बाकी काम केवल होम्योपैथी से हो जाता है। कोई भी उपचार पद्धति अपने आप में परिपूर्ण नहीं होती ऐसा डा. पै का कहना है। उसी प्रकार अनेक पद्धतियां परस्पर पूरक हैं। अपितु कुछ उपचार पद्धतियों से कुछ विशेष लाभ होते हैं। परिस्थितीनुरूप उपचार करना ही किसी पशु चिकित्सक को श्रेयस्कर होगा।

होम्योपैथिक उपचार के साथ संतुलित आहार और सुचारू ढंग से सुश्रुशा आवश्यक है, इसके लिये कोई अन्य उपाय नहीं है।

रोगी के जिस संस्थान अथवा अवयव पर एलोपैथिक उपचार किया जाता है उसके अतिरिक्त दूसरे अवयव और संस्थान पर भी उस उपचार का परिणाम होता है। उदा. मेंदू की बीमारी की औषधियों का परिणाम पाचन संस्थान पर भी होता है। किन्तु होम्योपैथिक उपचार से ऐसा होना असंभव है। यह औषधियां पीड़ित अवयव अथवा संस्थान पर ही अपना प्रभाव दिखाती हैं।

पशु चिकित्सक के विषय में एक विशेष समस्या यह है कि रोगी अपनी बीमारी, पीड़ा की जानकारी स्वयं नहीं दे सकता जैसा कि मनुष्य में होता है। कुछ लोग ऐसा प्रश्न भी पूछते हैं। किन्तु इसका समाधान आसान है। एलोपैथिक उपचार पद्धति में भी रोगी व्यक्ति या उसके संबंधियों से जानकारी लेकर उसके आधार पर ही उपचार निश्चित किया जाता है; अथवा रोगी का तापमान, चाल, व्यवहार, इन में बदले हुये लक्षण देखकर औषधियों का चयन किया जाता है। इस संबंध में पशु मानव से अधिक प्रामाणिक होते हैं। मनुष्य डॉक्टर को जानकारी देते समय अतिशयोक्ति करेगा या कुछ छुपाने का प्रयत्न करेगा। फलतः रोग निदान तथा उपचार

निश्चित करने में गलती होने की संभावना होती है। पशु रोग लक्षण अधिक प्रमाणिक होते हैं और तदनुसार उपचार व रोग निदान योग्य ढंग से होता है।

होम्योपैथी पर यह भी आरोप किया जाता है कि इस उपचार पद्धति में रोग मुक्ति के लिये अधिक समय व्यतीत होता है। परन्तु सत्य यह है कि सुयोग्य औषधियों का चयन करने पर दूसरे किसी उपचार पद्धति की तुलना में होम्योपैथिक पद्धति से कम समय और कम खर्चे में बीमारी दूर हो सख्ती है। किसी कारणवश उपचार में कुछ दोष रह गया तो उसका कोई दुष्परिणाम नहीं होता।

मनुष्य की तुलना में पशुओं को इस उपचार पद्धति से अधिक लाभ होता है। शरीर की नैसर्गिक क्रियाएं दोनों में समानरूप से होती हैं। उदा. रक्ताभिसरण, श्वसनक्रिया, यकृत का कार्य, मलविसर्जन, पुनरूत्पादन इत्यादि। अवयवों की रचना तथा आकार भिन्न–भिन्न हैं। इसलिए दोनों के उपचार एक ही समान तत्व के अनुसार हो सख्ते हैं।

29 वर्ष की प्रदीर्घ कालावधी में पशुओं पर होम्योपैथिक उपचार से बहुत से असाध्य रोग मैंने ठीक किये हैं; उन्हें उत्पादन के लिये सक्षम बनाया है। उदा. खुरकुत और तद्जन्य बीमारियां – (पानकावरा, सुशी, सिक्विली ऑफ फुट अँड माउथ डिसीज) फायब्रोसिस इत्यादि; उसी प्रकार पुरानी बीमारियाँ जैसे त्वचा रोग, गोल कृमी, मेन्ज, गहरी पीप अवस्था, भगंदर इत्यादि ऐसी बीमारियों का उपचार दीर्घकालीन होने से समय और पैसा अधिक मात्रा में व्यतीत होता है। साधारण किसान इतना सब नहीं कर पाता। पाश्चात्य उपचार पद्धति से रोगमुक्ति निश्चित नहीं है। किन्तु होम्योपैथी में इसका विश्वसनीय उपाय है यह अनुभवसिद्ध है।

रोग लक्षण देखकर ही होम्योपैथी का इलाज होता है। जीवाणु, विषाणु, प्रोटोज़ोआ जैसे केसेस में यदि प्रयोगशाला में परीक्षा करने के उपरान्त बीमारी का मूल कारण ज्ञात होता है और सही, निर्देष उपचार गतिमान होता है।

एलोपैथिक औषधियों के विरुद्ध प्रतिरोध शक्ति शरीर में निर्माण होती है किन्तु होम्योपैथिक औषधियों से ऐसी शक्ति निर्माण नहीं होती। बारबार प्रतिजैविक का उपयोग अथवा तारतम्यहीन उपयोग करने से पशु

के शरीर में औषधि विरुद्ध प्रतिरोध शक्ति निर्माण होती है। और उसके दुष्परिणाम भी दृष्टिगोचर होते हैं। उदा. आंचल की बीमारी में हमेशा इंट्रामेमरी प्रतिजैविक टयूब का उपयोग होता है। इंजेक्शन दिये जाते हैं, अतः कोर्स पूर्ण न होने से और योग्य प्रतिजैविक का उपयोग न करने पर ड्रग रेजिस्टन्स आता है। रोग असाध्य हो जाता है क्योंकि इस अवधि में फायब्रोसिस शुरू होता और न इसका कोई दुष्परिणाम होने का भय रहता है। यह एक अनुभव सिद्ध सत्य है कि इस बीमारी के लिए एलोपैथी के साथ होम्योपैथिक उपचार करने से दूसरे अवांछनीय परिणाम हुये बिना रोग तुरन्त दूर होता है।

होम्योपैथी से अनेक रोग हमेशा के लिये दूर किये जा सख्ते हैं। उदा. बछड़ों का व्हाइट स्कोअर, खुरकुत रोग, प्रोटोज़ोआ से होने वाले रोग आदि।

अध्याय–2

होम्योपैथी से पशुओं का रोग से संरक्षण

पशुओं को संभाव्य रोगों से सुरक्षित रखने के लिये होम्योपैथी में प्रतिरोधात्मक उपाय हैं, उसी प्रकार बीमारी का शिकार होने पर उसे विशेष उपचार भी हैं। कांटे से कांटा निकालना इस तथ्य पर यह आधारित है। रोग लक्षण देखकर उसी प्रकार के लक्षण निर्मित करके रोग निवारण किया जाता है। डॉ. हानेमन इस तथ्य के उद्‌बोधक हैं। शारीरिक रोग, उनके उपचार, इस संदर्भ में उनके शास्त्रीय तथ्य, मूल भूमिका निम्न प्रकार हैः–

1. जीवन–शक्ति (A vital force within a patient), जो कि जीवन के लिये अत्यावश्यक होती है। प्रत्येक रोगी के शरीर में यह शक्ति निहित होती है, यही जीवित रहने का मर्म है।
2. जीवन–शक्ति पर रुग्ण प्रभाव होने का अर्थ है रोग व्याधी (A disease is a morbid influence upon that vital force.)
3. रोग लक्षण – जीवनतत्व पर इस प्रकार रुग्ण प्रभाव होने के पश्चात् जो प्रतिक्रियायें व्यक्त होती हैं वही रोग लक्षण होते हैं। (The symptoms

are an expression of the reaction of that vital force to disease influence.)

4. सफल औषधोपचार – जीवनशक्ति पर हुए रुग्ण प्रभावों को कम करना – (An effective medicine in one which minimise those symptoms when applied to the vital force.)

5. औषधियों की शक्ति का प्रभाव रोग के प्रभाव की अपेक्षा अधिक होना चाहिये। (Power of medicine should have more powerful influence than disease.)

6. औषधियों की शक्ति रोग की शक्ति से अधिक होती है किन्तु वह जीवनशक्ति के लिए हानिकारक नहीं होती। रोग–व्याधी का प्रभाव कम करके पूर्ववत् आरोग्य अवस्था प्रदान करना ही उपचार का मुख्य उद्देश्य है। (It overpowers that disease unleashing the vital force's full power to extinguish the new temporary influence and restores the patient to health.) उदा., ब्रूटस और ज्यूडो की सैन्य स्वसंरक्षण योजना। आक्रमण शक्तिशाली हो तो प्रतिकार शक्ति का उपयोग सुचारू ढंग से आक्रमण के केन्द्र बिंदू पर यदि सीधे करें तो सफलता प्राप्त होती है। होम्योपैथी की शक्ति इसी तथ्य पर काम करती है।

जीवाणु–विषाणु के कारण अधिकांश बीमारियों का प्रादुर्भाव (Onset) होता है। एलोपैथी में उनसे लस (Vaccine) बनाकर उन रोगों से संरक्षण किया जाता है। होम्योपैथी में भी जीवाणु से नोसोड्स तैयार करके उनका उपयोग किया जाता है। इस संबंध में बहुत सारे जीवाणु–विषाणु के कारण होने वाली बीमारियों के लिये उपयुक्त लस एलोपैथ ही में उपलब्ध नहीं है। किन्तु होम्योपैथी में यह उपलब्ध हैं। उदा. ई. कोलाया जीवाणु के कारण बछड़ों को होने वाली व्हाइट स्कोअर बीमारी दूर करने के लिये होम्योपैथी में इस जीवाणु से निर्मित नोसोड उपलब्ध है, जिसे सशक्त करने के बाद व्हाइट स्कोअर का इलाज हो सख्ता है। बछड़े के जन्म के उपरान्त 24, 48, 72 घंटों में यह नोसोड बछड़ों को देने से व्याधि का प्रतिबंध होता है। इसी प्रकार स्ट्रेप्टोकोकस, पफीलोकोलाय, कोर्निबैक्टेरियम और कॉक्सिडिओसिस नामी जीवाणुओं से होने वाली व्याधियो के लिये

होम्योपैथी में इलाज उपलब्ध है जो एलोपैथी में नहीं है। जानवर के शरीर में निर्मित लिम्पफनोड़, नाक से होने वाला स्त्राव, कॉक्सिडिओसिस के लिये प्लीहा आदि से नोसोड्स तैयार कर शक्त किये जाते हैं चाहे उनमें जीवाणु, विषाणु, प्रोटोज़ोआ प्रत्यक्ष बचें या नहीं। इस प्रकार व्याधी के प्रोडक्ट तैयार एवं शक्त की हुई औषधी ही नोसोड्स कहलाती है। होम्योपैथी में व्याधि का प्रोडक्ट फिल्टर करते हैं तत्पश्चात् बैक्टीरिया और उसके टॉक्सिन्स शक्तिशाली बनाकर वह फिल्ट्रेट उसी व्याधी का प्रतिबंध तथा निवारण करने के काम आता है।

कुछ पशु व्याधियों का प्रतिबंध तथा निवारण एलोपैथी की अपेक्षा होम्यपैथी से करना उपयुक्त होता है। उदा. कुत्तों को डिस्टेंपर लस बारह हफ़्तो के बाद दे सख्ते हैं, किन्तु शतप्रतिशत गारंटी नहीं दी जा सख्ती. यह प्रतिरोध शक्ति किसी समय कम हो सख्ती है। कुत्ते के बच्चों को यह नहीं दे सख्ते और इस प्रकार वह संरक्षण से वंचित रहते हैं। इसलिए इन में इस व्याधी से मृत्यु होना अधिक होती है। होम्योपैथी में इसका उपाय अवश्य है। डिस्टेंपर और पैरा वायरस विषाणु शक्त बनाकर नोसोड़ तैयार करते हैं। यह नोसोड किसी भी वयोगट के कुत्तों को रोग मुक्त कराने में पूर्णतया लाभदायक है। डॉ. क्रिस्टोपफर कथनानुसार डिस्टेंपर, लेप्टोस्पायरोसिस, हेपेटाइटिस, फेलाइन एन्टेरायटिस, स्टैपफायलोकॉक्सियल जीवणु, कैनाइन हर्पीज विषाणु मिक्सोमैटोसिस ऑफ रैबिट आदि के इलाज के लिये प्रथम कुछ दिन रोज दो मात्रा में और तदुपरांत प्रतिमास एक मात्रा छः महीने और बाद में प्रति छः महीने एक मात्रा देने से, व्याधी का प्रतिबंध और उपचार इस नोसोड से होता है।

कौलोपफायलम, पलसाटिला अथवा **कल्केरिया फॉस** पशु के बिना कष्ट प्रसूती के लिये संरक्षणात्मक और उपचारात्मक, दोनों के लिये उपयुक्त है। **आर्निका मॉन्ट, कल्केरिया फ्रलोअर, स्टैफिसेग्रिया** का उपयोग करने से शल्यक्रिया करते समय या उसके बाद होने वाली पीड़ा टल सख्ती है। क्लोरोप्रोमाजीन, एनसथीसिया के प्रभाव **कल्केरिया फॉस** से कम होते हैं। रिकेट्स अस्थिरोग **कल्केरिया कार्ब**, **कल्केरिया फॉस** और **मैग फॉस** के उपयोग से कम होते हैं।

किसी घाव का व्रण (Scaring) न होने के लिये **थ्युजा** अथवा **सिलिशिया** देनी चाहिये, और ऊपर से **कैलेन्डुला** लगाना फलदायी है। मरक्यूरीयुक्त औषधियों के उपयोग से आँख का कॉरनिअल अल्सर होने की संभावना नहीं होती।

नोसोड्स दो प्रकार के हैं 1. ऑटोनोसोड्स और 2. बॉवेल नोसोड्स।

ऑटोनोसोड्स (Autonosodes)

रोगी के व्याधियुक्त अंग से प्रॉडक्ट निकालकर उसको शक्त करने के बाद उसी रोगी पर उससे उपचार किया जाता है। इसे ऑटोनोसोड्स उपचार पद्धति कहते हैं। इस पद्धति से कोई भी असाध्य रोग ठीक हो जाता है। दीर्घकालीन सायनस, भगंदर (फिस्तुला) जैसी असाध्य व्याधियां इस उपचार पद्धति से दूर होती है।

बॉवेल नोसोड्स (Bowel Nosodes)

अन्य नलिका की व्याधी में आंतड़ी में जीवाणु निर्माण होते हैं। उनसे यह नोसोड़ तैयार किया जाता है। ई. कोलाय बैसिलोसिस अथवा कॉकसिडिओसिस प्रोटोज़ोआ के कारण बछड़ों को होने वाली बीमारी दूर करने के लिए उसी जंतू से नोसोड किया जाता है और उसका प्रतिबंधात्मक एवं उपचारात्मक उपयोग किया जाता है। नोसोड्स के साथ होम्योपैथी की अन्य औषधियों का एकत्रित उपयोग अधिक अच्छे परिणाम दिखाता है। बछड़ों के व्हाइट स्कोअर के लिये नोसोड दिन में तीन बार और क्रॉनिक अवस्था के लिये एक मात्रा (dose) पर्याप्त होती है। कुछ नोसोड्स की जानकारी निम्न प्रकार हैः–

1. **बॅसिलीनम (Bacllinum)** — क्षयरोग युक्त फेफड़ों के जीवाणु से यह नोसोड तैयार किया जाता हे। गोल कृमि, तत्सम त्वचा रोग और जीवाणु के कारण होने वाली दीर्घकालीन व्याधी दूर करने के लिये यह बहुत उपयुक्त है।

2. **कॉर्निबैक्टैरिअम पायरोजंस (Corynebacterium pyrogens)** — स्तनदाह की बीमारी में जो स्त्राव निकलता है उससे यह नोसोड तैयार किया जाता है। इस बीमारी की तीव्रता के कारण दुग्ध निर्माण की क्रिया बदल जाती है और स्तन भारी पड़ता है। कम स्त्राव निकलता है ज्वर आता है, समयोचित उपचार न करने से पशु की मृत्यु हो सख्ती है। इस नोसोड का उपयोग प्रतिबंधात्मक और उपचारात्मक दोनों तरह से किया जाता है।

4. **ई. कोलाय नोसोड (E. Coli Nosode)** — ई. कोलाय जाती के बहुत सारे जीवाणु से यह नोसोड बनाया जाता है। मानवीय रोगी के ई. कोलाय जीवाणु से बनाया हुआ नोसोड अधिक गुणकारी होता है। ई. कोलाय जीवाणु के कारण होने वाली व्याधी से बचने के लिये और ऐसी व्याधी दूर करने के लिये इसका उपयोग लाभदायक होता है।

5. **फॉलिकुलीनम (Folliculinum)** — जानवरों के बीजाण्डकोष पर जो कॉर्पस ल्युटियम होता है उससे यह नोसोड तैयार किया जाता है। स्त्री बीजांडकोष की बीमारी के लिये इसका उपयोग होता है। उसी प्रकार उसकी कार्यशक्ति कम होने से जो बीमारी होती है वह भी इससे दूर होती है।

6. **ऊफोरीनम (Oophorinum)** — स्त्री बीजांडकोष से जो स्त्राव निकलता है उससे यह बनता है। बीजांडकोष की बिगड़ी हुई कार्यशक्ति इससे ठीक होती है।

7. **सोरीनम (Psorinum)** — स्केबीज व्हेसिकल से यह बनाया जाता है और त्वचा रोग दूर करने के लिये इसका उपयोग होता है। जैसे रिंग वर्म, त्वचा सूखी पड़ना, खुजली, फंगस इत्यादि।

8. **पायरोजेनियम (Pyrogenium)** — पशुओं के सड़े हुए स्थानों की पस से यह नोसोड बनाया जाता है। रक्तदोष (Septicaemia) अथवा विषाणु के कारण आया हुआ रक्तदोष (Toxaemia), जिसके साथ ज्वर आने से नाड़ी क्षीण होती है और शरीर की प्रतिरोध क्षमता कम होती है ऐसी स्थिति में इस नोसोड से बहुत लाभ होता है। इन

बीमारियों में दर्गुंधयुक्त स्त्राव होता है। उदा. गर्भाशय का विषजन्य दाह (Retention of placenta), ज़चगी का ज्वर।

9. **साल्मोनेला नोसोड (Salmonella nosode)** — साल्मोनेला जीवाणु से यह बनाया जाता है। इसी जीवाणु के कारण जो बीमारी आती है उसे रोकने के लिये तथा दूर करने के लिये इसका उपयोग होता है। विशेषतः बछड़ों को इस रोग से बचाने के लिये इसका उपयोग करते हैं।

10. **स्ट्रेप्टोकॉकस नोसोड (Streptococous nosode)** — स्ट्रेप्टोकॉकस हिमोलायटिकस से यह नोसोड बनता है। इसी जीवाणु के कारण जो रोग होता है उसका इलाज इस नोसोड से होता है। उदा. बछड़ों का जॉइन्ट ईल (नेव्हल ईल), गाय एवं भैंस का स्तन दाह।

11. **सायकोटिक को (Sycotic co)** — बड़ी आंत में पाये जाने वाले नॉन लैक्टोज फर्मेंटिंग जीवाणु से यह नोसोड तैयार किया जाता है। आंत की बीमारी का उपचार इस नोसोड से अवश्यंभावी होता है।

12. **ट्यूबरकुलीनम अव्हियारे (Tuberculuinum)** — एव्हियन जीवाणु से यह नोसोड बनाया जाता है। बछड़ों के फेफड़ों की बीमारी का यह रामबाण उपाय है। इसी प्रकार किसी दीर्घकालीन बीमारी का भी यह एक यशस्वी इलाज सिद्ध हुआ है।

बीमारी की अवस्था, तीव्रता और उसके अनुसार उपचार औषधी की योजना के विषय में चर्चा अगले पाठ में की गई है।

अध्याय–3

होम्योपैथिक औषधी की योजना पद्धति

होम्योपैथिक औषधोपचार दो पद्धतियों से किया जाता है। एक तो मुँह से खाकर पेट में लेना और दूसरा बाह्यांगपर लगाना।

1. **मुँह से खाकर पेट में लेने वाली औषधी** :– इस पहली पद्धति का उपयोग अधिकतर होता है। पानी तथा खाद्य पदार्थ में डालकर औषधी देते हैं अथवा औषधी के कुछ बूंद, अथवा गोलियां मुँह में डाली जाती है। यह औषधिया निम्न प्रकार से उपयोग में आती है।

   अ – मूल द्रव्य, मूल अर्क (Mother tincture)

   ब – सशक्त किए हुये पावडर, पिल्स (Triturations) आदि

   क – सशक्त की हुई द्रवरूप औषधिया (Dilutions)

   अ. **मूल द्रव्य** – गाय, भैंस, घोड़ा जैसे बड़े जानवरों को मूल द्रव्य के दस बूंद साफ ठंडे पानी में मिलाकर कांच की बाल्टी से पिलाना। उसी बाल्टी का उपयोग दूसरे पशु के लिये करते समय बाल्टी साफ धोकर लेनी चाहिये। बकरी, मेंढी, कुत्ता, सुअर जैसे छोटे जानवरों के लिये पाँच बूंद औषधि पर्याप्त होती है।

दस बूंद दवा पानी में मिलाकर एक सौ मुर्ग़ियों को पिलाई जा सख्ती है।

ब. **पावडर अथवा पिल्स** – सशक्त किए हुए पावडर या उससे बनायी हुई गोलियां पशु की जिव्हा पर रखना अथवा खाद्य में मिलाकर देना, पानी में मिला कर भी पीला सख्ते हैं। छोटे जानवरों को ग्रेन की मात्रा पर्याप्त होती है। दो से पाँव ग्रेन पावडर खाद्य में मिलाकर एक सौ मुर्गियों को दी जा सख्ती है। इस प्रकार की औषधि 3x तक सशक्त होने से अत्यंत लाभदायक सिद्ध हुई है। उपर्युक्त मात्रा से लाभ न होने पर 6x अथवा 12x शक्ति की औषधिया देनी चाहिये। प्रतिदिन दो या तीन समय देना और बीमारी की तीव्रतानुसार इसमें बढ़ावा करना चाहिये।

क. **सशक्त द्रवरूप औषधिया** – इसके लिये ग्लोब्युलस, पिलेटस या डिस्केटस का वाहन होना आवश्यक है। लेबलयुक्त बोतल में गोलियां / पावडर डालकर, सशक्त औषधी इतनी यात्रा में डालकर, कि गोलियां पूर्णरूप से डूब जायें। हिलाकर रखना चाहिए इन बोतलों को उष्मा / सूर्य प्रकाश से बचाकर रखना चाहिये ऐसा करने से उनकी कार्यशक्ति दीर्घकाल तक बनी रहती है। यह गोलियां पशु की जुबान पर रखने से औषधी का अधिक शोषण (absorption) होता है। मिठास के कारण जानवर अधिक चाव से दवा खाता है। मुर्गियों के लिये 30, 40, 50, 60 m.m. आकार के ग्लोब्यूल का उपयोग करना चाहिये। बीमारी के लक्षणों के अनुसार औषधी का चयन कर गोलियां मिलाकर, उनके उपयोग से अच्छा लाभ सिद्ध हुआ है।

होम्योपैथिक औषधियों का शोषण जुबान और आँत द्वारा होता है और एलोपैथी औषधियों का केवल आँत से ही होता है।

यह काम किंचित सा लगता है किन्तु अनुभव से सरल हो जाता है। अधिक जानवर एक ही रोग से पीड़ित होने की स्थिति में पीने का

पानी अथवा खाद्य पदार्थ में औषधी मिलाई जाती है। सशक्त बनाई गई औषधी में भिगोई हुई गोलियां कूटकर पानी में अथवा खाद्य पदार्थ में मिलाकर दी जाती है। डेरी फार्म, पोल्ट्री फार्म में ऐसा प्रयोग करना पड़ता है। कुत्तों के दो होंठो के बीच में गोलियां रखकर थोड़ी देर मुँह पकड़कर बंद रखने से गोलियों का कार्य शुरु हो जाता है।

होम्योपैथिक औषधिया इन्जेक्ट करने से प्रयोग भी हुए है किन्तु निर्जतूकरण की ओर विशेष ध्यान देना आवश्यक होता है।

1. **सशक्त औषधी (डायल्यूशन)** – औषधी सशक्त बनाने के लिये मूल द्रव्यों का उपयोग किया जाता है। मूल द्रव्य Mother Tincture को "Q" चिन्हांकित किया जाता है। मूल द्रव्य को अच्छा घोटकर सिद्ध किया जाता है। इसी प्रक्रिया के समय उसमें से टॉक्सिक–विषजन्य पदार्थ निकालकर उसकी कार्यशक्ति बढ़ाई जाती है। बीमारी की तीव्रता अधिक होने पर अधिक शक्तिशाली औषधी का प्रयोग किया जाता है। औषधी की अधिक शक्ति के अनुसार उसकी कार्यशक्ति में वृद्धि होती है। लेकिन औषधी मात्रा कम होती है। कम शक्ति वाले औषधी में उसकी मात्रा अधिक होती है, लेकिन कार्यशक्ति कम होती है।

   सशक्त औषधी की मात्रा बीमारी की तीव्रता के अनुसार निश्चित करनी चाहिये। बीमारी की अति तीव्र स्थिति में दस से तीस मिनट के विराम से अधिक शक्ति की औषधी देनी चाहिये, तीव्र होने पर प्रति दो घंटे के विराम से औषधी देना उचित होगा। बहुत पुराने अथवा दीर्घकालीन रोग के लिये दिन में एक अथवा दो समय औषधी देनी चाहिये।

2. **बाह्यांग की औषधिया**– होम्योपैथी में लोशन अथवा मलहम के रूप में यह औषधिया उपलब्ध हैं किन्तु उनका प्रचलन कम है। एक चम्मच मूल द्रव्य आधा पिंट पानी में मिलाकर इसका उपयोग किया जाता है। निम्नलिखित कुछ औषधिया बाहयांग पर लगाने के लिये काम आती हैं:–

अ. **अर्निका मॉन्टाना लोशन (Arnica Montana Lotion)**–जोर की मार लगना, भारी ठोस या धक्का लगना आदि के कारण जो जख्म होते हैं अथवा सूजन आती है अथवा दाह होता है वह काम करने के लिये यह लोशन उपयुक्त है। ऑपरेशन के पश्चात् उस जगह यह लोशन लगाने से जख्म तुरन्त ठीक होता है। मुक्का मार लगने पर उस जगह लोशन लगाकर लिंट बांधने से पशुओं को तुरन्त आराम होता है। कटे हुये किसी भाग पर यह लोशन नहीं लगाना चाहिये।

ब. **कैलन्डुला ऑफिसिनालिस् (Calendula Officinalis)** – कटे हुये जख्म, फटे हुये माँस या भाग तथा रक्तस्त्राव बंद करने के लिये यह लोशन उपयुक्त है। अपघात वेदनायें इससे कम होती हैं।

क. **रह्स टॉक्सिकोडैन्ड्रोन (Rhus Toxicodendron)** – किसी भाग में लचक आ जाना, स्नायू और जोड़ों में दर्द होना आदि दूर करने के लिये इसका उपयोग होता है।

I. मदर टिंक्चर (Q) / मूल द्रव्यः– वनस्पति का तीव्र रस तथा रसायन के तीव्र दवा को मूल द्रव्य कहते हैं। जैसे गंधक, पारा आदि से द्रव्य तैयार करते हैं। वनस्पति निचोड़कर निकाला हुआ रसायन अथवा तीव्र अल्कोहल पानी में मिलाकर डालते हैं, तत्पश्चात् उसे छानते हैं।

II. ट्रिच्युरेशनः– धन अघुलनशील पदार्थ शुद्ध लैक्टोज के साथ कूटकर दीर्घकाल तक घोटा जाता है। वह दूधिया होने के पश्चात उसे गोलियां अथवा पावडर के रूप में पानी अथवा अल्कोहल में मिलाते हैं, इस प्रकार इन पदार्थों का मूल द्रव्य बनाते हैं।

III. डायल्यूशनः– एक बूंद मूल द्रव्य 66 बूंद अल्कोहल में मिलाकर उसे ऊष्मा दिये जाने से 1 सी पोटेन्सी तैयार होती है। 1 सी पोटेन्सी की एक बूंद अल्कोहल की 99 बूंद में मिलाने से 2 सी पोटेन्सी तैयार होती है। यही प्रक्रिया करते रहने से 12 सी, 30 सी, 200 सी 1000 सी पोटेन्सी तैयार होती है। इस प्रकार

औषधी को शक्त जाता है। ऐसा करते समय भरपूर हिलाया जाता है धक्का दिया जाता है। जानवरों के लिये 30 सी का उपयोग पर्याप्त और लाभदायक सिद्ध हुआ है।

IV. पोटेन्सी:– पोटेन्सी का अर्थ है सशक्त की गई औषधी की कार्यशक्ति और उसका प्रमाण (Magnitude)। सशक्त करते समय सक्कशन (Succusion) किया जाता है। इस प्रकार बनाई गई औषधी की बोतल को जोर का धक्का या फटकार मारा जाता है, उसे स्ट्रोकिंग कहते हैं। यह काम हाथ से अथवा मशीन से किया जाता है।

सशक्त औषधी शरीर में किस प्रकार कार्य करती है इस विषय संबंधी मत भिन्नता है। डॉ. हानेमन के कथनानुसार यह औषधी शरीर में एक प्रकार की ऊर्जा अर्थात् एनजी। निर्माण करती है। यह ऊर्जा शरीर में स्थित संरक्षक कार्यशक्ति को प्रभावित करती है। इस प्रक्रिया से बीमारी का प्रतिरोध करने के लिये बाध्य होती है और रोग कम हो जाता है।

होम्योपैथिक औषधिया निम्न साधनों से बनायी जाती है:–

1. **खनिज** – धातु, रासायनिक पदार्थ, सेंद्रिय तथा असेंद्रिय पदार्थ, गंधक, फॉस्फोरस लोह इत्यादि।
2. **वनस्पति** – अकोनाइट, बेलाडोना, अर्निका, ब्रायोनिया, कॅलेन्डुला इत्यादि।
3. **जीव–जन्तु** – कॉकस कैक्टी, लैकेसिस, नाज़ा ट्रिपूडियसं।
4. **सारकोडस** – विशिष्ट मांसपेशी, निरोगी पशु का रस द्रव्य, उदा. अड्रेनालिन, सुप्रारीनल ग्रंथी के रस/द्रव्य, से व थायरॉयडिनस भेड़ियों की बढ़ी हुई थायराइड ग्रंथी से तैयार करते हैं।
5. **नोसोड्स** – रोगयुक्त और विकृत भाग के कुछ नमूने जो जीवाणु विषाणु युक्त होते हैं उनसे नोसोड्स बनाये जाते हैं। उदा. बैसिलिनम।
6. **इम्पोंडराबिलिया** – अगोचर वजन रहित वस्तु जैसे एक्स–किरण के सामने अल्कोहल की बोतल खोलकर रखकर बनाया जाता है। इसी प्रकार दूध की शक्कर (Lactose) या शुद्ध जल लोह चुंबक के पास रखकर तीव्र मैग्नेटिक फील्ड तैयार कर बनाया जाता है; तत्पश्चात उसे शक्त किया जाता है।

अध्याय–4

मुर्गियों के रोग और होम्यापैथिक उपचार

परिचय

मुर्गी पालन में कई प्रकार के पक्षियों की जातिया शामिल हैं जिनमें, चूजे, पेरु पक्षी, कलहंस आदि प्रमुख है, जो मांस, अंडे व पंखों के लिए पालतू प्राणी के रूप में पाले जाते हैं। केवल मांस ही कुल मुर्गीपालन का 90% हिस्सा है।

गत ढाई दशक से कुक्कुट पालन व्यवसाय अत्यंत विकसित हुआ है। तथा अंडों के उत्पादन में भारत विश्व में पांचवा स्थान रखता है। मुर्गी पालन व्यवसाय देश की सकल राष्ट्रीय आय में लगभग 15000 करोड/लाख रुपये का योगदान देता है तथा करीब 5 लाख व्यक्तियों को रोजगार देता है। पौष्टिक तथा संतुलित आहार संबंधी बढ़ती जागरुकता के फलस्वरूप शाकहारीयों की आदतो में भी परिवर्तन हो गया है, और इसी वजह से अंडों को वे अपने आहार का एक भाग स्वीकार करने लगे हैं। साथ ही क्रय शक्ति में वृद्धि के फलस्वरूप भी विशिष्ट आहार पर खर्च करने हेतु अधिक धन उपलब्ध हो रहा है,

जिससे प्रतिवर्ष अंडों एवं मुर्गी के मांस की 10% अतिरिक्त मांग हो गई है। उच्च श्रेणी के प्रोटीन एवं कम चर्बी के कारण पौष्टिक आहार के रूप में लोग मुर्गी का मांस को खाते हैं।

पशु–पालन व्यवसाय में भारत में गत दशक में, मुर्गीपालन उद्योग में असामान्य विकास हुआ है जो आधुनिकीकरण एवं औद्योगिकरण की पाठ्य–पुस्तकों में एक उदाहरण बन गया है।

इस बढ़ते हुए विकास के साथ–साथ प्रजन्न, खाद्यान्न, प्रबंधन एवं बीमारियों नियंत्रणार्थ उन्नत तकनीकों का उपयोग करना अत्यंत आवश्यक है, ताकि उद्योगों के कार्य क्षमता बढ़ाकर मुर्गीपालन व्यवसाय में उत्पादन लागत को कम किया जा सकें।

वर्तमान समय में प्रचलित पारम्परिक औषधोपचार, जो रोग नियंत्रण एवं उत्पादन वृद्धि हेतु उपयोग में लाया जा रहा है, यह तुलनात्मक दृष्टि से लागत को बढ़ाने वाला है, जिसके फलस्वरूप अंडों व मांस की कीमतें भी बढ़ रही है।

होम्योपैथी एक ऐसी चिकित्सा पद्धति है जो सारे विश्व में विकसित हो रही है। होम्योपैथिक औषधोपचार द्वारा रोग निवारणार्थ मुर्गियों में होने वाली बीमारियों में लक्षणों का पूर्ण ज्ञान होना अत्यंत आवश्यक है। क्योंकि जब भी कोई उपचार निश्चित किया जाता है तो उसमें लक्षणों पर अधिक ध्यान दिया जाता है न कि कारणों पर। होम्योपैथिक का मूल सिद्धांत है 'विष ही विष की औषध है', यही उपचार ढूँढने का रहस्य है। इसी सिद्धान्त की सहायता लेते हुए एवं लक्षणों को पूर्णतः ध्यान में रखते हुए **बायोकैमिक** एवं **होम्योपैथिक** दवाईयों के सूत्र निर्माण पर लेखक ने पशुओं तथा मुर्गीयों की विभिन्न प्रकार की बीमारियों में प्रयोग किए हैं, तथा आश्चर्य है कि उनके परिणाम कल्पना से परे एवं अत्यंत संतोषजनक रहे हैं। इससे यह सिद्ध हो गया है कि इस पद्धति में व्याधि निवारण की असमी क्षमता है। जो वर्तमान औषधोपचार प्रक्रिया में पायी जाने वाली कमियों को दूर कर सख्ती है।

आवश्यक संकेत (Important Hints)

मुर्गीपालन एक अत्यंत नाजुक उद्योग है। जिसमें खाद्य, पोषण, प्रबंधन एवं रोग नियंत्रण पर सतत् ध्यान देना आवश्यक है। ज्यादातर हानिया संक्रामक एवं स्पर्श द्वारा फैलने वाले रोगों की वजह से होती है। एक बार भी कोई मुर्गी प्रभावित हुई समूचा (फार्म) क्षेत्र ही उससे प्रभावित हो जाता है, एवं अपना आस्तित्व खो देता है। रानीखेत, मुर्गीचेचक, कॉक्सीडिओसिस, गमबोरो, साल्मोनेलोसिस जैसे रोग एवं अन्य बीमारियाँ जो अस्वास्थ्यवर्धक स्थितियों, दूषित पानी या खाद्य एवं अधिक उष्णता या अधिक शीतलता से होती है, उनसे अधिक हानि होती है।

संक्रामक रोग इतने घातक होते हैं, कि उन्हें बड़ी कठिनता से नियंत्रण में लाया जाता हैं। अतः इलाज के बजाय सतर्कता ही अधिक उपयोगी है। रोग निवारण करने पर हानि से बचने हेतु निम्नलिखित तत्त्वों पर अधिक ध्यान देना चाहिए।

1. टीकाकरण की तालिका का पूर्णतः अनुपालन करें। टीके की दवा की प्रबलता सुरक्षित रखने हेतू उसे शीतल श्रंखला में बनाये रखना अत्यंत महत्त्वपूर्ण है। टीके की आवश्यक मात्रा का प्रबंध ध्यानपूर्वक किया जाए।
2. मुर्गीयों को रखने का स्थान आरोग्यता की दृष्टि से स्वच्छ, साफ–सुथरा हो तथा सीलन रहित होना चाहिए। शुद्ध जल की आपूर्ति की जाए। उस स्थान के आस–पास पानी का जमाव न हो इसका उपाय आवश्य करें।
3. एक मुर्गीपालन केन्द्र दूसरे मुर्गीपालन स्थान के समीप स्थापित न हो जिससे संभावित संक्रामक एवं स्पर्श से होने वाली बीमारियों से बचाव हो सकें।
4. रोगों से प्रभावित पक्षियों को अलग से भिन्न स्थान में रखा जाए। पक्षियों के बिछोने, डोली, पुआली टोकरी आदि को नियमित रूप से बदलना चाहिए।

5. जंगली पशु–पक्षियों से मुर्गीपालन केन्द्र को बचाना चाहिए। घने वृक्षों के बीच अथवा जिन वृक्षों पर जंगली पक्षी ठहरते हों उसके आस–पास मुर्गीपालन केन्द्र स्थापित न करें।
6. क्षमता से अधिक पक्षियों का जमाव न करें। यह भी ध्यान रखें कि हमारे मजदूर केन्द्रों (फार्म) पर न जाएं ताकि अन्य केन्द्रों से संक्रमित होने वाले रोगों से बचा जा सके।
7. पक्षियों का क्रय पशु चिकित्सक के तकनीक मार्गदर्शन में ही करें। नये खरीदे पक्षियों को अलग से, निगरानी में रखें एवं जब तक यह सुनिश्चित न हो जाए कि उन्हें कोई बीमारी नहीं है, अन्य पक्षियों के साथ न रखें।
8. मुर्गीपालन केन्द्र में स्वच्छता रखने हेतु पर्याप्त प्रकाश की व्यवस्था हो, ताकि मुर्गीयों का स्वास्थ्य बना रहें।
9. मानवीय उपचार हेतु तैयार की जाने वाली औषधियों एवं पशु चिकित्सार्थ तैयार की जाने वाली औषधियों में कोई अंतर नहीं होता है। मानवीय उपचारार्थ तैयार की गई दवाईयाँ मुर्गियों के लिए भी उपयोग की जाती है।
10. होम्योपैथिक उपचार का चुनाव पूर्णतः रोगी के लक्षणों के आधार पर किया जाता है न कि रोग के आधार पर। विभिन्न होम्योपैथिक दवाओं के प्रभाव के ज्ञान से ही मुर्गियों की बीमारियों का उपचार स्वतंत्र रूप से, एवं अपनी सूझबूझ से किया जा सख्ता है।

अध्याय–5

मुर्गियों की बीमारियों में होम्योपैथिक चिकित्सा की आवश्यकता एवं महत्व

मुर्गियों के रोगों में होम्योपैथिक, उसके त्वरित व असरदार उपचार होने की वजह से अत्यंत लोकप्रिय होती जा रही है। ठीक उसी तरह जैसे मानवीय उपचार में भी इसकी उपयोगिता बढ़ी है।

1. मनुष्यों में होम्योपैथिक उपचार हेतु कॉफी, तम्बाकू, शराब आदि के सेवन को वर्जित किया जाता है, क्योंकि इनका सेवन होम्योपैथिक दवाओं की क्षमता को व कुशलता को कम करता है। मुर्गियां इन आदतों से दूर है, अतः होम्योपैथिक दवा की अल्प सी सूक्ष्म मात्रा भी अति शीघ्र प्रभाव दे सख्ती है। मुर्गी एवं अन्य प्राणी अपने जीवन को किसी भी प्रकार के अप्राकृतिक तत्वों से हानि नहीं पहुँचाते। अतः होम्योपैथिक उपचार मानवोपचार की तुलना में इनमें अति शीघ्र प्रभावशाली होता है। वांछित सुधार होने पर उपचार मानवोपचार की तुलना में इनमें अतिशीघ्र प्रभावशाली होता है। वांछित सुधार होने पर उपचार बंद कर देना चाहिए एवं आवश्यकता पड़ने पर ही उसे दुबारा जारी करें।

2. मुर्गियों के रोगों में होम्योपैथिक औषधियां असरकारक उपचार है। वे मितव्यापी, सुरक्षित एवं सेवन में सरल तथा शीघ्र असर करने वाली है। मुर्गीपालन व्यवसाय अत्यंत द्रुतगति से प्रगति कर रहा है, उसमें उत्कृष्ट परिणाम तथा अधिक लाभ प्राप्ति के लिए कई मुर्गीपालक व्यवसायी होम्योपैथिक औषधोपचार को अपनाने लगे हैं।

3. व्यवसायिक मुर्गीपालन केन्द्रों में मुर्गियों की गहन वृद्धि होने पर उसी प्रमाण में विभिन्न बीमारियों की वजह से उनकी मृत्युदर में भी वृद्धि होती है, फलतः उत्पादन में कमी होती है। बीमारियों की वजह से होने वाली हानि को होम्योपैथिक दवाओं से कम किया जा सख्ता है। भारत के कई राज्यों जैसे आंध्र प्रदेश, उत्तर प्रदेश, पंजाब, हरियाणा, दिल्ली आदि में मुर्गी रोग उपचार हेतु होम्योपैथिक दवाओं का सामान्यतः उपयोग किया जा रहा है। यह इसलिए कि यह उपाय सस्ता, सुरक्षित एवं शीघ्र प्रभावी है। यह भी सिद्ध हो गया है कि ये दवाइयां अंडों के उत्पादन में वृद्धि कराती है, एवं वृद्धि पर बढ़ने से अच्छे लाभ की भी प्राप्ति होती है।

4. होम्योपैथिक औषधि की छोटी सी मात्रा भी अच्छे परिणाम देती है, अतः बड़े पैमाने पर भी अधिक मात्रा में दवाओं की आवश्यकता नहीं पड़ती। बहुत सी होम्योपैथिक औषधियां बीमारियों के उपचार एवं रोकथाम दोनों के लिए उपयोगी होती है। अतः स्वस्थ एवं अस्वस्थ पक्षियों के लिए अलग–अलग औषधियों की आवश्यकता नहीं पड़ती। उदाहरण के लिए जैसे हैजे की बीमारी हेतु सल्फर–30, 10 एम. एम. 8 लीटर पानी में मिलाकर, 100 पक्षियों को सेवन करा कर रोगियों की मृत्यु रोकी जा सख्ती है और साथ ही साथ स्वस्थ पक्षियों को भी इस बीमारी से ग्रस्त होने से बचाया जा सख्ता है।

5. होम्योपैथिक उपचार से किसी भी का कुप्रभाव को नहीं देखा गया है। अपितु रोगों से लड़ने की क्षमता को बढ़ाते हुये रोगी को आरोग्य प्रदान करता है।

6. कई होम्योपैथिक औषधिया लम्बे समय तक प्रभावी होती है अतः उन्हें बार–बार देने की आवश्यकता नहीं होती। साधारणतः 3 से 5 दिनों के उपचार से ही बीमारी का अंत हो जाता है।

7. विटामिनों, एवं खनिजों की आपूर्ति भी होम्योपैथिक दवाओं से संभव है और वह भी बिना निरंतर उपयोग के 1 सप्ताह में केवल एक या दो खुराक का सेवन ही पूर्ण सप्ताह हेतु पर्याप्त है। इसके अलावा इससे शरीर की आवश्यकता अनुसार, खाद्य पदार्थों से विटामिन व खनिज तैयार करने की शारीरिक प्रक्रिया भी अच्छी तरह नियमित हो जाती है। जबकि एलोपैथी उपचार से औषधि का नियमित सेवन करना आवश्यक होता है।

8. होम्योपैथिक उपचार पद्धति के द्वारा हम बैक्टीरिया व वाइरस द्वारा होने वाली बीमारियों को दूर करने तथा उनकी रोकथाम करने जैसे दोनों कार्य कर सख्ते हैं, जबकि पारंपारिक उपचार पद्धति में ऐसा कोई उपचार नहीं है, जिसकी वजह से व्यावसासियों को काफी हानि उठानी पड़ती है। यह भी देखा गया है कि अस्वस्थता तथा मृत्युदर को होम्योपैथिक उपचार पद्धति द्वारा कम किया जा सख्ता है।

9. विज्ञान की कोई भी शाखा परिपूर्ण नहीं है। मेरा अनुभव है कि एलोपैथिक उपचार व होम्योपैथिक उपचार साथ–साथ हो तो यह दुग्ध में शर्करा जैसा योग होगा और निष्कर्ष एक दूसरे के पूरक व प्रशंसनीय होंगे।

अध्याय–6

होम्योपैथिक औषधियों के स्त्रोत, प्रकार एवं प्रयोग

मुर्गियों की बीमारियों में होम्योपैथिक औषधियों का प्रयोग

प्रयोग पूर्ण सावधानियाँ

औषधियों को अच्छी तरह बंद पात्र में, चमकीले प्रकाश एवं किसी प्रकार की गंध से दूर, अंधेरे एवं ठंडे स्थान में रखें। गोलियां स्वाद में मीठी होती है। इसलिए प्राणी उन्हें आसानी से चूस या निगल सख्ते है। बोतल पर अच्छी तरह से दवा का नाम व शक्ति का लेबल चिपकायें।

प्रयोग की विधि

मुर्गियों की बीमारियों में होम्योपैथिक दवाइयां देने के लिए ये विधियां लाभदायक हैंः

1. बड़े पैमाने पर प्रयोग हेतु शक्ति कृत दवा पानी में मिलायें। सामान्यतः 30 पोटेन्सी अच्छे परिणाम देती है। तीव्र बीमारियां में उच्च पोटेन्सी वाला

मिश्रण प्रयोग करें तथा शीघ्र परिणामार्थ उसका प्रयोग बारंबार करें। पुराने रोगों में कम पोटेन्सी को कम बार देने का परामर्श दिया जाता है। दिन में दो बार औषधि प्रयोग पर्याप्त होता है। बीमारियों की रोकथाम हेतु रोग की व्याप्ततानुसार, औषधि की साप्ताहिक, पाक्षिक अथवा मासिक खुराक, पूर्ण बचाव हेतु दी जानी चाहिए।

2. जब बायोकैमिक दवायें इस्तेमाल हो तो फेरम फॉस्फोरिकम एवं साइलीशिया 12c पोटेन्सी में अच्छा परिणाम देती हे। जबकि अन्य दवाओं में 3c पोटेन्सी में अच्छे परिणाम मिलते हैं। यदि कम पोटेन्सी काम न करें अथवा कुछ के लिये करें और रोगी की हालत कुछ हद तक ही सुधर सके तो ऐसे समय में उच्च पोटेन्सी अर्थात 30 से 200 का प्रयोग करें। यदि 30 पोटेन्सी प्रयोग की जाए तो वह दिन में दो बार और 200 पोटेन्सी दिन में एक बार दें।
3. गोलियां एवं टिक्कियों को पोटेन्सी युक्त मिश्रण में भिगोकर आवश्यकतानुसार उन्हें शुद्ध पानी में साफ पात्र में घोला जाए। मुर्गियों को उनकी इच्छानुसार इसी औषधि युक्त पानी को पीने दिया जाए अथवा दवा के मिश्रण को शुद्ध पानी में मिलाकर खाद्य के साथ मिलाकर खिलायें। यदि कुछ ही पक्षियों का इलाज करना हो तो सफेद ब्रेड के टुकड़ों को इसी औषधियुक्त पानी में भिगोकर, उन पक्षियों को अलग निकालकर, उनके सामने खाने के लिए रखें।
4. यदि औषधि पिसी हुई हो तो उसे मुर्गियों के दाने में मिलाकर खिलायें।
5. जब बीमारी किसी एक या दो या कुछ मुर्गियों तक ही सीमित हो तो उन्हें विशेष ध्यान एवं उपचारार्थ अलग किया जा सख्ता है। ऐसी स्थिति में गोलियों को पोटेन्सी युक्त मिश्रण में भिगोकर सीधे रुग्ण मुर्गियों को दें।
6. जब रुग्ण प्राणी में कई रोगों के लक्षण दिखें, एवं किसी एक उपाय का चयन नहीं किया जा सके तो लक्षणों के अनुरूप औषधियों को मिलाकर प्रयोग करें। तथापि मिलाई जाने वाली दवायें एक–दूसरे के प्रति प्रतिकूल प्रभाव वाली न हो तथा एक–दूसरे की पूरक का कार्य करने वाली हों। उनका असर आपसी सहयोग वाला हो जिससे कि

दवाओं की कार्य कुशलता बढ़े।

7. अच्छे परिणामों के लिए औषधि प्रयोगार्थ स्वच्छ पानी का उपयोग करें। हमारे पशु अथवा मुर्गियों कोई शिकायत नहीं करते न ही उनके साथ किए गए अनुचित व्यवहार हेतु गुर्राकर असंतोष या दुःख प्रकट करते हैं, जो भी उनके सामने रख दें वे खा–पी लेते हैं।

होम्योपैथिक दवाओं के स्त्रोत (Sources)

होम्योपैथिक दवाइयां निम्नलिखित स्त्रोतों से प्राप्त की जाती है।

1. खनिज
2. वनस्पति पौधे
3. जीव–जन्तु
4. सारकोड्स
5. नोसोड्स
6. इम्पोन्डेराबिलिया

1. **खनिजः** खनिज, धातु, रासायनिक पदार्थ, आर्गेनिक तथा इनऑर्गेनिक पदार्थ, गंधक, फास्फोरस, लोहा आदि।

2. **वनस्पति पौधेः** ऐकोनाईटम, बैलाडोना, आर्निका, ब्रायोनिया, कैलेण्डुला आदि।

3. **जीव–जन्तुः** कौक्कस् कैक्टाई, लैकेसिस, नाजा ट्रिपूडिऐन्स आदि।

4. **सारकोड्सः** निरोगी पशु की विशिष्ट मांसपेशी या स्त्राव उदाहरण–ऐड्रिनैलिन, सुप्रारीनल ग्रन्थि के स्त्राव से व थाइरौयडिनम जिसे भेड़ की बढ़ी हुई थायराइड ग्रन्थि से तैयार करते हैं।

5. **नोसोड्सः** रोगयुक्त व विकृत भाग के नमूने जो जीवाणु/विषणु युक्त होने है उनसे नोसोड्स बनाये जाते हैं, उदाहरण–बैसीलिनम।

6. **इम्पोन्डेराबिलियाः** अभौतिक, वजनरहित वस्तुओं जैसे कि एक्स किरण के सामने अल्कोहल की बोतल खुली रखकर बनाया जाता है। इसी प्रकार दुग्ध शर्करा (Sugar of Milk) या शुद्ध जल तीव्र मैग्नेटिक फील्ड वाले चुंबक के पास रखकर तैयार किया जाता है तत्पश्चात् उसे सशक्त किया जाता है।

होम्योपैथिक औषधियों के प्रकार

होम्योपैथिक औषधिया निम्नलिखित रूपों में उपलब्ध है:

1. **मदर टिंक्चर (मूलार्क)**: वनस्पति का रस अथवा गंधक, पारा जैसे रसायन के निचोड़ को मूलार्क कहते हैं। वनस्पति या रसायन निचोड़कर निकाले हुए द्रव्य को शक्तिशाली अल्कोहल तथा पानी में मिलाकर छान लेने हैं।
2. **डाइल्यूशनः** तनूकरण–मूलार्क की 1 बूंद 99 बूंद अल्कोहल में मिलाकर उसे शक्ति कृत किये जाने से 1 सी पोटेन्सी तैयार होती है। 1 सी पोटेन्सी तैयार होती है। यही प्रक्रिया करते रहने से 12 सी, 30 सी, 200 सी, 1000 सी पोटेन्सी तैयार होती है। औषधि को सशक्त करते समय हर बार अच्छी तरह से हिलाया जाता है। मुर्गियों में 30 सी शक्ति का उपयोग लाभदायक सिद्ध हुआ है।
3. **ट्राईचुरेशनः** विचूर्ण – इस प्रक्रिया में एक ठोस वस्तु जैसे धातु को शुद्ध दुग्ध–शर्करा के चूर्ण के साथ कूटकर या पीसकर एक चिपचिपा सरस तत्व तैयार किया जाता है। इसे मदर टिंक्चर बनाने हेतु अल्कोहल तथा पानी में मिला सख्ते हैं।
4. **पोटेन्सीः** पोटेन्सी का अर्थ है औषधि की शक्ति। तनूकरण (घोलने) के हर चरण में औषधि की शक्ति बढ़ाने हेतु सक्कशन (ठोकना) आवश्यक होता है। सक्करण प्रक्रिया में द्रव्य वाली बोतल को हाथ या मशीनों द्वारा नाप–तोल कर जोर–जोर से ठोकते हैं। इस प्रक्रिया द्वारा औषधि की आरोग्यकारक शक्ति को बढ़ाया जाता है।

होम्योपैथिक औषधि किस तरह काम करती है?

होम्योपैथिक औषधियों की कार्य रचना वास्तव में अभी भी समझी नहीं गई है। **'हैनीमैन'** के अनुसार यह एक प्रकार की शक्ति के द्वारा कार्यरत होती है। यह शक्ति शरीर की अपनी सुरक्षा प्रणाली, जीवनी शक्ति (Vital Force) को उत्तेजित करती है जो रोगों की प्रक्रिया का प्रतिकार करती है।

अध्याय–7

मुर्गियों में वाइरसजन्य रोगों का होम्योपैथिक उपचार

रानीखेत रोग (Ranikhet Diseases)

पैरामिक्सो वायरस से यह रोग होता है। इस संक्रामक रोग के कारण मुर्गी पालन व्यवसाय अस्त व्यस्त बर्बाद हो जाता है। पूरे फार्म की मुर्गियों को यह रोग हो जाता है। इसमें मृत्युदर 80 से 90 प्रतिशत तक होती है। यह रोग सभी आयु के पक्षियों को प्रभावित करता है।

लक्षण

शुरुआत में – छींके, खाँसी, हाँफना, पतले बदबूदार दस्त

तंत्रिका संबधी लक्षण – गर्दन लटकना या आजू–बाजू टेढ़ी होना, चलते समय लड़खड़ाना, गोल–गोल घूमना।

अंतिम अवस्था में – एक या दोनों पैरों या परों का पक्षाघात, आहार लेने में तेजी से कमी होना, मुर्गियों का झुंडों में किनारों पर पड़े रहना। वयस्क मुर्गियों में इन लक्षणों के साथ पीले हरे दस्त भी होते हैं।

रोग निदान होते ही सभी औषधि युक्त जल हटा ले तथा पीने के पानी की तश्तरी धोकर धूप में सुखायें। बेहतर होगा कि मुर्गियों को कम पानी दें।

इलाज एवं बचाव हेतु होम्योपैथी औषधिया

कार्बो वेज 30	**25 मि. ली.**	**100 मि. ली.**
वेरेट्रम ऐल्बम् 30	**25 मि. ली.**	
बेलाडोना 30	**25 मि. ली.**	
काली फौस 30	**25 मि. ली.**	

इस 100 मि.ली. मिश्रण को 80 लीटर ठंडे स्वच्छ जल में घोलने पर वह 400 पक्षियों हेतु काफी होगा। यह मिश्रण हर एक दिन छोड़कर दें जब तक कि रोग खत्म न हो जाये।

सामान्यतः रोग नियंत्राण के लिए कुछ ही खुराक काफी होती हैं। इसके अलावा इस मिश्रण से 1 मि.ली. पक्षियों के माँस में इंजेक्शन द्वारा हर 2 से 4 घंटे पर, आरोग्य होने तक दिया जा सख्ता है। यह मिश्रण रोकथाम व निवारण दोनों के लिए उपयोगी है। बीमारी को रोकथाम के लिए हींग या लहसुन के टुकड़े सीधे अथवा भोजन में मिलाकर दें।

रोग की रोकथाम व उन्मूलन हेतु सभी पक्षियों का बड़े पैमाने पर टीकाकारण ही सबसे प्रभावशाली उपाय है।

आर. डी. लासोटा की बूंद (ड्राप) जन्म के 5 वें दिन नाक या आँख में देना चाहिए, एवं दूसरी खुराक 35 वें दिन, पीने के पानी में घोलकर पक्षियो को पीने के लिए दी जाए।

बाद में आर.डी. का टीका 9 सप्ताह की आयु पर इंजेक्शन द्वारा दें।

बाद में आर.डी. का टीका 20 सप्ताह की आयु पर इंजेक्शन द्वारा दें।

लासोटा का टीका सूखे पाउडर के रूप में उपलब्ध होता है। 200, 500 एवं 1000 खुराक की शीशियाँ उपलब्ध होती हैं। पाउडर का पतला घोल बनाकर आँख व नाक में 1 से 2 बूंद डालना चाहिए। यह जन्म के

चौथे या पाँचवें दिन करना चाहिए। 35 वें दिन यह पानी के साथ तथा 20वें सप्ताह में यह इंजेक्शन के जरिए देना चाहिए।

फाउल पॉक्स (चेचक रोग) (Fowl Pox)

यह संसर्ग जनित अति संक्रामक रोग है जो हर उम्र के पक्षियों पर असर करता है। तथापि छोटे पक्षी अधिक संवेदनशील होते हैं व उनमें उच्च मृत्युदर भी होती है।

लक्षण: यह रोग 3 प्रकार का है:

1. **चर्म पर (Cutaneous):** जिसमें सिर के हिस्से, चोच, तुर्रा, आदि पर फुंसियाँ आ जाती है और मुँह चिक्कट बन जाता है।
2. **मुख में (Buccal):** मुख में पीले रंग की झिल्ली बन जाती है।
3. **आँख–नाक में (Occulonasal):** इसमें आँख और नाक प्रभावित होते हैं। आँख एवं नाक पर गाढ़ा पीला मवाद आ जाता है और कभी–कभी वे बंद भी हो सख्ते हैं। इसे **एव्हीएन डिपफथेरिया** या **कैंकर** के नाम से भी जाना जाता है।

यह भी देखा गया है कि कभी–कभी टीकाकरण के बावजूद उन्हीं पक्षियों के समूह में चेचक फैल जाता है, जिससे अंडों के उत्पादन में काफी नुकसान होता है। होम्योपैथी द्वारा पूर्ण उपचार व मृत्यु की रोकथाम हो जाती है।

होम्योपैथिक उपचार

बीमारी रोकने हेतु ***वेरियोलिनम*** **30** की एक ही खुराक असरकारक है। 10 मि.ली. दवा को 8 लीटर सादे पानी में मिलायें। यह 100 पक्षियों हेतु पर्याप्त है। अगर एक सप्ताह बीतने पर भी रोग विद्यमान हो तो यही दवा 200 की बढ़ी हुई पोटेन्सी में इस्तेमाल करें।

अगर पपड़ियां दिखें तो *थूजा* 6, 100 मि.ली., 8 लीटर सादे पानी में घोलकर दें। इससे स्थाई इलाज होता है।

बीमारी के बचाव व रोकथाम के लिए यह मिश्रण इस्तेमाल करें:

***पल्सेटिला* 200**	**25 मि. ली.**	100 पक्षियों हेतु 15 मि. ली. 8 लीटर पानी में मिलायें
***थूजा* 200**	**25 मि. ली.**	
***नैट्रम सल्फ* 200**	**25 मि. ली.**	

लंबे समय तक रोग प्रतिरोध क्षमता बनाए रखने के लिए छठवें तथा 18 वें हफ़्ते में टीके लगायें। बाद की खुराक बूस्टर खुराक होती है।

गमबोरो (Gumboro)

यह शीघ्र फैलने वाली तीव्र, भयानक संसर्गजन्य रोग, बीरना नामक विषाणु से होता है। 4 से 10 सप्ताह की उम्र में इसका प्रसार छोटे चूजों में तीव्र गति से होता है। इस रोग में मुख्यतः पक्षी की प्रतिकारात्मक शक्ति कमजोर हो जाती है और पक्षी बीमार हो जाता है। भारत में सर्वप्रथम यह रोग सन 1975 में देखा गया। गंभीर स्थिति में मृत्यु का प्रमाण **50** से **70%** तक होता है, जबकि अन्य परिस्थिति में यह दर **20** से **30%** तक होती है। इस बीमारी में दो प्रकार के वायरस पाये जाते हैं, जिसमें से सिरोटाईप–1, अधिक प्राण घातक होता है।

यह बीमारी मुख्यतः रोग ग्रस्त पक्षी की विष्ठा दूषित लिटर, अंडा ट्रे अथवा पक्षियों को ले जाने वाली टोकरी की वजह से तथा मृत पक्षियों एवं अधिक पक्षियों को एक स्थान पर साथ रखने से फैलती है। विभिन्न आयु समूह के पक्षियों को एक स्थान पर रखने, घटिया स्तर की संक्रमण निवारक दवाओं के प्रयोग से तथा अस्वस्थ पक्षियों के फार्म से स्वस्थ पक्षियों के फार्म पर जाने वाले वाहनों से भी फैलता है।

लक्षण

इस रोग से ग्रस्त पक्षी, दुर्बल, शक्तिहीन, अति उदासीन, खिन्न एवं दूसरे पक्षियों से मेल न खाना, काँपना, थर्राना, चक्कर खाना, सफेद पानी जैसे दस्त करना, पंखों में छेद होना, सफेद पीला मल, चोंच से गुदद्वार नोचना, गुदद्वार की सूजन, भूख न लगना, निर्जलीकरण

(पानी की कमी) आदि लक्षण दिखलाते हैं। रोग की दिशा माता–पिता की रोग प्रतिकारक शक्ति के आधार पर परिवर्तित होती है। पहले 3 दिनों में में मृत्यु का प्रमाण अधिक होता है। जो धीरे–धीरे कम होकर 5 से 6 दिनों में थम जाती है।

मरणोत्तर जाँच

मृत शरीर जल रहित हो जाता है, छाती एवं जाघ के मांस पर रक्त जमाव के धब्बे दिखते हैं। गुदा के भीतर की ग्रंथियाँ सामान्य से 2 से 4 गुना सूज जाती है। काटने पर इनमें रक्त मिश्रित पीब दिखती है। कभी–कभार ये ग्रंथियाँ सिकुड़ जाती हैं। गुर्दे में रक्तस्त्राव होने लगता है। तथा उसका आकार बढ़ जाता है। अमाशय एवं खाद्य नली में रक्तस्त्राव के धब्बे दिखते हैं।

उपचार

1. वाइरल रोग होने के कारण, पारम्पारिक वैद्यकीय प्रणाली में इस रोग की कोई औषधी नहीं है। तथापि टीकाकरण की जैवरक्षात्मक पद्ध ति, से इसे रोका जा सख्ता है। जिसका गंभीरता से अनुपालन किया जाना चाहिए।
2. जीवित गमबोरो टीका 2 सप्ताह की आयु में दे एवं (**बूस्टर खुराक**) 4 सप्ताह में दें। 21 वें सप्ताह में मृत गमबोरी टीका देना चाहिए।
3. खाली थैलियाँ, डोलिया, घास फूस आदि समय पर फेंक देना चाहिए।
4. भिन्न आयु वर्ग के पक्षियों को, एक जगह जमा न करें।
5. पक्षियों को दिए जाने वाले आहार की समय–समय पर जाँच करें।
6. मुर्गीघर तथा औजरों को समय–समय पर संक्रमणहीन करें।
7. मुर्गीपालन केन्द्रों में प्रवेश पूर्व कार्यरत कर्मचारी, अपने पाँव ऐन्टिसैप्टिक तथा संक्रमणरोधी से स्वच्छ होकर ही प्रवेश करें।

8. *जेल्सीमियम* 30 – 50 एम.एल
ऐसिड फौस 30 – 50 एम.एल
कैल्केरिया फौस 30– 50 एम.एल
150 एम. एल. मिश्रण 80 लीटर ताजे पानी में मिलाकर 800 पक्षियों को दिया जा सख्ता है

9. जालंधर के डॉ. अशोक साहनी और डॉ राजिन्दर सिंह ग्रेवाल, दोनों ने इस बीमारी का आरंभ होने पर निम्नलिखित होम्योपैथिक औषधियों से उपचार किया और यह बीमारी दूर कर दिखाई।

लैकेसिस 200 10 एम. एल. – 100 पक्षियों के लिए तथा फिर
जेल्सीमियम् 30 10 एम. एल
चाइना 30 10 एम. एल
100 पक्षियों को 12 घंटे के अंतराल पर

देने से पक्षी रोग मुक्त व सामान्य वजन के हो गए तथा अंडों का उत्पादन भी सामान्य हो गया।

इस बीमारी की रोकथाम हेतु विभिन्न कंपनियों द्वारा टीके तैयार किए गए हैं जैसे हेंक्स्ट रॉउसेल (Vet) जो **इन्फेक्शीयस बरसाल डिजीज् वैक्सीन (IBDV)** अथवा **गमबोरो वैक्सीन,** जो ठंडी सूखी हुई संजीव वैक्सीन है। यह वैक्सीन मुर्गी के भ्रूण में उच्च आक्रामक व संक्रामक रोग ग्रस्त किस्म (Strain) को विकसित करके तैयार की जाती है। समुचित रूप से इसे ठंडा कर एवं सूखा कर, दीर्घ जीवनार्थ तैयार किया जाता है।

ठक्ट इन्टरप्लस का निर्माण आक्रामक प्रकार की भारतीय किस्म से, मुर्गियों के बच्चों में होने वाले रोग से बनाया जाता है, तथा इस वैक्सीन को ठंडा कर सुखाकर बूस्टर वैक्सीन के रूप में अति संक्रामक रोगों में उपयोग में लाया जाता है।

जिन मुर्गीपालन केन्द्रों में यह बीमारी प्रचलित हो वहीं पक्षियों की आँख या नाक में जन्म के सातवें दिन व 28 वें दिन पीने के पानी से इसे दें।

मारेक्स डिजीज़ (Marek's Disease)

यह एक खतरनाक वाइरल रोग है, जो सभी आयु समूह के पक्षियों को हो सख्ता है। अतः एक दिन की आयु वाले मुर्गी के बच्चों को टीका लगाकर

इस रोग से बचाया जा सख्ता है।

लक्षण

पक्षियों को पक्षाघात हो जाता है, सांस लेने में दिक्कत होती है। कभी–कभी दस्त एवं वजन कम होने लगता है। पक्षाघात की वजह से वे खा–पी नहीं सख्ते। भूख व प्यास की वजह से मृत्यु हो जाती है। रोग में कई स्तर होते हैं, अतः औषधि को रोग की स्थिति के अनुसार परिवर्तित करें।

उपचार

1. **ऐंटिमोनियम टार्टारिकम–30:** सांस लेने में तकलीफ होने पर देना चाहिए।
2. **कार्बो वेजिटेबिलिस–30:** उपरोक्त उपचार की पूरक औषधि है।
3. **टयूबरक्यूलिनम 200 + चाइना–30:** का भी प्रयोग करें।
4. **जेल्सीमियम सेमपरवाइरेन्स–30 + कॉस्टिकम–30:** भी अच्छे परिणाम देते हैं।
5. यह अच्छा होगा कि शुरुआत में ही बीमारी की पहचान हो जाए और बीमारी फैलना जल्द से जल्द रोका जाए।

अध्याय–8

मुर्गियों में बैक्टीरियाजन्य रोगों का होम्योपैथिक उपचार

मुर्गियों में हैजा (विसूचिका रोग) (Fowl Cholera):

इस बीमारी के लक्षणों के कारण आसानी से अन्य रोगों के लक्षणों जैसा भ्रम हो जाता है, जैसे दस्त लगना, रानीखेत बीमारी (हरे–पीले दस्त)। यह रक्त को विषैला करने वाला रोग है। जो **पास्च्यूरैला एव्हीसेप्टीका** नामक बैक्टीरिया के कारण होता है। इसमें बीमारी की गति बहुत तीव्र होती है एवं उपचार के लिए मुश्किल से समय मिलता है। बीमारी ज्यादातर तब मालूम होती है जब यह बहुत बढ़कर पुरानी हो जाती है एवं उस समय तक जो मुर्गियों के मालिक उन्हें प्रतिजैविक **(एन्टीबायोटिक)**, पूरक खाद्यात्र, आहार में **नायट्रोफ्रयुरान**, अतिरिक्त विटामिन मिले हुए प्रतिजीवी जैसे एग फार्मूला पानी के साथ दे चुके होते हैं। होता है। अतः बहुत संभावना होती है कि प्रभावित पक्षी अन्य दवाओं के प्रति प्रतिरोधक क्षमता विकसित कर लें।

शव परीक्षण दर्शता है कि हृदय अंति, यकृत, प्लीहा, गुर्दों तथा हृदय आवरण के अंदर की लाइनिंग में रक्तस्त्राव हो जाता है।

उपचार

1. **सल्फर–30**: यह औषधि पुरानी व्याधि वाले, बढ़े प्राणियों में उपयोग में लाई जाती है। यही औषधि मुर्गीपालन केन्द्रों में मुर्गियों में हैजे का उपचार करने के लिए सुरक्षित रूप से प्रयोग हो सख्ती है। **10 मि.ली.** दवा **8 लीटर** ताजे पानी में मिलाकर 100 पक्षियों के लिए उपयोग की जा सख्ती है। मृत्यु को रोकने के लिए औषधि की एक खुराक ही पर्याप्त है। निम्नलिखित मिश्रण के प्रयोग से भी अच्छे परिणाम हाथ लगे हैं।

2. कैल्केरिया फॉस–6 5 मि.ली.
   फेरम फॉस–6 5 मि.ली.
   काली सल्फ–6 5 मि.ली.
   काली फॉस–6 5 मि.ली

   100 पक्षियों के लिए 20 मि.ली. 16 लीटर ताजे पानी में मिलायें, इसे प्रतिदिन 4 बार के हिसाब से 7 दिन तक दें।

3. **जुलाबांकुश टैबलेट**: यह गोली की लक्ष्मी होम्यो मेडिसिन्स, सहयोग नगर, नांदेड–431605 द्वारा बनाई गई है इनमें निम्नलिखित औषधिया हैं:

   आर्सेनिकम एल्बम्–30
   + *चाइना*–30
   + *कार्बो वेज*–30
   + *सिना–30*
   + *वेरेट्रम एल्बम्* 30
   + *पोडोफाइलम्* 30

   100 गोलियां 1000 पक्षियों के लिए पर्याप्त होती हैं। ये गोलियां पेयजल अथवा आहार के साथ 3 दिन तक दी जानी चाहिए।

सर्दी–जुकाम, कोराईज़ा (Cold, Catarrh, Coryza)

मुर्गियों के यह श्वास सबंधी एक गंभीर रोग है जो **हीमोपिफलस गैलीनेरम** नामक बैक्टीरिया के कारण होता है, जो कि मुख्यतः श्वसन मार्ग को प्रभावित करता है।

यह रोग अधिकतर बढ़ती हुई या अंडे देने वाली मुर्गियों को होता है। इसमें निकलने वाल श्लेष्मा अत्यधिक संक्रामक होता है। शीतकाल में यह रोग होता है, साथ ही असंतुलित आहार और कुव्यवस्था इस रोग में सहायक सिद्ध होते हैं क्योंकि वे मुर्गियों को कमज़ोर बना देते हैं।

लक्षण

नाक से चिक्कट (गंदा, चिपचिपा, लसीला) स्त्राव बहना, आँखों व तुरे पर सूजन, सांस लेने में कठिनाई तथा आवाजें आना, खाना–पीना कम होना तथा अंडों की संख्या में तीव्रता से कमी होना इस रोग के मुख्य लक्षण हैं। रोग के पुराने हो जाने अथवा अन्य बैक्टीरिया द्वारा जटिल हो जाने पर पूरे मुर्गीघर से दुर्गंध आने लगती है। इस रोग में रुग्णता अधिक तथा मृत्युदर कम ही होती हे।

उपचार

1. ***मर्क्यूरिअस वाइवस–30:*** से वह रोग ठीक हो जाता है। 10–12 गोलियां पानी में मिलाकर पिलायें या आहार इस पानी भिगोकर खिलायें।
2. ***ऐसिड सल्फ–30:*** यदि उपरोक्त दवा से लाभ न हो तो उसी प्रकार से इस दवा का उपयोग करें।
3. ***आर्सेनिक ऐल्बम–30:*** अधिक तीव्र लक्षणों में, इसे 2–4 गोली, प्रति पक्षी रोज 2 से 3 बार देने से अच्छे परिणाम मिलते हैं।
4. ***यूप्रफोशिया ऑफिफसिनेलिस–30:*** यदि नासिका स्त्राव थोड़ा ठोस हो तथा आँखों से भी स्त्राव हो रहा हो तो उपरोक्त विधि से यह दवा दें।
5. ***ऐकोनाइटस नैपेलस–30:*** ठंड लगने से यह रोग हुआ हो तो यह दवा दें।
6. ***डल्कामारा–30:*** पुराने रोग में इसका प्रयोग करें।
7. ***हिपर सल्पफ–30:*** यदि उपरोक्त औषधिया बेअसर सिद्ध हो तो यह दवा दें।

8. ***जेल्सीमियम–30:*** अगर रोग नम सीलन वाली हवा से हुआ हो तो यह दवा दें।

9. ***वेरेट्रम ऐल्बम–30:*** जब बाहर सर्दी तथा अंदर गर्मी का वातावरण हो तो यह उत्तम कार्य करती है। एक दर्जन गोलियां पीने के पानी में मिलाकर या उसमें सफेद ब्रेड का टुकड़ा भिगोकर मुर्गियों को मर्जी अनुसार खाने–पीने के लिए दे दें।

10. ***सैबाडिला* 200** 5 मि.ली.
***काली बाईक्रोमिकम* 200** 5 मि.ली.
***ऐलिसम सीपा* 30** 5 मि.ली.
15 मि.ली. दवा 8 लीटर पानी में मिलाकर 100 पक्षियों को 3 से 5 दिन तक दें।

श्वास सम्बन्धी पुराना रोग
(Chronic Respiratory Disease (CRD)

घरेलू मुर्गियों में यह बीमारी आम है। कई मुर्गी पालन केन्द्रों में सर्वव्यापी **माइकोप्लाज्मा गैलिनेरम** नामक बैक्टीरिया के कारण यह बीमारी होती है। रोग–प्रतिरोधात्मक शक्ति कमजोर होने से यह बीमारी होती है। 4 से 8 सप्ताह के चूजो में यह अधिक होती है। कुक्कुट पालन व्यवसाय करते समय यह बीमारी सामान्यतः आती ही है ऐसा अनुभव है।

लक्षण

रोगी पक्षी की खाने की क्षमता कम हो जाती है, खाँसी होती है, नाक से स्त्राव निकलता है, अंडों का प्रमाण कम होता है, पक्षी लगड़ाते हैं, गर्दन का पक्ष घात हो जाता है।

युवा पक्षियों में मृत्यु की संभावना अधिक रहती है यह भीड़–भाड़ तथा अन्य बीमारियों की वजह से बढ़ जाती है। वर्तमान में इस बीमारी की रोकथाम या उपचार का कोई भी तरीका उपलब्ध नहीं है। अन्य रोगों का संक्रमण होने की वजह से मृत्यु की संभावना और भी बढ़ जाती है। प्रतिजीवियों (Antibiotics) का उपयोग लक्षणों को कम करने तथा मृत्यु

की संभावना को कम करने में मददगार सिद्ध होता है।

होम्योपैथिक उपचार

***थूजा* 200**	**5 एम.एल.**	8 लीटर पीने के पानी में 20 एम.एल. दवा मिलाकर, 100 पक्षियों को 3 दिन तक दें।
***नैट्रम सल्फ्* 200**	**5 एम.एल.**	
***कार्बो वेज* 30**	**5 एम.एल.**	
***ब्रायोनिया* 30**	**5 एम.एल.**	

श्वेत अतिसार (Diarrhea) अथवा सालमोनलोसिस अथवा पुलोरम (Pullorum) बीमारी

यह एक अति–सक्रामक तथा घात की बीमारी है। जो मुर्गी के नवजात बच्चों में, **सालमोनेला** संक्रमण से होती है। यह युवा पक्षियों में भी होती है परन्तु उनमें यह अण्डाशय तक सीमित रहती है। पक्षी यदा–कदा ही हल्के लक्षण दर्शाते हैं।

इस संक्रमण से अंडों का उत्पादन कम हो जाता है। तथा कुछ पक्षी मर भी जाते हैं। इस बीमारी के लक्षण मुर्गी के बच्चे के जन्म के 2–3 दिन के भीतर ही दिखने लगते हैं। तथा व 3–4 सप्ताह तक दिखते हैं। अधिकांश हानि पहले दो सप्ताह में ही होती है। ठंड एवं स्थानान्तरण से संक्रमण की गंभीरता व हानि बढ़ जाते हैं।

लक्षण

प्रभावित चूजें, अर्द–निद्रित दिखते हैं तथा समूह के बीच में रहने का प्रयास करते हैं तथा पंख कुम्हलाकर लटक जाते हैं। चाल अस्थिर एवं लड़खड़ाती हुई हो जाती है। पक्षी शिथिल हो जाता है तथा खाना नहीं खाता। नाक से निकलने वाला द्रव श्वेत तथा चिपचिपा अथवा भूरे रंग का हो जाता है जो छिद्र पर इस प्रकार जमा होकर चिपक जाता है, कि रास्ता बंद कर देता है और बच्चा मर जाता है। चूजे कमजोर होकर

कुछ घंटों या 1 दिन में मर जाते हैं। कम प्रभावित चूजे जो बच जाते हैं, कमजोर सुस्त तथा मोटे पेट वाले हो जाते हैं।

शव परीक्षण

शव परीक्षण में फेफड़े, पेट, जिगर, तथा हृदय की मांसपेशियों में मवाद दिखता है। हृदय को ढ़का हुआ एक चिपचिपा सफेद पदार्थ भी दिखता है।

होम्योपैथिक उपचार

***आर्सेनिक ऐल्बम्* 30**	**10 एम.एल.**	8 लीटर पीने के पानी में 20 एम.एल. दवा मिलाकर, 100 पक्षियों को 3 दिन तक दें।
***मर्क्यूरियस वाइवस* 30**	**10 एम.एल**	
***कैमोमिला* 30**	**10 एम.एल.**	
***चाइना* 30**	**10 एम.एल.**	
***कैल्केरिया फॉस* 30**	**10 एम.एल.**	

सालमोनेला नोसोड–30 भी रोग से बचाव व उपचार हेतु उपरोक्तानुसार दे सख्ते हैं।

अध्याय–9

मुर्गियों में प्रोटोज़ोआजन्य रोगों का होम्योपैथिक उपचार

कॉक्सीडिओसिस (Coccidiosis)

यह एक संसर्गजन्य रोग है। आंतड़ियों में दाह निर्माण कर रक्तस्त्राव करने वाला रोग है। प्रोटोजोआ के कारण यह बीमारी होती है, जिससे मुर्गी पालन उद्योगों को काफी नुकसान उठाना पड़ता है। युवा पक्षियों में यह अधिक पाई जाती है। इस बीमारी की वजह से शरीर की प्रतिरोधक शक्ति का ह्यास होता है। पक्षी ठीक ढंग से नहीं बढ़ता। मुर्गियों में अंडे देने की क्षमता धीमी हो जाती है और कुछ मुर्गियों मर भी जाती है। अंडे देने वाले झुंड में यह निश्चित रूप से अंडों के उत्पादन को कम कर देती है। यह रोग मुर्गियों में काफी आम होता है। चूजों में 6 सप्ताह की उम्र के आस–पास **आईमेरिया टानैला** से संक्रमण होना आम बात है। 11 से 20 सप्ताह आयु वाले बढ़ते पक्षियों में **आईमेरिया नाइकाट्रेक्स** का संक्रमण अक्सर देखा जाता है। जिसे **इन्टेस्टाइनल– कॉक्सीडिओसिस** कहा जाता है। अंडे देने वाले में **आईमेरिया एसरव्यूलिन** अक्सर पाया जाता है।

लक्षण

चूजों में खूनी दस्त पहला मुख्य लक्षण है। प्रभावित पक्षी एक स्थान पर झुंड बना लेते हैं। वे उनींदे से दिखते हैं तथा खून की कमी से ग्रस्त हो जाते हैं। 2 से 3 दिन में 20% तक पक्षी मर जाते हैं। अन्धान्त्र (Caecum) में रक्त मिश्रित मतला द्रव जमा हो जाता है। बढ़ते पक्षियों में बेचैनी, लंटके हुए पंख तथा निर्जलन जैसे लक्षण दिखते हैं। मृत्यु का क्रम 5 वें दिन से 7 में दिन तक चरम पर पहुँच जाता है। अंडे देने वालों में – रक्त मिश्रित स्त्राव होते हैं, अंडों के उत्पादन में कमी, आहार सेवन में कमी, तथा विकास में कमी ही मुख्य लक्षण होते हैं।

शव परीक्षण

शव परीक्षण में आँतों के भीतरी हिस्से में सफेद सीढ़ी जैसे व्रण दिखाई देते हैं। श्लैष्मिक झिल्ली में मोटापन, तथा सलेटी पीलापन भी दिख सख्ता है। विकृतिजन्य, विक्षति होने पर आँत गुब्बारे जैसे फूली हुई दिखेंगी। बीमारी के उग्र रूप में पूरी पाचन नालिका में ही विक्षतियों दिखेंगी। आँतों को खोलने पर लाल जैली जैसा रक्त मिश्रित स्त्राव आमतौर पर दिखता है।

उपचार

***मर्क्यूरियस सौल्यूबिलिस* 30** का प्रयोग निरोधक एवं उपचार हेतु सफल सिद्ध हुआ है। इससे बहुत कम समय में मृत्यु से बचाया जा सख्ता है।

1. 100 एम. एल. *मर्क सौल*–30, 80 लीटर स्वच्छ पानी में मिलाकर दिन में चार बार 800 पक्षियों को तब तक पिलाया जा सख्ता है। जब तक कि वे रोग के लक्षणों से मुक्त न हो जाएं।
2. निम्नलिखित मिश्रण भी बचाव एवं रोगोपचार–हेतु सफल सिद्ध हुआ है।

मर्क कौर 30	5 एम. एल.	15 एम. एल. पानी में मिलाकर 100 पक्षियों को दें। यह मिश्रण उपचार व बचाव में अच्छे परिणाम देता है।
नक्स वोमिका 30	5 एम. एल.	
सल्फ़र 30	5 एम. एल.	

यह एक सुरक्षित एवं कम खर्चीला उपचार है।

3.	मर्क सौल 30	5 एम. एल.	15 एम. एल., पानी में मिलाकर 100 पक्षियों को दें। यह दवा रोगोपचार एवं रोग से बचाव में अच्छे परिणाम देती है।
	मर्क कौर 30	5 एम. एल.	
	इपीकाक 30	5 एम. एल.	

कृमि रोग (Worms)

मुर्गी पालन में अंदरुनी परजीवियों में कृमि (कीड़े) सबसे आम जीव होते हैं। इस बीमारी के कारण दुर्बलता, वृद्धि में रुकावट, मुर्गियों में अंडे देने की क्षमता का कम होना तथा सभी आयु के चूजों की मृत्यु होना जैसे परिणाम होते हैं।

कृमि रोग होने के मुख्य कारण हैः

1. कीड़ों के अंडों से।
2. दूषित स्थान व मिट्टी।
3. प्रभावित पक्षियों के मल से संपर्क।
4. दूषित आहार व पानी।
5. संपर्क में आने वाले इन्टरमीडिएट होस्ट जैसे मक्खियाँ, घोंघे, बीटल आदि खाने से।
6. संलग्न नौकर आदि जिनके पाँवों में लगकर एक स्थान से दूसरे स्थान पर आने जाने से, तथा लापरवाही से औजारों के दूषित होने तथा उपयोग करने से।

उपचार

1. ***सिना–30:*** गोला कृमि (Round worms) के लिए उत्तम औषधि है।
2. ***फिलिक्स मास–30:*** टेप कृमि में यह औषधि है। यद्यपि यह पक्षियों में गंभीर बीमारी नहीं है। यह कृमि पक्षी की रोग प्रतिरोधक क्षमता कम

करके, उन्हें बीमारियों के प्रति संवेदनशील बना देती है। अन्य सभी औषधिया आंतरिक कृमियों को दूर करने में सक्षम हैं पर **स्कॉलेक्स** को नहीं – जबकि इस औषधि से टेप कृमी के **स्कॉलेक्स** को भी दूर किया जा सख्ता है। 20 मि.ली. औषधि 20 लीटर पानी में मिलाकर, सुरक्षित रुप से 3 दिन तक 100 पक्षियाँ को दी जा सख्ती है। तथापि 3 सप्ताह के बाद फिर से दोहराए।

3. ***सैन्टोनिनम्–30:*** विभिन्न कृमि रोगों में यह अत्यन्त प्रभावी उपाय है। औषधि की मात्रा उपरोक्त अनुसार की जाए।

अध्याय–10

मुर्गियों के सामान्य रोगों का होम्योपैथिक उपचार

मुर्गियों के तुर्रे (कलगी) काले अथवा नीले व दुर्गंध युक्त हो जाना (Black-Rot or blue comb disease)

इस बीमारी में मुर्गियों के तुर्रे वाले नीले पड़ जाते हैं। अतः इसे काले तुर्रे या नीले तुर्रे की बीमारी कहा जाता है। पाँव सूज जाते हैं। तथा दुर्बलता आ जाती है। बीमारी का निश्चित कारण ज्ञात नहीं है तथापि खराब भोजन एवं अस्वच्छ वातावरण की वजह से भी यह हो सख्ती है।

उपचार

इस बीमारी का सही इलाज कठिन है, क्योंकि बीमारी का मुख्य कारण मालूम नहीं होता तथापि बीमारी के कारणों के आधार पर निम्नानुसार उपचार का परामर्श दिया जाता है।

1. ***थूजा–30:*** जब निश्चित कारण ज्ञान न हो, तो इस औषधि की कुछ खुराक दें। बहुत से मामलों में इसको सफलता

मिली है। यदि प्रभाव सकारामक हो तो खुराक 5 से 7 दिन तक जारी रखें।

2. ***नक्स वोमिका–30** तथा **पोडोफाइलम–30:*** यदि बीमारी पेट व यकृत में गड़बड़ी की वजह से हो तो यह औषधि उपयोग करें।

हड्डियों का टूटना (Farcture of Bones)

मुर्गियों में हड्डियों का टूटना सामान्यतः नहीं होता, जब तक कि उनमें आपस में संघर्ष न हो अथवा एक–दूसरे के बीच पाँवों का अटकना न हो। सामान्यतः कैल्शियम की कमी से हड्डियाँ कमजोर एव दुर्बल हो जाती है। जिससे हड्डियाँ आसानी से टूट जाती हैं। लंगड़ाते हुए पक्षी के पैर की जाँचकर आसानी से हड्डी का टूटना पता चल जाता है। अन्य हड्डियों के टूटने पर विस्तृत जाँच आवश्यक है। हड्डी टूटने की जगह सूजन देखी जा सख्ती है, तथा स्पर्श से वहीं दर्द का अनुभव देखा जा सख्ता है। यदि मुर्गी को बिल्कुल चुपचाप रख जाए तो यह अपने आप ही ठीक हो जाता है। यदि सामान्य अस्थि भंग हो तो ठीक है, पर एक के ज्यादा अस्थियों के भंग को जाने पर यह आम लोगों की समझ से परे हो जाता है। टूटे हुए हिस्सों को धीरे से एक स्थान पर लायें, पर अच्छी तरह खप्पचियों की मदद से हड्डी को जगह पर बिठाकर कपड़े की पट्टी ऊपर से कसकर बाँध दें। एक भाग **सिम्फाइटम मद टिंक्चर 5** भाग पानी में मिलाकर पट्टी को बार–बार भिगोते रहे। **ऐकोनाइट नैपेलस** को सीधे मुँह में डालें अथवा पानी में मिलाकर दें। एक सप्ताह के बाद **हिपर सल्फर–30** पानी में मिलाकर सप्ताह में एक दिन दें।

बंबल फुट (Bumble Foot)

इसमें पाँव सूजकर फूल जाते हैं। पाँव में पीव बन जाती है तथा सूखकर सख्त हो जाती है। यह चोट लगने, कुचलने तथा ऊँचे स्थान पर बने बसेरे से कूदने से होता है। साधारणतया अधिक वज़न वाले पक्षी जब उछलते–कूदते हैं तो यह बीमारी हो जाती है।

उपचार

1. जख्म के स्थान को अच्छे से साफ कर, अगर कुछ लगा हो तो निकाल दें एवं ***कैलेन्डुला मदर टिंक्चर*** तथा 5 भाग पानी मिला मिश्रण लगायें। पाँव को अच्छी तरह से बाँधकर मुर्गी को स्वच्छ साफ सुथरी जगह में रखें।
2. ***साइलीशिया–30:*** पीब के निर्माण को रोकने हेतु इस औषधि की कुछ खुराक दें। यदि पीक जमा हो गया हो तो प्रभावित स्थान से पीब निकालकर इस औषधि की कुछ खुराक दें।
3. ***आर्निका मोन्टाना–30:*** की 2 से 4 गोलियां पक्षी के मुँह में, दिन में दो बार, तीन से पाँच दिन तक दें। यदि यह स्थिति कई पक्षियों में हो तो उपरोक्त औषधि की 20 एम. एल. मात्रा 8 लीटर पानी में मिलाकर सभी पक्षियों को दें।

कब्ज़ (Constipation)

यह हमेशा होने वाली सामान्य बीमारी नहीं है, बल्कि कभी लगातार सूखे आहार जैसे राई, जो, या अनाज गंदे पानी में मिलाने से, तथा हरे खाद्यान्न की कमी होने से संभव है। ठंडे पानी की वजह से भी यह बीमारी हो जाती है। क्योंकि पक्षी ठंडा पानी कम पीते हैं।

उपचार

1. ***नक्स वोमिका–30:*** आधा दर्जन बड़ी गोलियां मुर्गियों के पीने के पानी में मिलाकर अथवा आहार के साथ दें। यदि खाने की गलत आदत से बीमारी हुई हो तो यह दवा शिकायत दूर कर देती है।
2. ***ब्रायोनिया एल्बा–30:*** यदि कब्ज़ियत ठंडे मौसम की वज़ह से अथवा उपरोक्तानुसार अन्य कारणों से हुई हो तो यह दवा दें।
3. ***ओपियम–30:*** यदि मल त्याग की इच्छा ही नहीं है तो ऐसी कब्ज़ में इसे दें।

4. उपरोक्त औषधियों के साथ–साथ उपचारार्थ हरी सब्ज़ियाँ भी दें।

भीतरी चोट (Contusion)

यदि मुर्गी को गंभीर चोट लगी हो तथा हड्डी नहीं टूटी हो तो 1 : 20 भाग में **आर्निका टिंक्चर** के लोशन को प्रभावित भाग पर लगाते हुए इस औषधि युक्त पानी की कुछ बूंदे मुर्गी के मुँह में डाले। अधिकतम लाभ हेतु **आर्निका** को पानी में मिलाकर ही दें।

छाँटना (Cull)

व्यावसायिक मुर्गी पालन उद्योग में मुर्गियों को छाँटना अति आवश्यक है। कम वृद्धि वाले, कम अंडे देने वाली मुर्गियों को चुनकर अलग निकालने की क्रिया को कल (Cull) कहते हैं। ऐसे पक्षियों को अलग से रखा जाना चाहिए।

उपचार

1. ***नैट्रम म्यूरिआटिकम–30:*** 25 एम.एल. मात्रा 20 लीटर पानी में मिलाकर 140 पक्षियों को प्रति एक दिन के अंतराल कर दें। पक्षियों के सुधार हेतु यह उपचार सफल सिद्ध हुआ है। कुछ मुर्गियाँ उत्पादन भी शुरु कर देती है।
2. ***ऐल्फाल्फा–30 + 5 फॉस–30:*** अच्छे परिणाम हेतु उपरोक्तनुसार दें।

खाँसी (Cough)

कफ़ सांस की नली में बीमारी का लक्षण है।

उपचार

1. ***डल्कामारा–30 + ड्रॉसेरा–30:*** 5 से 6 बड़ी गोलियां पीने के पानी में मिलाकर शुरुआत में दें।

2. ***सल्फर–30:*** उपरोक्त उपचार के बाद यह औषधि पक्षी प्रभावित हुए हो तो औषधि की 200 एम.एल. मात्रा 80 लीटर पानी में मिलाकर 800 पक्षियाँ को दें। यह मात्रा 3 दिन के पश्चात् फिर से, बीमारी के दूर होने तक दी जा सख्ती है।

अतिसार एवं पेचिश (Diarrhea and Dysentery)

मल का अत्यधिक तथा पतला होना दस्त कहलाता है जब कि उसमें खून व आँव का आना पेचिश कहलाता है। दोनों ही लक्षणों में गुदद्वार गंदा हो जाता है। तथा मुर्गियाँ थकी हुई सी दिखती है परन्तु उतनी नहीं जितनी की हैजे में होती है। इसके प्रमुख कारण है गलत भोजन आवश्यकता से अधिक खाना, गंदा पानी, अधिक मात्रा में कृमि खाना, कैल्शियम की कमी इत्यादि।

उपचार

1. ***आर्सेनिकम एल्बम–30:*** यदि बीमारी दूषित उपचार के कारण हुई हो (ध्यान रहे कि कारण को दूर किया जाए) तो यह उपयोगी औषधि है, जो रोग प्रतिबंध हेतु भी उपयोग में लायी जा सख्ती है।
2. ***कार्बो वेज–30:*** यदि दस्त श्वेत रंग की तथा बदबूदार हो तो यह औषधि दें।
3. ***इपीकाक–30:*** यह मुख्य औषधि है। पक्षियों की संख्यानुसार 12 या अधिक गोलियां पानी में घोलकर अथवा पीसकर आहार में मिलाकर रोग पक्षियों को दें।
4. ***मर्क कौर–30:*** यदि मल में आँव एवं रक्त हो तो यह दया दें। इस दवा के उत्कृष्ट परिणाम देखे गए हैं। यह पीने के पानी में दी जा सख्ती है।
5. ***जुलाबांकुश टैबलेट:*** यह दवा की **लक्ष्मी होम्यो मेडीसिन,** 35 सहयोग नगर, नांदेड़ द्वारा तैयार की गई है। 5 से 10 गोलियां 100 पक्षियों के लिए पर्याप्त है। यह दवा पानी में घोलकर अथवा पीसकर

पाउडर के रूप में रोगी पक्षियों को आहार के साथ दी जाए।

गले की खराश (Hoarseness)

ऐसे रोगों के लिए निम्नलिखित औषधिया उपयोगी हैं।

1. ***एकोनाइटम् नेपेलस्–30:*** सर्दी के कारण यदि पक्षी छींकता है तो यह उपयोगी औषध है।
2. ***कौस्टिकम–30:*** यदि स्वर भारी हो एवं साधारण खराश हो तो यह दवा दी जाए।
3. ***पल्सेटिला–30:*** बीमारी की गंभीर अवस्था में जब गले में रुक–रुककर खराश हो तथा आँखों से आँसू गिरें तो यह दवा दें।

आँखों के रोग (Eye Diseases)

मुर्गियों में आँखों के विकार अनिश्चित कारणों से होते हैं, परन्तु यह अधिक ठंडी, गर्मी या धूल से हो सख्ते हैं। मुख्य लक्षणों में अश्रु बहते रहते हैं आँखों में व्रण (घाव) होते हैं। जिससे पतला बदबूदार स्राव निकलता है जिससे दिखना बंद हो जाता है तथा जिससे पक्षी आहार ग्रहण करने में, पानी पीने में असमर्थ हो जाता है। तथा चलते–चलते गिर जाता है।

उपचार

1. ***ऐकोनाइटम नैपेलस–30:*** यदि खराब मौसम की वजह से यह बीमारी हुई है तो, पारंम्भिक स्तर पर ही कुछ खुराक देने से अच्छे परिणाम मिलते हैं।
2. ***यूफ्रेशिया ऑफिसिनेलिस–30:*** यदि आँख में पीव हो गया हो तथा बीमारी काफी बढ़ चुकी हो तो यह औषधि उत्कृष्ट परिणाम कारक है।
3. ***सल्फर–30:*** उपरोक्त औषधि के साथ यदि अदल–बदल कर यह खुराक दी जाए तो और अच्छा कार्य करती है।

4. ***ऐपिस मेलिफिका–30:*** जब आँखों में जलन, कष्ट एवं सूजन हो तथापि सर्दी–जुकाम अथवा अन्य किसी तकलीफ से प्रभावित न हो तो यह औषधि उपयोगी है।

क्रॉप फूलना (Enlarged crop)

यह रोग अधिक आहार ग्रहन करने से अथवा खाया हुआ आहार क्रॉप से नीचे उतरने में रुकावट से होता है। क्रॉप् से द्वितीय आमाशय तक जाने वाले रास्ते में सूखी घास अथवा अन्य पदार्थ अटकने की वजह से यह बीमारी होती है। इससे प्रभावित पक्षी अपने पंखों को व्याकुल होकर फैलाता है तथा सिर को पीछे करता है। क्रॉप् लबालब भरा हुआ लगता है, पानी जैसे कि फट जाएगा।

उपचार

1. ***नक्स वोमका–12*** *अथवा* ***आर्सेनिकम ऐल्बम्–12:*** देने से राहत मिलती है।
2. उपवास तथा थोड़ी सी सावधानी से प्रयास करके रोग का उपचार हो सख्ता है। अन्यथा क्रॉप् को चीर के आहार निकालकर, जख्म को रेशमी धागे से सीकर, **कैलेण्डुला** अथवा **आर्निका** लोशन लगा दें।

गठिया (Gout)

इस रोग के लक्षण वात रोग के समान ही होते हैं। सामान्यतः ठंड या नमी में, गीले फर्श से अथवा दूषित भोजन तथा पानी से यह रोग होता है। इसमें पैर तथा पंजे सूजकर आकड़ जाते हैं, जिससे पक्षी कठिनाई से चल पाता है। उनकी चाल भी बिगड़ जाती है।

उपचार

ब्रायोनिया एल्बा, रस टॉक्स व ***डल्कामारा*** मुख्य औषधिया हैं जो लक्षणों के अनुसार चुनी जाती है।

अंडों की बढ़त एवं वृद्धि (Egg Promotion and Growth)

प्रोटीन **(अमीनो ऐसिड)**, मिनरलों **(खनिज)** तथा विटामिनों का अंडों की उपज एवं, मुर्गियों के स्वास्थ में वृद्धि में महत्वपूर्ण स्थान है। यद्यपि ये बहुत कम मात्रा में चाहिए तथापि इनका होना न होना, लाभ–हानि में बहुत अन्तर ला देता है। अतः अच्छी वृद्धि हेतु, अंडों की उपज अधिक से अधिक करने, आवश्यक मात्रा में चूजे निकालने तथा कुपोषण से होने वाली बीमारियों की रोकथाम एवं आहार में पोषण के संतुलनार्थ निम्नलिखित सूत्र प्रभावी तथा फलदायी हैः

औषधि का नाम	ब्रॉयलर्स (मांसल अंडे) देने वाली (100 पक्षियों को)		मुर्गियाँ (Layers) (100) पक्षियों को	
ऐल्फाल्फा–30	4 से 5 एम.एल. सप्ताह में 2 से 3 दिन तक		3 से 4 एम.एल. एक सप्ताह में 2 से 3 दिन तक	
कैल्केरिया फॉस–30	4 से 5 एम. एल.	20–25 एम.एल. एक सप्ताह में 2–3 दिन	3 से 4 एम.एल.	15–20 एम.एल. एक सप्ताह में 2–3 दिन
फैरम फॉस–30	4 से 5 एम.एल.		3 से 4 एम.एल.	
काली फॉस–30	4 से 5 एम.एल.		3 से 4 एम.एल.	
नैट्रम फॉस–30	4 से 5 एम.एल.		3 से 4 एम.एल.	
मैग फॉस–30	4 से 5 एम.एल.		3 से 4 एम.एल.	

ऐल्काल्फा–30 + उपरोक्त सभी 5 फॉस एक जगह मिलाकर, परामर्शानुसार पक्षियों को दें। उपरोक्त सूत्र में ***एल्फाल्फा*** (लूसर्न ग्रास या कैलीफोर्निया क्लोवर) में सभी अमीनो एसिड पाये जाते हैं, जो मुर्गियों के लिए अति आवश्यक है। ***ऐल्फाल्फा*** की पोषण क्षमता का ज्ञान उसके निम्नलिखित रासायनिक मिश्रण से हो जाएगाः

कुल प्रोटीन्स	19.3%	मैग्नेशियम	0.06%
कैल्शियम	1.6%	आइरन अधिकतम	0.16%
फॉस्फोरस	0.25%	कोबाल्ट	0.14%
कॉपर	6.20%	जिक व सेलेनियम	8 पी.पी.एम. शुष्क वजन के आधार पर प्रति पाउण्ड

ऐल्फाल्फा में विटामिन बी–1, बी–2, निआसिन फोलिक ऐसिड, **टोकोफेरोल** तथा **इस्ट्रोजन** की पर्याप्त मात्रा होती है जो पक्षियों तथा पशुओ की जरुरत को पूरा करने में समर्थ है। **आर्जिनीन, हिस्टीडीन, आइसोल्यूसिन, वेलिन, सिस्टीन** तथा **अमीनो ऐसिड** आदि ***ऐल्फाल्फा*** को प्राकृतिक शक्तिवर्धक **(टॉनिक)** बनाते हैं।

यदि ***ऐल्फाल्फा*** एवं **5 फॉस** दिए जायें तो, अधिक विटामिन अलग से देने की आवश्यकता नहीं होती क्योंकि यह मिश्रण न केवल विटामिन, प्रोटीन व खनिज ही पर्याप्त मात्रा में देता है बल्कि यह शरीर में भोजन के पाचन, अवशोषण, संग्रहण एवं उपयोग को प्राकृतिक रूप से बढ़कार जीवन शक्ति, रोग प्रतिकार शक्ति को भी बढ़ाता है जिससे कार्य क्षमता बढ़ती है।

1. उपरोक्त ***ऐल्फाल्फा–30 + 5 फॉस–30:*** जिसका ब्रान्ड **कामधेनू** रखते हुए श्री लक्ष्मी होम्यो मेडिसिन, 35 सहयोग नगर, नांदेड–5 ने लाइसेन्स कृ.एडीत्र/एच/001 के अंतर्गत तैयार किया है तथा महाराष्ट्र राज्य सरकार से जिसे अनुमोदित किया है की, मुम्बई व्हेटरनरी कॉलेज के रोग निदान के प्रध्यापक डा.पी.एस. लोणकर द्वारा परीक्षण किया गया। इसके सेवन से **ब्रॉयलरों** का वजन में काफी वृद्धि देखी गई है।

2. उपरोक्त **कामधेनू** औषधि का प्रयोग उस्मानबाद, महाराष्ट्र (भारत) के पशुपालन विभाग में, मुर्गीपालन योजना के सहायक निर्देशक द्वारा किया गया। चुने गए कमजोर पक्षी 6 सप्ताह के थे। उन्हें प्रतिदिन एक गोली का सेवन कराया गया। यह देखा गया कि एक माह उपरान्त उनमें अत्यंत संतोषजनक वृद्धि हुई। उपचार के पश्चात् पक्षियों में वजन वृद्धि भी हुई एवं जो कमजोर पक्षी थे उनमें एवं अन्य स्वस्थ पक्षियों में कोई फर्क नहीं देखा गया। सामान्य पक्षियों में भी वृद्धि उत्साहजनक नहीं। उपरोक्त मिश्रण में निम्नलिखित गुण है:

   i. अधिक अंडों के उत्पादन की अवधि को बढ़ाना।

   ii. अंडे देने की श्रंखला के दौरान सामान्य अंडों के उत्पादन में वृद्धि होती है जबकि औषधि माह में एक सप्ताह तक दैनिक प्रयोग की जाए।

iii. यह रोग प्रतिकारात्मक शक्ति को बढ़ाता है। अतः अंडों की उत्पादन क्षमता को स्ट्रेस तथा बीमारी की स्थिति में भी बेहतर बनाए रखता है।

iv. यह आहार की कुशलता बढ़ाने के साथ–साथ, छँटाई की दर में कमी लाता है।

v. प्रति वर्ष प्रति पक्षी आय बढ़ जाती है।

लेयर्स–स्ट्रेस की स्थिति में तथा सामान्य स्थिति में भी अंडों के उत्पादन वृद्धि में सहायक होता है।

ब्रॉयलर व **छोटे मुर्गों** की आहार क्षमता तथा शारीरिक विकास में वृद्धि के अच्छे परिणाम प्राप्त हुए है।

यकृतशोथ (Hepatitis)

यकृत की इस बीमारी के कई कारण हो सख्ते हैं। जीवित पक्षियों में इस बीमारी को पहचानना मुश्किल है। मृत्योरांत ही बीमारी की पुष्टि हो सख्ती है। मृत्योपरांत यकृत पर अप्राकृतिक रंग का एवं दुर्गंधयुक्त, पनीर नुमां द्रव देखा जाता है। जीवित पक्षियों में से पीड़ित पक्षी की विस्तृत एवं सावधानी पूर्वक जाँच से ही रोग का निदान संभव होता है। मुख्यतः पीलिया, पित्तज शक्ल तथा दस्त व कब्ज का अदल–बदल कर होना ही प्रमुख लक्षण होते हैं।

उपचार

पोडोफाइलम–30, कुछ गोलियां पीड़ित पक्षी के मुँह में डाली जायें – दिन में 2–3 बार।

सिर का सूजना (Head Swollen)

कई बार मुर्गी का सिर सूजकर फैल जाता है। कारण स्पष्ट नहीं होता, संभवतः हवा के झाकोरों से सिर व आँखें सूज जाती है।

उपचार

1. हवा के झोकों से पक्षियों की रक्षा करें।
2. ***स्पौन्जिया 12*** व ***ब्रायोनिया एल्बा 12*** इस समस्या के हल हेतु निर्दिष्ट औषधिया है।

अपचन (Indigestion)

अपचन सामान्यतः पाचन क्रिया में गड़बड़ी के कारण होता है, जिसमें भूख की कमी तथा मल गाढ़ा या पूर्णतया अपचे हुए भोजन से निर्मित होता है। सामान्यतः यह अधिक आहार लेने के कारण होता है।

उपचार

1. ***नक्स वोमिका–30:*** आधा दर्जन गोलियां दिन में 2 से 3 बार दें। पक्षियों को अलग से रखे और कुछ दिन उपवास करने दें।
2. ***पल्सेटिला–30:*** यदि उपरोक्त दवा से ठीक न हो तथा लक्षण के साथ उल्टी हो तो यह दवा दें।
3. ***चाइना व कार्बो वेजिटेबिलिस–30:*** जब अपचन पेट में कृमि के कारण हो तथा अपानवायु (गैस) बनने लगे तो यह दवायें प्रभावी होती है।

खुजली (Itch)

उपचार से पूर्व पक्षी का निरीक्षण करें जैसे कि उस पर जुँएं अथवा फाउल पॉक्स (चेचक रोग) तो नहीं है। प्रमुख लक्षणों में यह देखा गया है कि पक्षी लगातार खरोंचते (नोचते) रहता है तथा पक्षी के पंख मुर्झाकर गिर जाते हैं। निरीक्षण में यह दिखता है कि शरीर छोटी–छोटी फुंसियों से भरा है जो पीठ पर अपेक्षाकृत अधिक हाती है।

उपचार

1. ***सल्फर–30:*** 10 गोलियां 3 दिन तक पानी में मिलाकर 100 पक्षियों

को दें, तत्पश्चात् निम्नलिखित औषधि दें।

2. ***स्टैफिसैग्रिया–30:*** उपरोक्त उपचार के बाद 10 गोलियां पानी में मिलाकर 100 पक्षियों को तब तक देते रहें जब तक कि वे पूर्ण रूप से स्वस्थ न हो जायें।

पंख झड़ना (Moulting)

पंखों का झड़ना एक सामान्य प्रक्रिया है, रोग नहीं। यह प्रक्रिया एक तरह की परिपक्वता है जिसमें, पंख झड़ते हैं तथा नये पंख उग जाते हैं। साधारणः पंख झड़ने से पहले अंडे देना बंद हो जाता है। यदि प्रक्रिया धीमी हो एवं अंडे देना बंद हो जाए तो उपचार की आवश्यकता पड़ती है।

उपचार

1. **कैल्केरिया सल्फयूरिका–30:** दिन में दो बार, कुछ गोलियां मुँह में डालें।
2. **नैट्रम म्यूरिआटिकम–30:** यह तब दें जब पंखों में कच्चा व क्षयकारी (नष्ट करने वाला) तरल स्राव हो।
3. **एकोनाइटम नैपेलस–30:** जब पंख झड़ने के साथ–साथ बुखार हो तो यह दवा दें। पंख झड़ने के समय तेल युक्त आहार जैसे सूरजमुखी के बीज, अलसी जैस खाद्यात्र आदि देना लाभदायक होता है।

प्रोल्याप्स ऑफ कलाअका (Prolapse of Cloaca)

यह अव्यवस्था के कारण होने वाला रोग है तथा इनमें पहले खमियाँ को दूर करने की सलाह दी जाती है फिर कहीं जाकर दवा तथा चोंच काटने (डिबीकिंग) जैसे उपाय किए जाते हैं। व्यवस्था दोष सुधार कर चोंच काटकर भी अगर पक्षी मरते रहें तो निम्नलिखित उपचार करें:

1. **काली फॉस–30:** 25 एम.एल., 100 पक्षियों को हर एक दिन बाद दें।

गर्भाशय की स्थानव्युति (Prolapse of Uterus)

व्हाईट लेगहॉर्न प्रजाति में यह विकार अक्सर देखने में आता है। अधिक मात्रा में रक्तस्राव से पक्षी की मृत्यु हो जाती है। यह केवल प्रबंधन की रीति से नियंत्रण में नहीं आ सख्ता। ऐलॉपैथी में इस बीमारी का कोई इलाज नहीं है, तथापि होम्योपैथी में उपलब्ध औषधोपचार से विकार पर सफल नियंत्रण हो सख्ता है।

उपचार

औषधि	**प्रमाण**	**देने की विधि**
हेलोनियास–200	5 मि.ली.	20 मि.ली. 100 पक्षियों को 3 दिन तक
फेरम फॉस–30	5 मि.ली.	दें फिर हफ्ते में एक बार 3–4 सप्ताह
काली म्यूर–30	5 मि.ली.	तक विकार मे नियंत्रण हेतु दें।

राउप (Roup)

यह सर्दी, जुकाम की सभी श्रेणियों से प्रभावित विकार होता है जिसमें धागे जैसा चिपचिपा श्लेष्मा निकलता है। यह मुर्गीपालकों, तथा मुर्गियों में विनाशकारी सिद्ध होता है। इस रोग के प्रमुख लक्षण हैः सांस में बदबू, नाक सें बदबूदार स्राव, सूजकर फैला हुआ सिर, दुखती हुई आँखें, उपदंश ग्रस्त समान दिखता हुआ गला व मुँह।

उपचार

1. ***स्पौंजिया टोस्टा*–12**: मुर्गियों में राउप हेतु यह सर्वश्रेष्ठ दवा है। थूजों में रोग निरोधन व उपचार हेतु यह तत्काल उपयोगी है। कुछ गोलियां शुद्ध पानी में मिलाकर दें, जब तक कि विकार पूर्ण रूप से दूर न हो जाए इसे जारी रखें। बहुत कम समय में यह बीमारी पर नियंत्रण व उपचार कर देती है।

2. ***हिपर सल्फ्यूरिस–6, एकोनाइटम नैपेलस–12, आर्सेनिकम ऐल्बम्–12 एवं ऐंटिमोनियम टार्टारिकम्–12*** आदि अन्य होम्योपैथिक औषधिया हैं परन्तु वे कभी–कभार ही उपयोग की जाती है।

सूर्याघात (लू लगना) (Sunstroke)

मुर्गियों को तेज धूप में रखने अथवा वातावरण में उच्च तापमान की वजह से उन्हें लू लग जाती है। सिर पर सूर्य की सीधी किरणों पड़ने से मस्तिष्क की रक्त वाहिनियों में फैलाव से पक्षाघात हो सख्ता है।

मुर्गीपालन व्यवसाय में सूर्याघात में ग्रीष्मकाल में हानि अपेक्षित होती है। क्योंकि पक्षियों के शरीर में गर्मी सहन करने की कोई विकसित प्रणाली नहीं होती। पक्षियों को गर्मी से बचाने हेतु, ग्रीष्म काल में उपाय नहीं किए जायें तो हानि और भी अधिक हो सख्ती है। मृत्युदर चूजों तथा ब्रॉयलरों में अधिक होती है।

निम्नलिखित औषधिया समान मात्रा में मिलाकर पीने के पानी में दी जायें तो यह रोग निरोधक व उपचारक का कार्य करती हैं:

नैट्रम म्यूर 6	100 एम. एल.	300 एम. एल. 80 लीटर पानी में मिलायें तो 800 पक्षियों हेतु पर्याप्त होगा।
कैलकेरिया कार्ब 6	100 एम. एल.	
ग्लोनोइनम 200	100 एम. एल.	

स्ट्रँस (Stress)

मुर्गीपालन में सदैव स्ट्रॅस् का संबंध स्थलांतरण, टीकाकरण, कृमिनाशक औषधिया तथा चोंच काटने (डिबीकिंग) से जोड़ा जाता है। होम्योपैथिक उपचार में स्ट्रॅस् के लिए अन्य औषधियों से सस्ती एवं सामान्य रूप से प्रभावशाली औषधिया हैं।

आर्निका मोन्टाना–200	15 मि.ली. प्रत्येक, 5 लीटर पानी में 100 पक्षियों को 3 दिन तक रोज सवेरे दें।
पाँच फौस–30	

छाले अथवा मुखपाक (Thrush or Stomatitis)

मुँह तथा जीभ की श्लैष्मिक झिल्ली में सूजन को मुखपाक या छाला कहा जाता है।

उपचार

1. ***मर्क्यूरियस वाइवस–12:*** यदि श्लैष्मिक झिल्ली लाल, स्पंजी हो तथा रक्तस्राव की प्रवृत्ति हो तो इस औषधि की 2 से 4 गोली दिन में दो बाद, 2 दिन तक दें।
2. ***नाइट्रिक ऐसिड–30:*** जब मुख द्वार प्रभावित हो तथा श्लैष्मिक झिल्ली पीली सी दिखे तो इस औषधि की 2 से 4 गोली दिन में 3 बार दें।
3. ***स्टैफिसैग्रिया–30:*** यदि श्लैष्मिक झिल्ली पीली, सफेद हो तथा रक्त स्राव हो तो यह दवा दें।
4. ***थूजा औक्सिडेण्टालिस–30:*** यदि श्लैष्मिक झिल्ली पर फफूंदी उगी हुई दिखे तो यह दवा दें।

अबुर्द (Tumors)

यह एक अनावश्यक माँस (गाँठ) है जो हानिकारक अथवा घातक हो सख्ती है। केवल गाँठ से कोई हानि नहीं होती तथा उसकी वृद्धि प्राकृतिक होती है। यदि यह शरीर के अनचाहे भाग पर हुई हो तो ही उसका इलाज करें।

उपचार

1. ***आर्सेनिकम ऐल्बम्–30:*** यदि प्राकृतिक वृद्धि हो तो पक्षियों को अलग कर 2 से 4 गोली मुँह में डालें अथवा पीने के पानी में मिलाकर दें।
2. ***हिपर सल्फ्यूरिस–30:*** यदि गाँठ चोट लगने के कारण हुई हो तो यह दवा दें।

3. ***थूजा ऑक्सिडेण्टलिस्–30:*** यदि गाँठ गोभी के फूल जैसी अथवा बीज सी मस्सेनुमा हो तो 6 हफ्ते तक, सप्ताह में एक बार के हिसाब से यह दवा दें।

श्वेत तुर्रा (White comb)

इस रोग में तुर्रे पर सफेद धूल से धब्बे दिखते हैं। पंख खरखरे अस्त–व्यस्त दिखाई देते हैं और पक्षी मर जाता है। इसके संपर्क से दूसरे निरोगी पक्षियों को भी बीमारी होती है, इसलिए रोग ग्रस्त पक्षी को अलग निकाल देना चाहिए। माना जाता है कि यह रोग किसी सब्जी के परजीवी अथवा फफूंदी के कारण होता है।

उपचार

1. ***सल्फर–30:*** 10 मि.ली. 8 लीटर पीने के पानी में मिलाकर 100 पक्षियों को, एक या दो दिन तक देना काफी है फिर ऊपर लिखे अनुसार **स्टैफिसैग्रिया 30** भी दें।

अध्याय–11

मुर्गियों की बीमारियां एवं उनके शीघ्र इलाज की तालिका

अ.क्र.	बीमारी का नाम तथा लक्षण	उपचार
1.	सर्दियों में ठंड लगने से, जाड़ा लगकर बुखार आना तथा शरीर के किसी भाग में सुजन होना।	ऐकोनाइटम नैपेलस–30
2.	चूजों का वजन एवं भूख बढ़ाने हेतु।	ऐल्फाल्फा–30
3.	जुकाम, श्वास के रोग, खुजली, फाउल पॉक्स, त्वचा रोग, निमोनिया, विसर्प।	ऐंटिमोनियम टार्टारिकम–30
4.	आँख अथवा शरीर के किसी भी भाग में जख्म होना, मोच आना, खरोंच आना अथवा भीतरी चोट लगना।	आर्निका मोन्टाना–30
5.	हैज़ा महामारी, गंभीर जुकाम तथा साधारण कमजोरी।	आर्सेनिकम ऐल्बम्–30
6.	आँखों का लाल होना।	बैलाडोना–30

अ.क्र.	बीमारी का नाम तथा लक्षण	उपचार
7.	अंडों के खोल को कड़क बनाने, उनके आकार और वजन को बढ़ाने तथा चूजों की वृद्धि तथा उनकी मृत्यु दर में कमी करना व हड्डी के आहार को बदलने हेतु।	कैलकेरिया फौस्फोरिका–30
8.	धनुर्वात (टेटनस्) गर्दन अकड़कर पीछे मुडना, मिरगी अथवा चोट के कारण मुँह से झाग आना।	सिक्यूटा विरोसा–30
9.	कृमि रोग हेतु।	सिना–30, 200
10.	पक्षियों में बैक्टीरिया जन्य बीमारियों की रोकथाम हेतु अति उत्तम उपाय।	एकिनेशिया–30
11.	बढ़ते हुए चूजों के लिए अच्छा टा. निक रोग प्रतिकार शक्ति में वृद्धि करना। गरमी के कारण होने वाली सर्वसाधारण रोग, चोंच काटने (डिबीकिंग) पर रक्त स्राव रोकने व चूज़ों में मृत्यु दर कम करने हेतु।	फैरम फौस्फोरिकम्–30
12.	उष्ण वातावरण में, सूर्याघात तथा फेफड़ों से रक्तस्राव हो तो।	ग्लोनोइनम्–30 नैट्रम म्यूरिआटिकम्–30
13.	जख्म होने पर तथा धनुर्वात (टेटनस्) से बचाव हेतु।	हाइपेकिम–30
14.	कॉक्सीडिओसिस, हल्के रंग का मल, मुख्य में घाव आदि की परीक्षित दवा।	मार्क्यूरियस सौल्यूबिलिस–30, 200
15.	मल में अत्यधिक रक्त स्राव।	मर्क्यूरियस कौरो. सिवस–30, 200

अ.क्र.	बीमारी का नाम तथा लक्षण	उपचार
16.	जूँओं तथा पानी की अत्यधिक प्यास हेतु उत्कृष्ट दवा।	नैट्रम म्यूरिआटिकम्–30
17.	कब्ज हेतु एक उत्तम औषधि।	नक्स वोमिका–30
18.	वर्षा काल में ज्वर व पंजे के रोग, मोच तथा चमड़ी पर उद्भेद आदि।	रस टॉक्सिकोडेन्ड्रम–30
19.	जूँओं से कष्ट के उपचार हेतु।	सैबडिला–30
20.	विषाक्त भोजन करने से बीमार होने पर तथा मुख व पैर के रोग।	थूजा ऑक्सिडेण्टालिस्–30
21.	खुजली तथा चूजों में पंजों के रोग।	सल्फर–30
22.	फाउल पॉक्स, चिकन पॉक्स से बचाव की दवा।	वेरियोलिनम्–30, 200
23.	टीकाकरण के कुप्रभाव जैसे शिथिलता, बेहोशी, मृत्यु आदि, जब थूजा असफल हो जाए।	ऐंटिमोनियम टार्टारिकम्–30
24.	फाउल पॉक्स व स्माल पॉक्स से बचाव की दवा।	वैक्सिनिनम्–30
25.	विसंक्रमण तथा रोगाणुनाश के लिए।	एकिनेशिया या कैलेण्डुला लगायें।

उपरोक्त उपचारार्थ औषधि की मात्रा

20 एम.एल. औषधि 80 लीटर स्वच्छ पेयजल में मिलायें। औषधि 800 पक्षियों के लिए पर्याप्त होगी।

अध्याय–12

विटामिनों की कमी से होने वाले रोगों का होम्योपैथिक उपचार

पक्षियों को जब सामान्य भोजन से विटामिन नहीं मिल पाते, तो इस कमी को विटामिन **ए, बी, सी., डी, ई,** और **के,** जैसी औषधियों से पूरा किया जाता है। विटामिनों का सेवन इस समस्या का हल कर देता है। खाद्य पदार्थों में उपलब्ध विटामिनों को सोखने व समाहित करने हेतु शारीरिक प्रक्रिया जो उन्नत किया जाए यही अत्युत्तम होगा। यह होम्योपैथिक उपचार से ही संभव होता है, क्योंकि यह न केवल विटामिनों की कमी को पूरा करता है बल्कि यह शरीर की प्रक्रिया को सही बनाता है। ताकि विटामिनों का सर्वोत्तम उपयोग हो सकें। विभिन्न विटामिनों की कमी को निम्नलिखित दवाओं के मिश्रणों से पूरा किया जाता है।

बहुविटामिन (Multi Vitamin)

पाँच फौस 12 या 30, 100 एम.एल. या 200 ग्राम 40 लीटर पानी में मिलाकर 400 पक्षियों को देने के लिए पर्याप्त होता है।

विटामिन–ए

कैल्केरिया फौस–6	10 एम.एल.	100 पक्षियों हेतु 10 लीटर पानी में 20 एम.एल. मिलाऐं
ऐसिड फौस–6	5 एम.एल.	
फौस्फोरस–200	5 एम.एल.	

विटामिन–बी

काली म्यूर–6	5 एम.एल.	5 एम.एल. प्रत्येक अर्थात् 400 एम.एल. 10 लीटर पानी में मिलाकर 100 पक्षियों को दें।
कार्डुअस मैरियैनस–30	5 एम.एल.	
चेलिडोनियम–6	5 एम.एल.	
कालमेघ–6	5 एम.एल.	
नैट्रम फौस–6	5 एम.एल.	
लाइकोपोडियम–200	5 एम.एल.	
कैलकेरिया फौस–200	5 एम.एल.	
हाइड्रास्टिस–6	5 एम.एल.	

विटामिन–सी

काली फौस–6	5 मि.ली.	5 मि.ली. प्रत्येक अर्थातद्य 40 एम.एल. 10 लीटर पानी में मिलाकर 100 पक्षियों को दें।
एकिनेशिया–6	5 मि.ली.	
कैसिया सोफेरा–6	5 मि.ली.	
कार्बो वेज–200	5 मि.ली.	
साइलीशिया–200	5 मि.ली.	
मेज़ेरियम–30	5 मि.ली.	
ग्रैफाइटिस–200	5 मि.ली.	
कैलकेरिया सल्फ–6	5 मि.ली.	

विटामिन–डी

कैल्केरिया फ्लोर–6	5 एम.एल.	5 एम.एल. प्रत्येक अर्थात् 30 एम.एल. 10 लीटर पानी में मिलाकर 100 पक्षियों को दें।
कैलकेरिया फॉस–6	5 एम.एल.	
एब्रोटेनस–30	5 एम.एल.	
रस टॉक्सिकोडेन्ड्र–30	5 एम.एल.	
ओलियम् जेकोरिस ऐसेलि–6	5 एम.एल.	
नैट्रम म्यूरिआटिकस्–6	5 एम.एल.	

विटामिन–ई

सैबाइना–6	10 एम.एल.	10 एम.एल. प्रत्येक अर्थात् 30एम.एल. 10 लीटर पानी में मिलाकर 100 पक्षियों को दें।
सीपिया–6	10 एम.एल.	
सायनोडॉन डैक्टिलॉग–6	10 एम.एल.	

विटामिन–के

जिरैनियम मैक्यूलैटस–6	5 मि.ली.	5 मि.ली. प्रत्य़ेक अर्थात् 25 मि.ली. 10 लीटर पानी में मिलाकर 100 पक्षियों को दें।
फैरम फॉस–6	5 मि.ली.	
फाइकस रिलिजिओसा–6	5 मि.ली.	
सायनोडॉन डैक्टिलॉन–6	5 मि.ली.	
सिकेल कौरन्यूटम्–6	5 मि.ली.	

होम्योपैथिक डेटोल (Homoeopathic Dettol)

1. एकिनेशिया बाह्य (एक्स्टर्नल) 1 : 20 भाग पानी
2. कैलेण्डुला बाह्य (एक्स्टर्नल) 1 : 20 भाग पानी

टीकाकरण के दुष्परिणाम

टीकाकरण के बाद छाजन (एंक्ज़िमा), मूर्च्छा (कोलैप्स) आदि होने पर *थूजा–30* का उपयोग करें। यदि *थूजा–30* कार्य न करे तो ***ऐंटिमोनियम टार्टारिकम 30*** का प्रयोग करें।

वाइरसजन्य रोगों से बचाव या संरक्षण हेतु

फाऊल पॉक्स वैक्सीनम 30, 5 बूंद दवा पानी में मिलाकर, दिन में तीन–चार बार देने से अच्छे परिणाम मिलते हैं।

अध्याय–13

मुर्गियों की बीमारी पर होम्योपैथिक दवाईयों द्वारा हुआ शास्त्रीय अनुसंधान

अनुसंधान नं.–1

नागपुर पशुवैद्यकीय महाविद्यालय में मुर्गियों की अलग–अलग बीमारियों पर होम्योपैथिक दवाईयों का इस्तेमाल करके यह सिद्धांत बनाये गये हैं **संधानकर्त्ताः** डॉ. व्ही. एम. धुत, डॉ. एस. व्ही. उपाध्याय, डॉ. एस. बी. कविटकर और डॉ. ए. डी. देशमुख।

नीचे दिये गये सिद्धांत का उपयोग बड़ी संख्या में हुए समूह पर किये गये हैं। होम्योपैथिक दवाईयों का इस्तेमाल करने से पहले शुरुआत में रखा गया सभी पानी 3 से 4 घंटे पहले निकाल दिया गया है। जिस वजह प्यासे पंछी ये दवाई युक्त होम्योपैथिक पानी अच्छी तरह से पीते हैं।

बीमारी नं.–1

गमबोरो (Gumboro) इन्फेक्शीयस बरसल बीमारी (Infectious Bursal Disease, IBD)

1. फॉसफोरिकम ॲसीडम–30 (Phosphoricum Acidum)	25 मि.ली.	100 लीटर पानी में मिलाकर 100 पक्षियों को इस्तेमाल करें।
2. कैल्केरिया फॉस–30 (Calcaria Phos)	25 मि.ली.	
3. फेरम फॉस (Feffum Phos)	25 मि.ली.	
4. जेलसेमियम–30 (Gelsemium)	25 मि.ली.	

बीमारी नं.–2
मरेक्स बीमारी (Merex Disease, M.D.)

1. नक्स व्होमिका–200 (Nux Vomica) – 25 मि.ली.
2. जेलसेमियम–200 – 25 मि.ली.

नक्स वोमिका के साथ अलटा–पलटाकर इस्तेमाल करे, ऊपरी दी गई दवा 200 पक्षियों के लिये इस्तेमाल करें।

बीमारी नं.–3
कोलाय बेंसिलोसिस (Colibacillosis)

1. ईकायनेसिया (Echinecia) 5 मिली 20 लीटर पानी में मिलाकर 100 पक्षियों के लिये इस्तेमाल करें।

बीमारी नं.–4
फाऊल फॉक्स (Fowl Pox) मुर्गियों के दवा

1. **थ्यूजा–30** (Thuja) – 200 मिली 100 पक्षियों के लिये।

बीमारी नं.–5

कॉक्सीडिओसीस (Cocidiosis) खून का पैखाना

शुरुआत में नक्स व्होमिका–30 – 25 मिली या **अर्सेनिका अल्बा–30** – 25 मिली 100 पक्षियों के लिये दे और जब खून का पैखाना हो, उस वक्त **मर्ककॉर–200 (Merc corr) + इपिकाकुआना (Epicacuana) –200** – 25 मिली 100 पक्षियों के लिये दें।

बीमारी नं.–6

राऊंड वर्म (Round worm)

1. **सिना–30 (Cina)** या 200, 20 लिटर पानी में 1000 पक्षियों के लिये इस्तेमाल करें।

बीमारी नं.–7

टेप वर्म (Tape worm)

1. **फिलीक्स मॉस (मुल अर्क)** Q, 50 मिली 100 लिटर पानी में मिलाकर 500 पक्षियों के लिये इस्तेमाल करें।

बीमारी नं.–8

प्रोलॅप्स ऑफ क्लोयका (Prolapse of Cloaca)

1. **काली फॉस–30** (Kali Phos) 50 मिली 100 लीटर पानी में मिलाकर 500 पक्षियों के लिये एक दिन आड दें।

बीमारी नं.–9

टीकाकरण के दुष्परिणाम (Vaccination Reaction)

1. **थ्यूजा–30 (Thuja):** 200 मिली 100 पक्षियों के लिये पानी में से दें।

बीमारी नं.–10

चोंच काटने के बाद हुई जख्म (Debeaking wound and stress)

1. **आर्निका–30 (Arnica):** 5 मिली 100 लिटर पानी में 1000 पक्षियों के लिये यह दवा हर 4 घंटे बाद 3 से 4 दिन तक दें। **हामामेलीस** (Hamamelis)–30 जख्मों के लिये इस्तेमाल कर सख्ते हो।

बीमारी नं.–11

धुपकालेमेका स्ट्रेस (Summer Stress)

1. ग्लोनायनम–30 (Gloninum) – 50 मिली 100 लिटर पानी में
2. जेलेसेमियम–30 (Gelsemium) – 50 मिली मिलाकर 1000 पंक्षी को

OR किंवा, नहीं तो

ग्लोनायनम–30 – 05 मिली दोपहर के वक्त देना।

बीमारी नं.–12

ट्रान्सपोटेंशन स्ट्रेस (Transportation Stress)

1. **नक्स व्होमिका–200** (Nux Vomica): 05 मिली 100 पक्षियों लिये 2 दिन तक देना इससे व्हेन्ट ब्लाक का चान्स भी कम होता है। यह दवा पंक्षी वाहतुक से आने बाद दें।

बीमारी नं.–13

पचनसंस्था, यकृत की बीमारी

(Digestive Disorders, Liver Problem)

1. हायड्रास्ट्रासीस–30 (Hdrastasis): 10 मिली – 1. 200 पक्षियों के लिये केचवे नाशक दवाई दें।

2. चेलीनोडीयम–30 (Chelinodium): 10 मिली – 200 पक्षियों के लिये अफलाटाक्सीकोसीर और खाना कम खाने पर यह देना।

बीमारी नं.–14
मांसल पक्षीयो का (Broiler) वजन बढ़ाने हेतु

,(Alfa-Alfa): 100 मिली 100 लिटर पानी में मिलाकर 1000 पक्षीयों के लिये इस्तेमाल करें।

बीमारी नं.–15

1. नायट्रम मुर (Natrum Mur-200) यह दवा कमजोर पंक्षी अलग से निकाले (Culling) इस वर्ग में आने वाले पक्षियों के लिये यह बहुत खुब दवा है। यह दवा बढ़ते पक्षियों के लिये, अंडे देने का समय शुरु होने वाले पक्षियों के लिये। यह दवा असरमंद है। यदि कमजोर पक्षी बहुत सारे होने पर उन्हें बाजु निकालकर यह दवा 3 दिन पानी में मिलाकर दें।

अनुसंधान नं.–2
संसर्गजन्य बर्सल बीमारी,
गम्बो बीमारी पर होम्योपैथिक उपचार
(Infectious Bursal Diseases I.B.D. Gumboro)

लेखक तथा संधानकर्ता : डॉ दिप्ती पी. वासवान, डॉ एस. स्लेम
पशु वैद्यकीय महाविद्यालय, चेमाकड, केरला

लेखक के अनुभवनुसार पालतु जानवरों को होने वाली बीमारियों पर होम्योपैथिक दवाईयों का अच्छा असर होता है। बल्कि उससे कोई बुरा

असर नहीं होता। होम्योपैथिक दवाईया सस्ती होकर देने के लिए असान होती है। एलोपैथिक जैसी परेशानी ऐसी वाली नहीं होती, दवाईयों के इस्तेमाल करने पर जानवरों पर बुरा असर नहीं होता, इसलिए उनकी कीमत कम नहीं होती और उनके उत्पादन पर परिणाम नहीं होता।

मुर्गियों संसर्गजन्य बर्सेल बीमारी पर होम्योपैथिक दवाईयों के इस्तेमाल में लाने का निर्णय लेने की वजह इससे पहले मानमोडी, रानीकेत (Raniket) इन बीमारियों पर अच्छे परिणाम मिले थे, वैसे यह दोनों बीमारी या विषाणु जन्य है। और इसका एलोपैथी में, कोई इलाज नहीं है, सिर्फ बीमारी आने के पूर्व प्रतिबंधात्मक लसीकरण कर सख्ते, लेकिन बहुत समय लसीकरण करने के बाद भी इस बीमारी का प्रार्दुभाव नजर आया है। उस समय एलोपैथी खोकली होने से यह पर्याप्त पर्याय ढुड़कर अनुसंधान किया गया और उसका परिणाम प्राप्त हुआ।

यह बीमारी भी मात्रा में संसर्गजन्य होती है। और विषाणु की वजह बचपन में ज्यादातर होती है। और उस वजह बड़ा आर्थिक घाटा होता है। इस बीमारी की पहचान **डॉ. कासग्राव्ह ने 1962 में**, मोहन्ती ने 1971 में और डॉ. वालसाला ने 1989 में केरला में की, उसमें एकाएक मरने का प्रमाण 15% से 75% तक मिला और इस बीमारी फैलाने का प्रमाण 100% मिला और यह बीमारी होने पर 5 से 7 दिन के अंदर प्राप्त हुआ, इसमें ज्यादाकर **लिम्फाईड टिश्यु बरसा ऑफ फायब्रीक्स और स्प्लीन**, **थायमस** और **सिकल टॉन्सील** पर इसका प्रभाव नजर आया इस बीमारी होने हेतु विषाणू का नाम **बिरणा व्हीसीडी** (ब्राऊन 1989) होकर उसके 2 सिरो टाइप होते है। सिरोटाईप 1 का भारी असर होता है। और वह ज्यादातर चुजौ पर नजर आया और सिरोटाईप–2 इस विषाणु को टर्की पक्षियों से ढुंड़ा गया।

बीमारी का फैलाव

इस बीमारी में विषाणु का फैलाव खाना तथा पानी द्वारा होने का डॉ. बेनटन (1967) में सिद्ध किया, वैसे ही जीस घर से बीमार पंक्षी निकाले गये उस घर में 122 दिन तक इस बीमारी के विषाणु जिंदा नजर आये, इस विषाणु का फैलाव करने को मिलवर्म (Amphitobious Diapeninus) जिम्मेदार होने का अनुमान किया है।

बीमारी के लक्षण

इसमें **व्हेण्टको** (पैखाने की जगह) इसकी पंक्षी अपनी चोंच से टोचे मारता है। वैसे ही यह जगह पैखाना भरी, दाहजन्य लाल दिखती है। पैखाना काला, भुरा या सफेद होता है। पंख अस्वस्थ दिखते है। कंप या थर्राना, खिन्न अवस्था खाना नहीं खाना, बेडौल चलन, गिरजाना और मर जान तीन हफ़्तों के निचले पक्षीयों को लागण होने पर भी लक्षण नजर नहीं आते, लेकिन प्रतिकार शक्ति कम होकर उन्हें क्रॉ. निक **रेस्पायरेटरी बीमारी**, **राखीखेत** तथा **कोरायझा** होता है। और लसीकरण का कोई असर नहीं मिल पाता, अंदरुनी अंगों में बरसा बड़ा होता है और बादमें कम होकर अदरुनी हिस्सा कठिन होता है। इस वजह पंक्षी क्षीण, कमजोर, पानी का प्रमाण कम होता है। **ग्राउट नेफ्रायटीस** (मूत्रापिंड का दाह) नेफ्रोटीक (सडा हुआ) हिस्सा निंक में दिखता है।

मांसल पंक्षी रहने वाले फार्म में यह ज्यादा से ज्यादा बीमारी वाले पंक्षी बताये गये, उसमें व्हेंट विष्टासे भरी, सफेद, भुरे रंगोकी, झटके आना, बेडौल चलन और व्हॅटपिकींग एक ही मांसल में मरे पंक्षी बताये गये, मरे हुये पक्षीयों का शव विच्छिेदन करने पर उसमें बरसा बड़ा होकर और उसका अंदरुनी हिस्सा सख्त होता है, सीना और पैरो की हड्डी पर खून दिखाई पड़ा।

होम्योपैथिक औषधोपचार

1.	अर्सेनिम अलबम–30	5 मि.ली.	सभी मिलाकर 100 पंछियों के लिए उनके पीने के पानी में दिया गया, सभी पंक्षी दुरुस्त हो गये और उनका वजन सर्वसाधारण मिला (दिखा)
2.	कार्ब्रोव्हेज–30	5 मि.ली.	
3.	जेलसेमियम–30	5 मि.ली.	
4.	लैकेसिस–30	5 मि.ली.,	
5.	इपिकाकुआना–30	5 मि.ली.	

इस बीमारी को काबू में लाने के लिये दूसरे बेंच में लसीकरण करने को कहा गया। एक दिन के बच्चों कों लसीकरण नहीं किया जाता, इसलिए उन्हें ऊपरी दी हुई होम्योपैथिक दवाई दी गई, लसीकरण करन के बावजूद संसर्गजन्य बीमारी बरसल पाई गई इसलिए उन्हें होम्योपैथिक दवा दी गई लसीकरणयुक्त और बगैर लसीकरण वाले पंक्षी अलग करके 2 बैंच किये गये और लसीकरण न किये गये पक्षीयों को होम्योपैथिक दवा दी गई, बाद में यह ध्यान में आया की, लसीकरण करें पक्षीयों को यह बीमारी पाई गई लेकिन बिना लसीकरण करें पक्षीयों को होम्योपैथिक दवा दिये पक्षीयों में यह बीमारी नहीं पाई, बाद में के सभी बेंचेस को होम्योपैथिक दवा दी गई और इस बीमारी का प्रार्दुभाव उनमें नजर नहीं आया इसलिए ऊपरी दवा का इस्तेमाल औषधोपचार और प्रतिबंधात्मक रूप से देने की सलाह दी गई।

संदर्भ

1. हारण डॉल, जे. एस. 1929 होम्योपैथी इन व्हेटरनरी प्रैक्टीस, बी. जैन. पब्लिशर्स, नई दिल्ली – 31.32।
2. डॉ. मद्रेवार बी. पी. 1996 थेराप्युटीकस इन व्हेटरनरी होम्योपैथी बी. जैन. पब्लिशर्स, नई दिल्ली – 31.32।
3. मुजीब आथेर एम. ए. 1993 इन्फेक्शीयस बर्सल डिसीजेस इन चिकन, पोल्ट्री ॲडव्हायझर, बंगलोर।
4. सशीचन्द्रनाथ एम. आर. 2001 आय. बी. डी. डायग्नोसीस, ट्रिटमेंट ऐड कन्ट्रोल, जीवा–6; 46–47।
5. दि पोल्ट्री डाक्टर 1992 बी. जैन. पब्लिशर्स, नई दिल्ली – 37, 40।

अनुसंधान नं.–3
होम्योपैथिक दवा से अंडो के कवच की परत, अंडे पकाने में सुधराव, ब्रायलर ब्रिडर पक्षीयों के उत्पादन में बढ़ौती इस बारे में असनुसंधान

लेखक तथा संधानकर्ता : डॉ. एम. एम. चौधरी, केंद्रीय भारतीय पोल्ट्री बिल्डर्स (प्रा. लि.) औरंगाबाद – महाराष्ट्र (भारत)

अलग–अलग होम्योपैथिक सिद्धांत बनाकर उनका इस्तेमाल अंडो के कवच की परत सुधारने, ब्रायलर ब्रिडर पक्षीयों में उत्पादन की बढ़ौती करने हेतु संशोधन किया गया। जागरूक स्पर्धा में उत्पादन खर्चे कम करना बहुत जरुरी हो गया है। नियमित रूप से इस्तेमाल कि जानी वाली ऐलोपैथिक दवाईया जैसे – कैल्शियम जो नियमित रूप से दिया जाता है, उसकी कीमत भारी होती है। और उसके ज्यादा इस्तेमाल में बुरा असर होता है। बहुत समय पतली पैखाने, अंडों के कवच में भी फर्क नजर आया। वैसे ही मूत्रपिंड कि बीमारी, गाऊट का प्रार्दुभाव होता है। इसलिए होम्योपैथिक दवाईयाँ इस्तेमाल करने से अच्छे परिणाम मिले हैं। वैसे ही उसकी कीमते कम रहती है। इसलिए बहुत सारे सिद्धांत बनाकर इस्तेमाल में ला गए हैं।

अर्सनिकल अल्बम–200	100 मि.ली.	सभी मिलाकर 5000 पक्षीयों में मिलाकर दिया गया वैसे ही 2 हफ्तों बाद दिया गया।
कैल्केरिया कार्ब–1 एम	100 मि.ली.	
कैल्केरिया फॉस–200	100 मि.ली.	
लायकोपोडियम क्ललाव्हाटम–200	100 मि.ली.	
फेरम फॉस–200	100 मि.ली.	
आयोडम–30	100 मि.ली.	
सिम्फायटम ऑफिसीनॅलीस–200	100 मि.ली.	
कैल्सियम फ्लोरीकम–200	100 मि.ली.	

इससे अंडे जमा करते समय होने वाली तोड़–फोड़ अंडे उत्पादन और अंडे उबालने, इन पर होने वाले परिणामों का अभ्यास किया गया। उपरी सिद्धांत इस्तेमाल करने पर सभी में सुधार पाया गया, अंडे उत्पादन में सरीकापन, अंडे की कवच में सुधार, अंडे फुटने में घट, अंडे उबालने में 2 प्रतिशत सुधार पाया गया।

अनुसंधान नं.–4
होम्योपैथिक दवाईयों का ब्रायलर ब्रिडर में होने वाली टिक फिव्हर पर उपयोग

लेखक तथा संधानकर्ता : डॉ. एम. एम. चौधरी, केंद्रीय भारतीय पोल्ट्री बिल्डर्स (प्रा. लि.) औरंगाबाद – महाराष्ट्र (भारत)

गोचिड की वजह आने वाले बुखार को **टिक फिव्हर** कहते हैं। यह ज्यादातर उष्णकटीबंधीय प्रदेशों में जहाँ लकड़ी के घरो में जहाँ बारीक फटी होती है वहाँ पाया जाता है। क्योंकि ऐसी जगह गोचिड का प्रमाण ज्यादा होता है। यह गोचिड बहुत सारी बीमारी या फैलाने का काम करती है।

यह बीमारी पाये गये पक्षीयों में बहुत बुखार आता है। श्वविच्छेदन में स्प्लीन बड़ी पाई गई, सेप्टेसिमिया होता है। इसलिए अंडे बढ़ौती पर और उगवाने पर परिणाम पाया गया, इसमें प्रतिजैविक दी जाती है। लेकिन कुछ दिन बाद फिर से बुखार आता है।

होम्योपैथिक औषधोपचार

अर्सेनिक अल्बा–200 और नायट्रम मुर 200 हर येक 100 मिली 5000 पक्षीयों के लिये दिन में से एक वक्त ऐसा 2 से 3 दिन बाकी दवाईयों के साथ देने से बीमारी कम होती है। इस उपचार से बुखार 48 घंटों बाद कम होता है। और स्प्लीन का आकारमान भी कम पाया गया, मरने का प्रमाण कम होकर तबीयत में सुधार नजर आया है।

अनुसंधान नं.–5
मांसल पक्षीयों में होने वाले सिकल कॉक्सीडिओसीस के लिये होम्योपैथिक मर्क कार और ऐलोपैथी का ॲम्प्रोलिमय का इस्तेमाल करके बीमारी निवारण, वजन में बढ़ोती का अनुसंधान

लेखक तथा संधानकर्ता : डॉ. हिवरे सी. जे., डॉ. बाबासाहेब आंबेडकर मराठवाडा विद्यापिठ, औरंगाबाद – महाराष्ट्र (भारत)

इस अनुसंधान में मांसल पक्षियों के चुजों में प्रायोगिम तत्वों पर सिकल कॉक्सीडीओस बीमारी निर्माण करने वाले इ. टेन्नेलाके प्रोटोझुवाके 5000 स्पोरोलेट विशिष्ट पक्षीयों को देकर बीमारी पैदा करके उस पर होम्योपैथिक मरक्युरीयस कोरोझीव्हस–30, 200, 1 एम और 10 एम (10000) शक्तिका और आम्प्रोलियम देकर उपचार किया गया और पक्षीयों के रोग पर और वजन के प्रमाण पर परिणाम का अभ्यास किया गया और उसमें से ऐसा अनुमान मिला की कंट्रोल गट 'अ' निरोग गट जिसे औषधोपचार नहीं किया गया उनका वजन 1380.5 ग्राम पाया गया उसकी तुलना में अम्प्रोलीय दिये गट में सरासरी 1202 और मर्ककॉर–30, 200, 1 एम, 10 एम, 1157.5 ग्राम पया गया, यह सभी पंक्षी 6 हफ्तों उम्र के यानि इसके वजन 1267.5, 1251.33, 1169.19 रोगाणु छोड़े गई उम्र 3 हफ्ते थी इसलिए होम्योपैथिक दवाई मर्कक्युरीयस फोरोझीण्टस–30, 200 शक्तीका दिया गया गट के वजन का परिणाम बाकी औषधोपचार दिये गये गट से ज्यादा अच्छा पाया गया।

प्रस्तावना (Introduction)

पक्षियों के कॉक्सीडीओसीस प्रोटोझुवल यह बीमारी बहुत महत्व पूर्ण होने से उस पर दवाईयों का इस्तेमाल कर काबू में लाना और दी हुई दवाईयों का परिणाम कम नहीं होने देना देखना जरूरी है। बहुत समय दी गई दवाईयां फिर से देने पर काम नहीं करती ऐसे समय दूसरी दवाईयों का सहारा लेना पड़ता है। इनसे छुटकारा पाने के लिये होम्योपैथी का **मरक्युरीयस कोरोझीव्हस**, **सिकल कॉक्सीडोओसिस** बीमारी मांसल पक्षीयों के चुजों में कृत्रिम निर्माण कर उस पर उपचार करके काबू पाया जाता है क्या यह देखने के लिये इसका अनुसंधान किया गया।

प्रयोग के लिये लगने वाली सामग्री तथा कार्यद्धती (Material & Methods)

इस प्रयोग के लिये 2010 दो दिन के ब्रायलर पक्षियों के चुजे खरीद कर उनका सात हिस्सों में बटवारा किया गया। हर एक गट में 30 चुजे रखे गये गट क्र 'अ' कंट्रोल गट कहके रखा गया और गट 'ब' से जी जिनको इ. टेनेल्ला कॉक्सीडीओसीस स्पोरोलेटेड उसिस्ट 50000 प्रमाण में 23 दिन में चुजें को दिया गया व गट को **उसिस्ट** दिया, लेकिन उपचार नहीं किया गया गट सी को **पैरासाइट उसिस्ट** दिया गया और ऐलोपैथिका आमप्रोलीयम दवाई दी गई गट ड, इ, एक और जी को रोगाणु दिये और होम्योपैथिका **मरक्युरीयस कोरोझीव्हस–30**, 200, 1 एम (1000) 10 एम (10000) शक्ति की दवाईयाँ देकर उपचार किये गये और सभी का सरासरी वजन निकाला गया, प्रत्येक गट में कितना सरासरी वजन बढ़ा यह देखा गया, ऐसा हर हफ्तों बाद 6 हफ्ते देखा गया।

प्रयोग की परिणाम आणि चर्चा (Results & Discussions)

गट	सरासरी शरीराचे वजन ग्रामध्ये (प्रयोगाच्या कालात)					
	रोग निर्माण करण्याच्या आठवड्यात			रोग निर्माण केल्यान्तर आठवड्यात		
	1	2	3	4	5	6
अ एच सी बी	106.66	237.33	371.33	646.66	965.00	1380.5
ब–आय यु बी	102.00	232.53	377.33	525.25	752.83	989.16
क–आय अ पोस्ट बी	105.53	244.86	383.33	570.00	876.66	1202.5
ड–आय एम सी 200 पोस्ट बी	104.73	219.66	390.33	581.66	816.66	1267.5
इ–आय एम बी (1M) पोस्ट बी	106.33	233.16	392.33	586.66	816.66	1251.33
एफ–आय एम सी (1M) पोस्ट बी	101.46	. 229.66	364.66	565.00	868.33	1169.16
जी–आय एम सी (1M) पोस्ट बी	102.8	236.33	386.33	575.5	761.66	1157.5

प्रयोग पूर्व तीन हफ्ते पहले सब गटो की सरासरी ली गई उसमें से ऐसा अनुमान निकला की सभी गटो का पहले हफ्ते में सरासरी वजन 101.46 से 106.66 ग्राम मिला, दूसरे हफ्ते में 219.66 से 244.86 ग्राम और तिसरे हफ्तों में 364.66 से 392.33 ग्राम मिला, बीमारी शुरु होने के तीन हफ्तों पूर्व सभी गटो के पक्षियों का सरासरी वजन में कोई फर्क महसूस नहीं हुआ।

कॉक्सीडिओसीस बीमारी के स्पोअर्स देने के बाद पहला हफ्ताः (पक्षियों का चौथा हफ्ता)

बीमारी के प्रोटोझुअल स्पोअर्स दिये गये लेकिन दवाई न दिये गये गट के (ब) वजन में ज्यादातर फर्क नजर नहीं आया (525.00 से 646.66 ग्राम) लेकिन बीमारी के प्रोटोझुवा देकर औषधोपचार किये गये पक्षियों की गट क्र (सी) इसके वजन में बढ़ौती पाई गई (816.66 से 885.00 ग्राम) वह रोगाणु देकर औषधोपचार न किये गये नट क्र (ब) 752.83 ग्राम के दूसरे रोगाणु दिये हफ्ते में (5 वां हफ्ता) मिली, गट क्र सी ते जी गट में रोगाणु देकर उपचार किया, गया उसमें 5 वां हफ्ता खत्म होते समय (816.66 से 885.00 ग्राम) मिला।

कॉक्सीडिओसीस रोगाणु दिये गये तीसरे हफ्ते में यानि पक्षीयों का 6 वां हफ्ता

रोगाणु दिये गये औषधोपचार किये गये गट क्र. सी से जी इनमें वजन में बढ़ौती नजर आई (1175.5 से 1267.5 ग्राम) वो रोगाणु देकर बिना उपचार किये गये गट क, ब, (1989.16 ग्राम) से ज्यादा था वैसे ही निरोग कंट्रोल गट 'अ' में (1380.5 ग्राम) अच्छा वजन बढ़ा दिखाई गया, जो रोगाणु देकर उपचार किये गये गट क्र सी से जी (1158.5 से 1267.5 ग्राम) से ज्यादा था वह छठवे हफ्ते के आखरी दिन का अनुमान है।

पक्षीयों के अलग अलग गटो कि वजन के तालिकानुसार

ऐसा महसूस हुआ कि निरोगी कंट्रोल गट का वजन ज्यादा था (1273. 84 ग्राम) यह वजन अलग–अलग शक्ति प्रधान दवाईयां **मरक्युरीअस कोरोझीव्हस** और **अम्प्रोलियम** दवा दिये गट के तुलना में ज्यादा थी।

रोगी गट के तालीकानुसार ऐसा स्पष्ट होता है कि जिस बीमारी युक्त गट को **मर्ककोरीझीवस 30, 200** शक्ति का देकर औषधोपचार किया वह (गट डी, ई और ई) इसमें वजन की बढ़ौती (1162.77 और 1145.00 ग्राम) पाई गई। जो **आम्प्रोलीयम** दिया गट सी (1096.96 ग्राम) ओर मर्क कॉर–1 एम, 10 एम. का गट एफ और जी (1067.7 और 1054. 7 ग्राम) के तुलना में 887.16 बिना औषधोपचार किये गये लेकिन रोगाणु दिये गये गट व में पाई गई।

ऊपरी सभी निष्कर्ष से ऐसा अनुमान निकलता की रोगाणु देकर औषधोपचार किये गये सभी गट का वजन बढ़ौती के प्रमाण में लाभ दिखा, लेकिन मर्क कॉर–30 और 200 शक्ति के दिये गट में बाकी औषधोपचार दिये गये गट से ज्यादा लाभ दिखाई पड़ा।

6 वे सप्ताह के आखरी याने की रोगाणु दिये गये तीसरे हफ्ते के आखिरी वजन बढ़ाने की तुलना

छटवें सप्ताह आखरी यानि तीसरा रोगाणु इसमें ऐसा महसूस हुआ कि मर्क कॉर–30 और 200 दिये पक्षीयों में वजन बढ़ने का अच्छा परिणाम दिखा पड़ा, जो 382.5 से 434.67 ग्राम था, तुलनात्मकानुसार अम्प्रोलियम दिया गट (325.54 ग्राम) और मर्क कॉर–1 एम और 10 एम दिये गट में 285.84 से 300.83 ग्राम था। इसी दौरान बिना रोगाणु दिये कंट्रोल गट अ में वजन 415.5 ग्राम था जो तुलनात्मक 236.33 ग्राम वजन रोगाणु देकर उपचार न किये गये गट व और 295.84 से 434.67 ग्राम जो रोगाणु देकर औषधोपचार किये गये (सी से जी) गट के तुलना में मिला।

उपरी सभी तालीका से ऐसा अनुमान मिला की होम्योपैथी के मर्क कॉर–30 और 200 शक्ति के दवाईयों से बदन में से पानी जाने का प्रमाण कम था, इसलिए बदन में पानी लेने का प्रमाण बढ़ गया, जिस वजह पक्षियों का वजन बढ़ा।

संदर्भ

1. कोलस जी. सी. बाऊर, सी. बोरगस्टीडे, एफ.एच.एम. ग्रिटस, एस.क्लि.टी.आर. टेलर, एम.ए. ॲन्ड वालर, जी. जे. 1992 व्हेटरनरी पैरासायटालॉजी।
2. मद्रेवार बी.पी. (1996) थेराप्युटीक्स ऑफ व्हेटरनरी होम्योपैथी, बी. जैन पब्लिशर्स प्रा. लि. नई दिल्ली।
3. पेलरडी एल.पी. (1974) कॉक्सीडीया ॲन्ड कॉकसीडीओसीस, व्हरलेंग पॉल पैरी, बरलीन ॲन्ड हामबुर्ग।
4. सॉलसबी ई.जे.एल. (1982) हेलमिन्थड, आरर्थोपॉडस ॲण्ड प्रोटोझुवा ऑफ डोमेंस्टीकेटेड ॲनिमलस, 4 था इंडीसन, बिलीयारे टिन डॉल, लंडन।

ब्रायलर पक्षियोंके चुजे के अलग-अलग गट के वजन

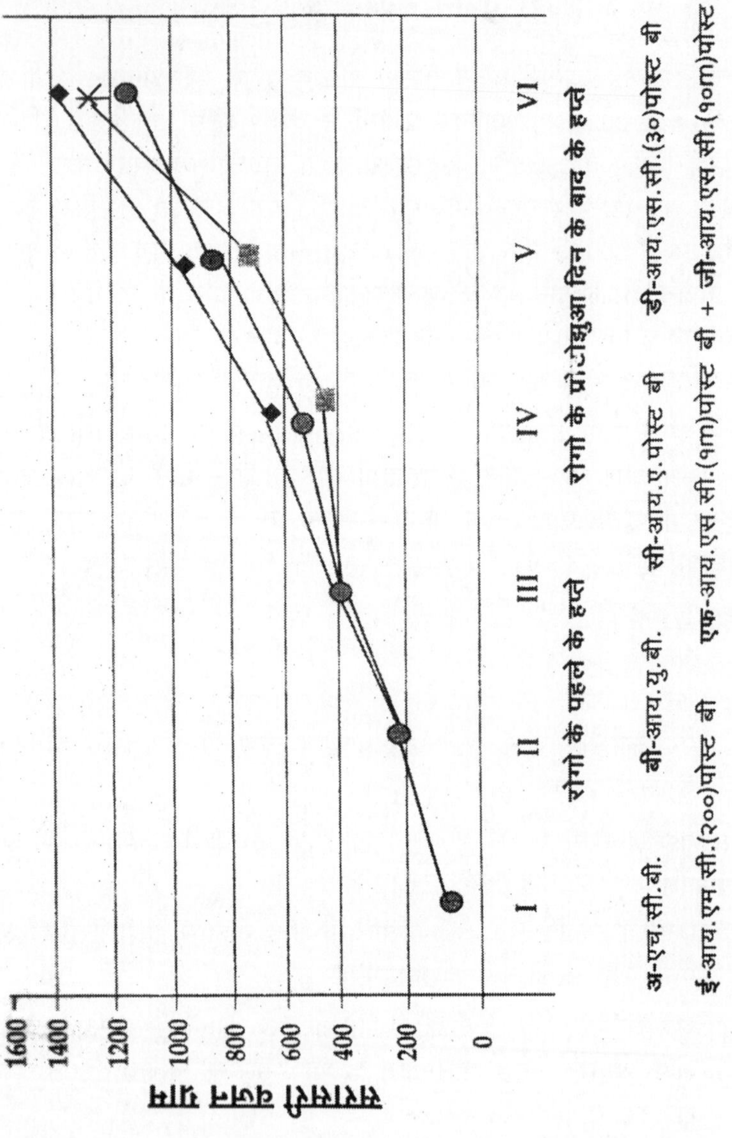

अनुसंधान नं.–6
मुर्गियों को होने वाला बर्ड फ्लू (इन्फल्युएन्झा) बीमारी पर उपचार और प्रतिबंध

लेखक तथा संधानकर्ता : डॉ. बी. पी. मद्रेवार (से.नि.) सहायक संचालक पशुसंवर्धन 'लक्ष्मीकांत' 89 माणिकनगर तरोडा (बु) ता. जि. नांदेड–05, महाराष्ट्र (भारत)

बीते कही सालों से सुनने और गये कुछ दिनों में अपने दरवाजे पे खड़े **'बर्ड फ्लू' 'हाँगकाँग फ्लू' एन्फ्युएन्झा** नाम का खतरा कुकुट पालन व्यवसाय में बना हुआ है। एड्स, प्लेग, ॲन्थॉक्स, सार्स इन नामों के साथ फ्लू का समावेश हुआ है।

भारत जैसे भारी जनसमुदाय हुए देश में अज्ञान प्रारुप दिखाया हे, कुकुटपालन तथा मांस भक्षकों में घबराहट–सी पैदा हुई है। यह बीमारी संसर्गजन्य होने से पक्षियों के साथ उसका मांस खाने वाले उसके नजदीकी रहने वाले लोगों को इसका खतरा होता है, पक्षियों के सांस मे से बाहर आने वाले विषाणु से यह बीमारी हो रही है, भारत में इस बीमारी का प्रार्दुभाव बहुत सारे राज्यों में दिख जाता है। जैसे – महाराष्ट्र, नवापूर, बंगाल ई.।

इस रोग को **'बर्ड फ्लू' इव्हीएन इन्फ्युएंजा, फॉऊल प्लेग** इस नाम से पहचाना जाता है। इस बीमारी के विषाणु **आर्थोमिक्झो व्हायरस** इस परिवार के सदस्य है और अ, ब, क यह उसकी उपजातियां है। इस उपजातियों के विषाणु से होने वाली बीमारी फ्लू समान होती है। उसका उतना महत्व नहीं है।

यह बीमारी पंक्षीवर्ग, मनुष्य, जानवर तथा संस्थान के जानवरों में होता है। ज्यादातर यह बीमारी जंगली पंक्षी, पान मुर्गी, बंदर, तितर में मिलती है।

इन्फ्लूएन्झा, बर्ड फ्लु, एव्हियन इन्फ्लुएन्झा इस बीमारी का पूर्व इतिहास

मानव में होने वाले **इन्फ्लुएन्झा** यह पहले भी था, आज भी है। आज कम मात्रा में हुआ फ्लू यानि सर्दी, जुकाम, बदन दर्द और सरदर्द 2 से 4 दिन आराम करने पर ठीक होता है। उपचार करें ना करे उतना ही वक्त लेने वाला सर्दी, जुकाम खत्म होने पर 8 से 15 दिन तक खाँसी रहती है।

यह बीमारी 100 साल पूर्व एक महा भयंकर बीमारी थी, यह कह के भी यकीन नहीं आता इ.स. 1818 से 19 सदी तक स्पैनिश फ्लू इस साथ ने अमेरिका खंड में 2 करोड तो दुनिया में 5 करोड़ मानव मृत्यु की वजह रही उस जमाने में मानवों में फ्लू होकर 4 से 5 दिन में उसकी मौत होती थी, फरवरी 1975 में चिन में **एन्फ्युएन्जा** (एसीयन फ्लू) का दूसरा बड़ा हमला मानव जाति पर हुआ यह बीमारी अमेरीका तक फैल गयी उस समय अमेरीका में करीबन 70,000 लोग मारे गये, उसके 10 साल बाद 1968–69 साल में हाँग–काँग फ्लू इस नाम से अमेरीका में 34,000 मानवों की मौत हो गयी।

मुर्गियों में **एव्हीएन फ्लू** की साथ शुरुआत में इटली देश में 1878 साल में पहचानी गई। उस समय इस बीमारी से मुर्गियाँ शीघ्र मर जाती थी इसलिए बहुत साल इस बीमारी को मुर्गियों का प्लेग (Fowl Plague) ऐसा कहते थे। सन 1901 में यह बीमारी विषाणुजन्य होने की मालुमात हुई।

लेकिन पक्षीयों का इन्फ्लूएन्जा इन दोनों के विषाणु एक दूसरे के संबंधी है वह पहचानने में 1955 साल आया बीसवीं सदी के उत्तरार्ध में विषाणु दुनियाभर फैले, लेकिन बीमारी की तीव्रता कम कम होते गई, मानवी एन्फ्लूएंजा मानव नहीं मारती यह अनुभव फ्यू को डराव भगाते काम आया।

हाँगकाँग ब्रिटिशों के जकड से मुक्त होकर चीन को हस्तांतरण किया गया और 1997 में इन्फ्लुएंजा की शुरुआत दिख पड़ी, मुर्गियाँ मरने शुरु हुई, लेकिन आधुनिक वैद्यक शास्त्र से सभी निश्चित थे, लेकिन उसी समय मुर्गियों के संपर्क में आये मानवों में इन्फ्लूएंजा का संसर्ग पाया गया और बहुत सारे मारे गये। जाँच करने के बाद ऐसा समझ में आया की मुर्गियों के विषाणु मानव में बीमारी निर्माण कर रही है। पशु से मानव को संसर्ग होना आरोग्य शास्त्र को बड़ा धक्का झटका बैठा हाँगकाँग में 18 मानवों को हुई लागण निश्चित रूप से मुर्गियों से हुई थी और उसमें से 6 की मौत हो गई, हर बीमार युक्त मानव से निरोगी मानव तक इसका प्रसार नहीं होता यह स्पष्ट हुआ हाँगकाँग का प्रशासन इस घटना से इतना घबरा गया कि पूरे हाँगकाँग में की 15 लाख मुर्गियाँ मारी गई।

इसके बाद 2003 तक बहुत सारी जगह जैसे – हॉलंड, चीन, हाँग–काँग यहां पर मुर्गियों के फ्लू का मानवों को संसर्ग होने का अनुभव मिला, इसमें से हॉलंड में एक पशुवैद्यक को फ्लू युक्त फॉर्म को विजीट दरम्यान मौत हो गयी, लेकिन बाकी सारे लोगों को लागण के बाद मानव के बचने का प्रमाण ज्यादा देखा गया।

अभी 11 देशों में इस रोग का प्रार्दुभाव दिखता है। दिंसबर 2003 से आज तक पक्षीयों के इन्फ्लुएन्जा के रोगी बंगाल देश, कंबोडीया, चीन, इन्डोनेशिया, जापान, दक्षिण कोरिया, पाकिस्तान, लाओपीडीआर, थायलैंड, व्हीएतनाम अभी अमेरिका का नाम इसमें जुड़ा गया। भारत में बाहरी देशों से पंक्षी तथा अंडों की आयात पर पाबंदी है, यह बीमारी पक्षियों से मानवो से प्रसारित होने से, मानव से मानव में प्रसार की संभावना कम होने के घबराहट की जरूरी नहीं, धुप काल में तापमान 35° से ऊपर जाने से वह विषाणु यह तापमान में जिंदा न रहने से इस बीमारी का प्रार्दुभाव या प्रसार नहीं होता।

बीमारी का प्रसार

1. यह धोकादाय बीमारी, बीमारी हुई मुर्गियों के सानिध्य में रहने वाले, मुर्गियों का मांस बेचने वाले दुकान के पड़ौसी, मुर्गियाँ पालने वाले, मुर्गियों का फॉर्म, चिकन मार्केट को भेट देने वाले व्यक्तियों को यह बीमारी होती है। यही यह बीमारी मानवो से प्रसारित नहीं होती तो भी भविष्य में विषाणु में (म्युटेशन) संक्रमण होकर मानव से मानव को होने की संभावना है।
2. इस बीमारी में प्रसार मरीज पक्षियों के संसर्ग से होती है क्योंकि इस बीमारी के विषाणु बंधे हुये (बीमारी युक्त) पक्षियों के नाक में से स्राव और विष्टा द्वारा बाहर आने वाले विषाणु के संपर्क द्वारा होता है। इस बीमारी के विषाणु पक्षियों से बाहर निकलने पर हवा में से थोड़ी दूर तक जाते हैं। इन्हीं पश्चात् इनके संपर्क में आने वाले मानव, जैसे – मुर्गियाँ पालने वाले, पशु वैद्य को इस रोग का संसर्ग होता है।
3. फार्म मे से हवा द्वारा इस विषाणु का प्रसार होता है।
4. दुषित खाद्य, पानी, हवा, वाहन, मानव द्वारा इस बीमारी का प्रसार होता है।
5. जंगली पंक्षी, जैसे – बंदर, पान बदर, राजहंस, बंगुला, पानी के नजदीकी या पानी में रहने वाले स्थलांतरित पक्षियों से इस बीमारी का प्रसार होता है। बहुत सारे पंक्षी मौसम अनुसार स्थलांतर करते हैं। जैसे – ठंडकाल में गर्म प्रदेश की और तो गर्मी में ठंड प्रदेश की और, ऐसे मुक्त पंक्षी बहुत सारे देश घुमते हैं। यदि इन पक्षियों में विषाणु पाये तो यह बीमारी का प्रसार करने की संभावना होती है। इस आशंका का कारण यह है कि जिस देश में इस बीमारी का प्रार्दुभाव हुआ उनमें एक समान सूत्र है। यह सारे देश पक्षियों के भ्रमण मार्ग पर पाये गये, पूर्व एशिया भ्रमण मार्ग (East Asia Fly Way) लेकिन निसर्ग प्रेमीयों को इस बारे में दूसरा डर है, वो कहते है एक बार ऐसा भूमिका मान्य करने पर सभी पक्षियों को उनके मुक्त भ्रमण पर पाबंदी आयेगी और उन्हे मारा जायेगा।

6. इस बीमारी में पंक्षी बीमार होने का प्रमाण 100 प्रतिशत होता है और मौत का प्रमाण कुछ सेकड़ में 100 प्रतिशत पाया जाता है।

रोग के लक्षण

इस बीमारी के लक्षण मानव और पक्षियों में अलग–अलग पाई गई है।

पक्षियों लक्षण

1. पक्षियों को इस बीमारी की लागण होने पर श्वसन संस्था, पूर्ण उत्पादन संस्था इन पर परिणाम पाता है।
2. मुँह और आँखों में पानी युक्त सुजन, आँखों के आजू–बाजू का हिस्सा नीले रंगो का पाया जाता है।
3. पंक्षी नर्म पडकर अशक्त होते है, तुर्रे भाग काला या जामुनी रंगों का हो जाता है।
4. सांस की तकलीफ, खाँसी, छींक, सांस लेते समय घरघर आवाज आना, नाक में से चिंपचिपा वैसे ही खुन मिश्रित स्राव बहता है। मुँह में भी खून मिश्रित स्राव दिखता है, ऐसी अवस्था में पंक्षी कुछ ही घंटों में मर जाते हैं।
5. कुछ पक्षियों में चक्कर आना, अंधापन, लुलापन, अंडे उत्पादन में घटना, पैखाने लगना ऐसे लक्षण पाने वाले पंक्षी 2 दिन में मर जाते हैं।

मानव में इस रोग के लक्षण

1. मानव में यह बीमारी होने पर बुखार आना, गला दर्द देना, सर्दी, खाँसी, बदन दर्द, सांस की तकलीफ होती है। और रोगी मरने की 100 प्रतिशत संभावना होती है।
2. इस बीमारी के विषाणु मुर्गियों के शरीर में वैसे ही कच्चे माँस में ठंड हवायें (4 अंश से) में बहुत दिन तक जिंदा रहते हैं। वैसे ही 600

सें.ग्रे. तापमान में 5 मिनिटों में या फार्मालिन के संपर्क में विषाणु मर जाते हैं।

रोग का निदान

1. प्रयोगशाला में इस बीमारी के विषाणु पहचानकर इस रोग का कारण निश्चित करना आवश्यक है। इसके लिये एच.ए., एच. आय., ए.जी.पी.टी. ऐसी प्रयोगशाला की परीक्षा करें।

बीमारी पर औषधोपचार

यह विषाणुजन्य बीमारी होने से ऐलोपैथी का इस पर कोई इलाज नहीं, लेकिन रोग प्रतिकार शक्ति बढ़ाने हेतू दवाईयों का इस्तेमाल करें।

बीमारी का नियंत्रण

1. अभी इस वक्त मानव या मुर्गियों के लिए इस बीमारी के खिलाफ कोई लस उपलब्ध नहीं है। इसलिए बीमारी का प्रसार रोक कर उस पर काबू पाना मुमकीन है। ज्यादाकर विषाणुजन्य बीमारी पर लसीकरण यही सही उपाय है। लस देने पर उसके बदलाव में शक्ति निर्माण होती है। याने की विषाणु के पृष्ठ भागों पर होने वाले अलग–अलग प्रथिनो के विरुद्ध प्रतिद्रव्य **(अन्टीबाडीज)** तैयार होते हैं। यह विषाणुजन्य प्रथिने हर वक्त विषाणु के दूसरी पीढ़ी में बदलते नजर आये, तो शुरु में तैयार हुई प्रतिकार शक्ति उपयोग में नहीं आती ऐसे विषाणुजन्य प्रथिने इटसे और हर वक्त बदलाव लाने वाले विषाणु कह के इन्फ्लुएंजा विषाणु महशूर है। ऐसे जनुकीय अस्थिरतासे (Mutogenic) लसीकरण खत्रे लायक होगा ऐसा कह नहीं सख्ते। इन्फ्लूएंजा विषाणु के पृष्ठभागो पर हिमग्लुटिनीक (एच) और न्युरामिनीडेन (एन) ऐसे दो प्रथिने होते हैं। एच. प्रथिनों का 15 तर एन. प्रथिनों के 9 प्रकार इन्फ्लूएंजा विषाणु में पाये जाते हैं। उसे 1 से 15 (एच) और 1 से 9 (एन) ऐसे क्रमांक दिये गये हैं। हर एक विषाणु में एच. एक

और एन. एक $H_1, N_1, H_5, N_1, H_7, N_7$ इत्यादि प्रथिने रहीत है और उससे हर एक प्रकार का विषाणु एक–दूसरे से भिन्न होता है। जैसे– **इन्फ्लूएंजा** अ एच1, एन2 इन विषाणु विरुद्ध तैयार हुई शक्ति इन्फ्लूएंजा अ एन7, एन7 इन विषाणु विरुद्ध पुरा बचाव कार्य नहीं कर सख्ती।

इस विषाणु की जनुकीय मालुमात **रेबोन्यूक्लीक आम्लमें** (आर. एन.ए.) में होती है। ज्यादाकर आर एन ए अखंउ होती है। लेकिन इन्फ्लूएंजा विषाणु में यह आर.एन.एन.ए. जिनोम 7 और 8 टुकडो में होते हैं। हर एक विषाणु पेशी में पुर्नउत्पादन करते समय उसके हर एक जिनोमका टुकड़ा अंतर्भुत होना पड़ता है। एक ही समय दो अलग–अलग इन्फ्लूएंजा विषाणु पेशी में हो तो उसका जिनोम के एखादे हिस्सो में बदलाव होने से $H_1, N_1 + H_5, N_7 = H_5, N_1$ सरिका नया विषाणु तैयार हो सख्ता है या उसके कुछ गुण धर्म बदलाव आता है (Genetic Peassortment) कहके खात्रीयुक्त लस तैयार हो नहीं सख्ती इस वजह लसीकरण मुमकीन न होने के कारण बीमारी का प्रसार टालकर उस पर काबू रखना सही होगा।

अभी तक अ एच5 एन1 यह विषाणु बड़े पैमाने पर मिला है। जो मुर्गियों में गंभीर बीमारी पैदा करता है। (Highly Pathogenic Avion Influenza) जागतीक आरोग्य संघटना के सूचना अनुसार यदि यह विषाणु मुर्गियों में पाया गया तो सभी सुरक्षा के खातीर सभी मुर्गियों को मार देना चाहिये, क्यों की इस बीमारी के विषाणु हवा में ज्यादा नहीं रह सख्ते। मानव से मानव यह प्रसारित नहीं होता, वैसे ही माध्यम बिना ज्यादा दूरी तक नहीं जा पाते, उसका घर यानि मुर्गी तो उसे खत्म करने से विषाणु भी नष्ट हो जायेंगें।

2. मुर्गियों का मांस, अंडे अच्छी तरह पकाकर खायें अधुरा उबला हुआ मांस भक्ष न करें, क्योंकि अच्छे पकाये गये मांस में विषाणु जिंदा नहीं रहते, भारत में कोई भी मांस पकाये बिना नहीं खाते। इसलिए इस रोग के संसर्ग की कोई आपत्ति नहीं, मुर्गियों के प्रक्रिया किये गये खाद्य सामग्री पर पूरी तरह से पाबंदी लगानी होगी। मानव में इस

बीमारी के लक्षण दिखने पर तुरन्त उपचार करना चाहिये। वैसे ही बीमारी किस देश में है इसकी जानकारी लोगों को दें।

3. विषाणु नष्ट या निष्क्रिय करने हेतू पक्षियों के घर में की निष्ठा, मरे हुए पंक्षी, सडी हुई अंडे और बेकार चीजें, इस बीमारी से शिकार हुये पंक्षी, पंक्षी घर से दूर ले जाकर जलाकर नष्ट करे या निर्जतुकीकरण करके गहरा गड्डा बनाकर गाड दें।

4. इस बीमारी का प्रसार ज्यादाकर पानी से होता है। इसलिए पानी का क्लोरीनेशन करें, उसकी ऊचाई 1, 2 पी.पी.एम. (पार्ट पर मिलीयम) पक्षियों को पानी देने से 2 घंटे पूर्व करें और यही बोअर के पानी के लिये करें।

5. प्रक्षेपर प्रभाव न होने देने के लिये होशियार रहना चाहिये उसके लिये जैव सुरक्षा उपायों की खबरदारी लेना आवश्यक होता है। इसके लिये मुर्गियों के शेड की साफ सफाई रखें और फार्मालीन से नियमित रुप से निर्जतुकीकरण करें।

6. पक्षीयों के प्रेक्षेत्र पर, मानव समान आदान–प्रदान, उसके साथ आने वाला खाद्य पदार्थ व बाकी चीजें वैसे ही पक्षियों की वाहतुक ना करें, खुले रास्ते पर साइकिल को टांगकर वैसे ही खुले ट्रक, टेम्पो में से मुर्गियों को ना ले जायें, इससे मानव और मुर्गियों को संसर्ग होने की संभावना होती है। यदि ट्रक में से ले जाना जरुरी हो तो ट्रक अच्छा ढांककर ले जायें, मुर्गियों पुरी तरह तंदुरुस्त है इसकी बार–बार जाँच कर लें, ज्यादा दुर की यात्रा न करें, नये पिल्ले (चुजे) लाते समय वह बर्ड फ्लू मुक्त हो इसकी ख्याल करें।

7. प्रक्षेत्र के प्रमुख द्वार पर क्लोरीनेटेउ पानी का फुटडिपस रखें खासकर प्रक्षेत्र में आने पर पाबंदी लगाये।

8. बीमारी का प्रार्दुभाव होने वाले देशो में पोल्ट्री फॉर्म तथा चिकन मार्केट में आना–जाना बंद कर दें।

9. प्रक्षेत्र के अड़ोस–पडोस के पेड़, पौधे साफ करें प्रक्षेत्र किटक और जंगली पक्षियों से सुरक्षित करें, पालतू जानवरों के पानी की जगह को संपर्क ना रखे।

10. बीमारी से बाधित पंछी के देश में से आने वाले यात्रियों को बीमारी नहीं है इसकी ख्याल कर लें, इसलिए परदेसी यात्रियों कि जाँच के लिये हवाई अड्डो, रेलवे स्टेशनों पर जाँच करें।
11. पालतु पक्षियों को जंगली पंक्षी तथा पान मुर्गियों से संपर्क ना जाने दे। एक ही जगह मुर्गियाँ और बाकी पंक्षी हो तो उन्हें अलग से रखे।
12. बेकार इन्सान, छोटे बच्चों को मुर्गियों के शेड में ना जाने दें, प्रेक्षक तथा नये लोगों की पाबंदी करें।
13. मुर्गियों के बीमारी की अशंका आने पर पशुवैद्य की सलाह लेकर मुर्गियों की जाँच करें तथा शासकीय यंत्रणा को संपर्क करें।
14. बीमार मुर्गियों की और जाते समय नाक, मुँह पर मास्क और आँखों पर गॉगल लगाये, बाहर से आने के बाद तुरन्त हाथ–पैर कपड़े बदल दें।
15. बाहर से नयी मुर्गियां खरीद कर अपने पुराने मुर्गियों में ना मिलायें।
16. अफवा को ना फैलायें, सही जानकारी हासिल करें।
17. मानवों में आहार, व्यायाम, सफाई यह अच्छे सेहत की गुरुकिल्ली है। इसलिए इनका ध्यान रखकर अपनी प्रतिकार शक्ति बढ़ाये इससे कोई भी बीमारी नहीं होगी।

औषधोपचार

यह विषाणुजन्य बीमारी होने से ऐलोपैथी में कोई उपचार नहीं है। लेकिन होम्योपैथी की दवाएं देकर यह पर्याय उपयुक्त है या नहीं इसकी जाँच करें, पशु चिकित्सा में सिन्टेक्स इंटरनेशनल लि. कलोल जि. गाँधीनगर – 382721 गुजरात, इन्होंने कुछ होम्योपैथिक दवाईयाँ बनवाकर बाजार में उपलब्ध की है। उनके होमिपैथिक तंज्ञ डॉ. शिवांग स्वामी नारायण इन्होंने लक्षण देखकर आगे दी गई दवाईयों का सुझाव दिया है।

1. **अर्सेनिकम आल्बम–200 (Arsenicum Alb):** और युपोटोरीयम परफोलीयट–200 (Eupotorium Perfoliatum) हर एक 10 मिली / 100 पंक्षी इस प्रमाण में पीने के पानी में मिलवाकर सुबह एक बार ऐसा

पाँच दिन तक दें।

बर्ड फ्लु बीमारी विषाणुजन्य होने से और ऊपरी दवा विषाणु के विरुद्ध काम करने वाली होने से इस्तेमाल करें।

2. बर्ड फ्लू में बीमार पक्षीयों से होम्योपैथिक तरीके से नोसोड बनवाकर बीमारी का प्रतिबंध होगा और उपचारात्मक कह के इस्तेमाल कर सख्ते हो और बीमारी पर काबू रखा जायेगा, ऐसा लेखक डॉ. मद्रेवार इनका कहना है।

अनुसंधान नं.–7

मुर्गियों के बीमारी पर वनस्पति और होम्योपैथी द्वारा घरेलू उपचार

मुर्गीपालन व्यवसाय जोड व्यवसाय यह गरीबों से लेकर बड़े लोगों तक किया जाता है। देहात में अल्प–भूधारक, खेत मजदूर बाकी कास्तकार यह मुर्गियों का व्यवसाय करते हैं। यह व्यवसाय फायदेमंद हो तो भी इसमें बीमारी से भारी नुकसान होता है। देहात में अज्ञान और लस मिलने में देरी के कारण बड़ा नुकसान होता है। बड़े पैमाने पर व्यावसायिकों को भी इसका खतरा होता है। विषाणुजन्य बीमारी होने से ऐलोपैथिक उपचार नहीं है। और जीवाणुजन्य बीमारियों पर प्रतिजैविक महंगी होने से उपचार नहीं मिल पाते, वैसे ही जीवाणु जन्य बीमारियाँ जैसे – **कोलाय, पुलोरम** डिजीज, सफेद पैखाने इसमें बहुत समय प्रतिजैविक उपयुक्त नहीं होते। महंगी दवाईयों, उसकी उपलब्धि, तंज्ञोकी कमी ऐसे अनेक कारण से मुर्गियों पर उपचार नहीं होते लेकिन वनस्पति व होम्योपैथिक दवाईयों से उपचार कराकर नुकसान टाल सख्ते है।

1. सांस मार्ग की बीमारियाँ, **कोरायझा, लॉरीनजायटीस, बॉन्फायटीस, निमोनिया:** इस बीमारी में मुर्गियों के नाक से स्राव बहता है, सांस लेने में तकलीफ होती है। गले में से घरघर आवाज आता है, इस पर नीचे दिया गया उपचार करें।

i. **काली निरगुडी:** जिसके पत्तीयों की धार आरी जैसी होती है। इसलिए उसे काली निरगुडी करते है (निगड/गडी निरगुडी) आमतौर पर यह सभी जगह मिलती है। वह पीसकर खिलाये या रस निकालकर पिलायें।

होम्योपैथिक उपचार:

आकोनाइट	– 200	10 बूंदे
ब्रायोनिया	– 200	10 बूंदे
अर्सेनिका अल्ब	– 200	10 बूंदे

शुरुआत में आकोनाईट–200 पानी में से 10 बूंदे मिलाकर उसके तीन हिस्से करें और दिन में 2 से 3 वक्त दें, यह देने के आधे घंटे बाद ब्रायोनिया–200 के 10 बूंदे पानी में मिलाकर उसके चार हिस्से करें, वह दिन में से 4 वक्त देना, वैसे ही रात के समय **अर्सेनिका आल्बा** के 5 बूंदे पानी में से एक ही बार दें। यदि दो दिन में राहत नहीं मिली तो **आकोनाईट** एक ही बार दें। यदि दो दिन में राहत नहीं मिली तो आकोनाईट–200 के पश्चात अर्सेनिका आल्बम–200 दें। ऐसा 3 वक्त करें।

2. **रानीखेत/मान मोडी (न्यु कॅसल डिसीज):** मुर्गियों में यह बीमारी बड़ी गंभीर होती है। यह विषाणुजन्य बीमारी है, इसमें मरने का प्रमाण बहुत बड़ा होता है। यह बीमारी कौन–सी भी ऋतु में होती है। बारिश और धुपकाले में यह ज्यादा होती है, इसका फैलाव दुषित पानी और खाने में से होता है।

लक्षण: इस बीमारी में हरे रंगो की दुर्गंधीयुक्त पैखाने होते है, नाक में से पानी बहता है, खाँसी और जुकाम होता है, सर में सुजन और गर्दन एक तरफ मुंडी, पंख नीचे गिरे, पंक्षी सोये जैसे शिथिल हो जाते हैं। तुरा फुलेवाला, खिचेवाला पुरे शरीर को लकवा होकर पंक्षी मर जाता है।

अभी प्रचलित ऐलोपैथी उपचार पद्धति में इस बीमारी पर कोई इलाज नहीं, प्रतिबंधात्मक कहके लसीकरण करके बीमारी टाली जाती है। लासोटा लस छोटी उमर में देते है, 5 वे दिन लस की 1 बूंद नाक

या आँख में, मुंह में देते हैं, बाद में बुस्टर मात्रा 25वें दिन पानी में से देते हैं, बाद में 8 हफ़्तो बाद आर टू बी लस देते हैं, 4 महीनों के अंतर से यही लस सभी मुर्गियों को देना।

घरेलू उपचारः नीचे दिये गये उपचारों से बीमारी ठीक होती है।

i. भ्रंगराज (माका) इसके पानी का रस पिलायें।

ii. लहसुन की दो पंकुडीया, काली मिरी–4, मोहरी–1 चम्मच, धनिया–2 चम्मच यह सभी गिलास भर पानी में मिलाकर वह पानी रोजाना 1 चम्मच पिलायें।

iii. अमरवेल (आधार वेल/सुनहरी वेल/यांची बेल/आकाश वेल) मुट्ठी भर लेकर उसके बारीक तुकडे करके मुर्गियों को खिलाएं यह प्रमाण 10 मुर्गियों के लिये हैं।

होम्योपैथिक उपचारः होम्योपैथिक दवा से यह बीमारी काबू में रखी जा सख्ती है। इसलिए नीचे दिये गये मिश्रणों का इस्तेमाल करें, बहुत समय लसीकरण करके भी इस बीमारी का प्रार्दुभाव पाया गया है। लेखक डॉ. मद्रेवार यह अर्धापूर यहाँ पर कुकुट प्रकल्प में कार्यरत समय में ऐसा हुआ लेकिन बिना हार माने होम्योपैथिक दवाईयों का सिद्धांत बनाकर उसके अच्छे परिणाम मिलें।

कार्बोव्हेज–30, 25 मिली + व्हेराट्रम अल्बम–30, 25 मिली + बेलाडोना–30, 25 मिली + काली फॉस–30, 25 मिली = ऐस कुल 100 मिली दवाई 80 लिटर ठंडे पानी में मिलाकर 400 पक्षीयों के लिये इस्तेमाल करें ऐसा एक दिन बाद बीमारी कम होने तक करें, बीमार पक्षीयों में ऊपरी दिया मिश्रण 2 मिली इंजेक्शन देने पर 2 से 4 घंटों में दुरुस्त पाई गई।

3. **सफेद जुलाब (व्हाईट डायरीया) पुलोरम डीसीज, कोलाय, सफेद शिटवाः** मुर्गियों को होने वाली यह बीमारी खतरनाक होकर चूजे तुरन्त मर जाते हैं। जवान पक्षियों में भी यह पाया जाता है। वह ओवरी में विराजमान होता है, उससे अंडे का प्रमाण कम हो जाता हैं, यह बीमारी बारिश के दिनों शुरुआत में होती है। इस बीमारी में

सफेद पैखाने होते हैं। 1 से 3 हफ्तों के चूजे ज्यादा मर जाते हैं। इसे **सालमोनेल्लेसीनस** कहते हैं। 3 से 10 हफ्तों के चूजो में ई. कोलाय नाम के जीवाणु से सफेद पैखाने होते है। दही जैसा दिखने वाला पैखाना ज्यादातर 12 से 18 हफ्तों के मुर्गियों में फाऊल कॉलरा बीमारी में होती है। इन सभी पर ऐलोपैथिक उपचार प्रतिजैविक देकर करते हैं। यह महंगी होती है होम्योपैथी द्वारा उपचार करने पर अच्छा परिणाम मिलता है।

वनस्पति द्वारा उपचार

i. तुलसी 5 ग्राम + लहुसन 5 ग्राम + माका 5 ग्राम यह सभी पीसकर दिन में से 1 बार 3 दिन खिलाऐं।

ii. बेहडे की खाल (भेला/येला/हेला) इसके खाल का रस निकालकर दिन में एक बार 3 दिन देना।

iii. लहसुन का एक गड्डा और प्याज का गड्डा पिसकर छान के देना, दिन में तीन वक्त तीन दिन तक करें।

iv. शेवगा की पत्तीयां पीसकर रस निकाले और मुर्गियों को 1 चम्मच पिलायें।

v.. लहसुन की पंखुडीयां खाने को दें।

vi.. अमरवेल/सोनेरी बेल/आधार बेल/आकाश वेल यह पिसकर रस निकालें 1 चम्मच मुर्गियों को पिलायें।

vii.. आधार बेल/अमरबेल/सोनेरी बेल एक मुट्ठीभर + लहसुन की पंखुडीयां हर एक मुर्गी को 2 पंखुडीयां दें, शुरु में आधार बेल के बारीक टुकडे करके खिलाऐं, लहसुन की दो पंखुडीयां खाये यह दिन में एक से दो बार करें।

viii.. बेहडे के खाल की पाऊडर (भेला/येला/हेला) 50 ग्राम लें 1 चम्मच पाऊडर 1 कप पानी में मिलाकर यह प्रमाण 20 मुर्गियों को काफी है। या 1 चम्मच पाउडर पकायें हुये वरई में मिलाकर मुर्गियों को दिन में से दो वक्त दो दिन तक दें।

प्रतिबंधक कहके जहाँ पर लसीकरण उपलब्ध नहीं है वहाँ पर नीचे दिये गये उपचार करें

i. काली निरगुडी की पत्तियो का रस पिलाने से मुर्गियाँ नहीं मरेंगी।

ii. जीवाणुजन्य बीमारी के लिये थोड़ा–सा **पोटेशियम परमैग्नेट** 1 गिलास पानी में घोलकर वह पानी पिलायें।

iii. मुर्गियों को नियमित रुप से जंत नाशक दवाईयाँ दें।

iv. भुईनींब (कडवी किरायत) का रस चावल में मिलकर खिलाऐ।

4. **खून के पैखाने; कॉकसीडिओसीसः** इस बीमारी पर **इंद्रजव + बेहडा** बारीक पिसकर उसका अर्क निकालकर पानी में से दें। यदि कॉक्सीडिओसिस बार–बार हो रहा हो तो **इंद्रजव + आम्प्रोलियम** देने से बीमारी खत्म हो जाती है।

5. **मुर्गियों का देवी रोग/फाऊल फॉक्सः** यह विषाणुजन्य बीमारी होकर संसर्ग जन्य होती है। यहाँ जहाँ पर पंख नहीं होते जैसे – चौच, मुंह, तुर्रा, आँखें इन पर गठीली चट्टे आते हैं। वैसे ही सांस और अन्न नलिका के अंदरुनी हिस्से पर आते हैं। इस वजह खाने और सांस लेने बड़ी तकलीफ होती है।

ऐलोपैथी में उपचार नहीं है। दुय्यम विषाणु का संसर्ग टालने हेतु प्रति जैविक का सहारा लिया जाता है

इसके लिये गुलबेल की कंदी पिसकर मुर्गियों को पिने के पानी में मिलाकर रखें, बीमारी शुरु होने से खत्म होने तक करें बीमारी दुरुस्त होती है। बाकी पक्षियों को बीमारी नहीं होती।

होम्योपैथी के व्हेरीओलीनम–30ः द्वारा बीमारी तुरन्त काबू में आ जाती है। उपचार के लिये **व्हेरिओलीनम–200** के 200 मिली दवा 80 लीटर पानी में मिलाकर 400 मुर्गियों के लिये इस्तेमाल करें, इस दवा का प्रतिबंध कहके भी इस्तेमाल किया जाता है। यदि इस बीमारी के दाग चमड़ी पर दिख रहे हो तो **थ्युजा–6 दवा** 80 लीटर पानी में मिलाकर 400 पक्षीयों के लिये इस्तेमाल करें।

अध्याय–14

कुत्तों की बीमारियों का होम्योपैथिक उपचार

होम्योपैथिक औषधियों का तत्त्व दूसरे पशुओं के समान कुत्तों की बीमारियों का इलाज करने के लिये उपयुक्त है। रोगी कुत्ते की ठीक तरह जाँच और रोग लक्षणों को ध्यानपूर्वक देखने से योग्य औषध योजना करना आसान होता है। डॉ. फ्रान्सिस हन्टर ने होम्योपैथिक तथा एलोपैथी एकत्रित रूप से यशस्वी रीती से अपनायी है। सशक्त द्राव में भिगाई गई गोलियां, पावडर, मूलद्रव्य आदि को पानी या खाद्य पत्र में मिलाकर अथवा प्रत्यक्ष मुँह में डालकर उसका उपयोग किया जा सख्ता है। कुत्ते की आयु आकारमान और बीमारी की तीव्रता पर औषधी की मात्रा निर्भर करती है। साधारणतः अनेक रोगों के लिये 1 से 4 गोलियां अथवा 1–4 बूंद **मदर टिंक्चर** दिया जाता है। चम्मच अथव किसी बोतल से दवा पिलायी जाती है। एक आदमी कुत्ते का जबड़ा ऊपर उठाकर मुँह खोले और दूसरा मुँह के भीतरी हिस्से में दवा डाले अथवा फनल द्वारा पिलाए। छोटे कुत्ते को दो घुटनों में जकड़ कर दवा पिलायी जाती है। **टिंक्चर पावडर** कंधे पर डालकर खाने को देना चाहिये। बाह्यांग पर दवा लगाने की पद्धति दूसरे पशुओं जैसी ही है।

बीमार कुत्ता गरम, स्वच्छ जगह पर रखना चाहिये, ठंड तथा नमी नहीं होनी चाहिये। शुद्ध हवा मिलनी जरूरी है। बीमार कुत्ते चिड़चिड़े हो जाते हैं इसलिए बड़े प्रेम और संयम से उनसे व्यवहार करना उचित हैं उसकी मनपसन्द चीजें खाने के लिये देना चाहिये। कुत्तों की कुछ बीमारियाँ और उनका होम्योपैथिक उपचार इस प्रकार हैं:–

1. **एबसेस** :– परस्पर झगड़ना कुत्तों का स्वभाव है। इस प्रकार झगड़ने से दाँत लगने से छोटे बारीक जख्म होते हैं और जीवाणु का मुखांतर्गत प्रवेश होता है। यही जीवाणु एबसेस के मूल कारण है।

   i. **एपिस मेलफिका (Apis mellifica)** :– **एबसेस** के आसपास लाल सूजन हो तो प्रतिदिन तीन गोलियां तीन समय **एबसेस** फटने तक देना चाहिये।

   ii. **हिपर सल्पफ (Hepar sulph)** :– शरीर के अलग–अलग स्थान पर एबसेस बार–बार होता है ऐसे समय **सेप्टिक** भी होता है। गोली दिन में तीन बार एक सप्ताह तक देनी चाहिये। एबसेस पकने की स्थिति में 200 शक्ति देने से वह त्वरित फूटकर ठीक होता है।

2. **अपघात** :– रोड ट्रैफिक पर वहशी कुत्तों के अपघात होते हैं।

   i. **अर्निका मॉन्ट 30 (Arnica mont. 30)** :– रक्तस्त्राव होना, खरोंच आना, शॉक लगना ऐसी अवस्था में एक गोली दो घंटों के विश्राम में 4/5 मात्रा देने के बाद प्रतिदिन एक–एक गोली 3/4 समय देना।

   ii. **रहस टॉक्स (Rhus tox)** :– लचक, मोंच, अति ठंडी और नमी के कारण होने वाले विकार दूर करने के लिये प्रतिदिन चार समय एक–एक गोली देनी चाहिये।

3. **ॲनोरेकसीया** :– कुत्ते का आहार कम होता है। तथापि निरोगी अच्छा दिखायी देता है। विकार के कुछ लक्षण खाते समय दिखायी देने पर निम्न उपचार लाभदायक है:–

i. **अर्सेनिकम 12 (Arsenicum 12)** :– अपच के कारण कम खाना, पानी कम मात्रा में अधिक समय पीता है ऐसी स्थिति में एक गोली दिन में तीन बार देना चाहिये।

ii. **ब्रायोनिया 6 (Bryonia 6)** :– अन्नसेवन की इच्छा बढ़ाने के लिये एक गोली दिन में तीन बार देनी चाहिये।

iii. **नक्स वोमिका 6 (Nux vomica 6)** :– अधिक खाने के दुष्परिणाम निवारण के लिये एक गोली चार समय देने से लाभ होता है।

iv. **बयोकैमिक मिश्रण (Biochemic combinations) :– कल्केरिया फॉस 3x, फेरम फॉस 12x, काली मूर 3x, काली फास 3x, नैटम मूर 3x,** और **सिलिशिया 12x** का उपयोग करना चाहिये।

v. असेव्य वस्तु अगर कुत्ता खाता है जैसे कोयला, मिट्टी, चॉक उसका उपाय कल्केरिया फॉस 3x नैट्रम मूर 3x गोली प्रातः एक और सायं एक दस दिन देना उपयुक्त है।

4. **दमा (Asthma)** :– आवश्यकता से अधिक खाना, व्यायाम न करना, फुफुसों में दाहजन्य स्थिति अधिक समय से होना इन कारणों से अस्थमा होता है। साधारणतः चार से सात वर्ष आयु के कुत्तों में यह बीमारी दिखायी देती हैं अग्निमांद्य, श्वसन क्रिया में कठिनाई, सुस्त रहना, सूखी खाँसी यह इसके कारण है। वातावरण में बदलाव, तापमान, आहार में बदलाव से यह अधिक होता है।

i. **अर्सेनिकम 12 (Arsenicum 12)** :– किसी प्रकार के अस्थमा को कम करने के लिये उपयुक्त है।

ii. **अमोनियम कॉस्टिकम 30 (Ammon. caust. 30)** :– श्वसन क्रिया में कठिनाई, दम घुटने की स्थिति में गुणकारी है।

iii. **इपिकाकुआना 30 (Ipecac. 30)** :– छाती में भरपूर म्यूकस भरना, उल्टी करना ऐसे लक्षण होने पर देना चाहिये।

iv. **नक्स वोमिका 30 (Nux. vom. 30)** :– अपच के कारण दमा हो तो यह लाभदायक है।

5. **आर्थ्रायटिसः**– इस विकार से शरीर के अगों पर सूजन आती है, उस में वेदना होती है, रोगी लंगड़ाता है।

i. **अर्निका 30 (Arnica 30)** :– मार लगने के कारण जोड़ों पर सूजन होने पर दिन में तीन बार एक–एक गोली देनी चाहिये।

ii. **एपिस मेलिफिका 30 (Apis, mel. 30)** :– जोड़ों पर सूजन, उससे अति वेदना, सूजन पर लाली ऐसी स्थिति में एक गोली एक–एक घंटे के अंतराल में अथवा दिन में चार समय देना उचित है।

iii. **ब्रायोनिया 6 (Bryonia 6)** :– दीर्घकालीन तथा पुरानी बीमारी के लिये यह उपयुक्त है। बीमारी के लक्षण हलचल के कारण अधिक हों तो एक गोली दिन में 3 बार देना।

iv. **ब्रायोकेमिक मिश्रण (Biochemic combination)** :– नया केस सुधारने के लिये **नैट्रम फॉस 3ca नैट्रम मूर 6c** और सिलिशिया 3c देना उपयुक्त है।

v. **कोनियम 6 (Conium 6)** :– प्रौढ़ कुत्तों को पिछले पाँव से उठने न आना, चल न सकना, पाँव टेढ़े पड़ना इस प्रकार के विकार दूर करने के लिये एक गोली दिन में तीन बार, दस दिन देना उसके बाद महीने में एक मात्रा देनी चाहिये। उठते समय कठिनाई किन्तु हलचल करने से जोड़ों का दर्द कम हो तो रहस टॉक्स 30 (Rhus tox. 30) एक गोली दिन में तीन बार देनी चाहिये।

सूजन पर लगाने के लिये 1 तोला लौंग, 1 तोला राई का तेल दोनों को उबाल कर ठंडा करना और रात में लगाकर ऊपर से पट्टी बांधना चाहिये।

6. **ब्राँकायटिसः**– दाह होना, सूजन आना गाढ़ा स्राव जमा होना, तीव्र गति से श्वसन क्रिया, घड़–घड़ आवाज आना, खाँसी, बुखार, यह इसके प्रमुख लक्षण हैं। इस में न्यूमोनिया भी हो सख्ता है। इसके उपचार इस प्रकार हैः–

i. **एकोनायट्स 6 (Aconite 6)** :– प्राथमिक अवस्था 4 / 5 मात्रा में देना उचित है।

ii. **ब्रायोनिया 6 (Bryonia 6)** :– हलचल करने से लक्षणों का प्रकर्ष होने पर एक गोली दिन में 4 बार देना।

iii. **बायोकेमिक मिश्रण (Biochemical combinations) :– फोरम फॉस 12ca काली मूर 3ca काली सल्फ 3ca नैट्रम सल्फ 3x, सिलिशिया 12c**

iv. **काली बाइक 6 (Kali bich. 6)** :– नाक तथा मुँह से स्राव होता हो तो एक गोली प्रतिदिन तीन समय 10 दिन से लाभ होगा।

v. **फॉस्फोरस 30 (Phosphorous 30)** :– खाँसी बहुत होने पर और सर्दी के कारण और अधिक होती है तो 1 गोली दो घंटे से 6 मात्रा में देना चाहिये।

7. **ब्लेन**:– इस विकार से जुबान के निचले हिस्से में सूजन आती हैं। और उस पर वृण होते हैं। रोगी के श्वास से दुर्गंध आती है, लार टपकती है। सूजन का हिस्सा फोड़ कर उस पर कलेन्डुला लोशन लगाना चाहिये।

8. **बर्न और स्काल्ड** :– शरीर का कोई हिस्सा जल गया हो तो काली–फाँस 3x, नैट्रम–मूर 3x, सिलिशिया 12x का प्रयोग करना उचित है।

i. **कॅन्थारिस 6 (Cantharis 6)** :– गरम पानी अथवा भाप से कोई हिस्सा जलने पर यह बहुत गुणकारी है। प्रथम एक गोली एक–एक घंटे से 4 बार देने के पश्चात् प्रति 2–4 घंटों से एक गोली ठीक होने तक देनी चाहिये। रोगी जख्म नहीं चाटे इस ओर ध्यान देना आवश्यक है। वेदना कम करने के लिये हायपेरीकम (Hypericum) मरहम और जख्म दुरूस्ती के लिये तरल कलेन्डुला मरहम लगाना चाहिये। नरम होने के लिये अर्टिका युरेन (Urtica urens) मरहम का उपयोग करना लाभदायक है।

9. **उदर–वेदनाः–** निकृष्ट खाद्य खाने से यह विकार होता है। तीव्र वेदना के कारण कुत्ता इधर–उधर भागता है। नीचे गिरकर मुँह में पेट पकड़ने का प्रयास करता है, मलबद्धता होती है।

   i. **एकोनाइट 12 (Aconite 12)** :– प्राथमिक अवस्था में 1 या 2 मात्रा देना और इससे लाभ न होने पर अर्सेनिकम 6 (Arsenicum 6) और नक्स वोम 6 (Nux. vom. 6) अलट– पलट कर देना चाहिये। उदर शूल का कारण गैसेस हैं तो मैग फॉस 6 (Mag. Phos. 6) की 3/4 मात्रा पर्याप्त हैं और इससे फायदा न होने पर कोलोसिन्थ 6 (Colocynth 6) की 4–8 मात्रा देने से त्वरित लाभ होता है। साफ और स्वच्छ पानी पीने देना चाहिये।

10. **कैटारह** :– बहुत अधिक ठंड के कारण नाक की म्यूकस् मेम्ब्रेन की यह बीमारी होती है। रोगी की भूख मंद होती है, वह सुस्त होता है, बहुत छींकता है, नाक तथा आँखों से स्राव बहता है, सो जाने की ओर प्रवृत्त होता है और अंत में यह विकार रोगी को ब्रान्काय तक पहुँचता है।

    i. **एकोनायटस 6 (Aconite 6)** :– ठंडी से काँपना, ज्वर आना ऐसी स्थिति में इसका उपयोग होता है।

    ii. **बेलाडोना 30 (Belladonna 30)** :– गले में सूजन, दाह, वेदना और निगलने में कठिनाई की स्थिति में प्रतिदिन तक गोली की तीन मात्राएं त्वरित काम करती है।

    iii. **नक्स वोमिका 30 (Nux. vom. 30)** :– क्षुधामांद्य, घोगरी आवाज, खाँसी प्रतिदिन एक गोली तीन मात्रा में देने से कम होते हैं।

    iv. **अर्सेनिकम नाक 12 (Arsenicum 12)** :– नाक से स्राव बहना, बहुत छींकना, आँखों पर सूजन प्रतिदिन एक गोली 3–4 समय देने से कम होते हैं।

    v. **मर्क्युरस वीवस 6 (Merc. vivus. 6)** और काली सल्फ की 4 मात्रा प्रतिदिन देनी चाहिये।

11. **कफ** :– श्वसनमार्ग संबंधित अनेक विकारों में खाँसी यह प्रमुख लक्षण है। उदा. **कैटारह, लॅरिनजायटिस, ब्राँकायटिस, न्युमोनिया, प्लुरिसा, दमा,** इत्यादि। बीमारी का मूल कारण और उसके परिणाम स्वरूप शारीरिक बदलाव के अनुसार उपचार करना इष्ट फल देता है।

    i. **बेलाडोना 30 (Bell. 30)** :– सूखी खाँसी रात्री के समय आती है उसका यह अच्छा उपाय है।

    ii. **डलकामारा 30 (Dulcamara 30)** :– नमी अथवा सर्दी मूल कारण और छाती में दर्द ऐसी स्थिति में इसका उपयोग गुणकारी है।

    iii. **इपिकाकुआना 30 (Ipecacuanha 30)** :– खाँसते समय छाती से आवाज और उल्टी आने की स्थिति में यह देना।

    iv. **नक्स वोमिका 12 (Nux. vom. 12)** :– कैटारह के साथ खाँसी और पाँव से मुँह घिसता है तो दो गोलियां दिन में दो समय देना चाहिये।

    v. **मरक्युरस वीवस 6 (Merc. vivus 6)** :– अति तीव्र खाँसी का परिणाम कारक इलाज है।

12. **लिंग नाश (कॅटरेक्ट)** :– आँखों के लेन्स तथा कैप्सूलस अपारदर्शक बनते हैं। यह पूर्ण अथवा अपूर्ण रूप से हो सख्ता है। आँखों को मार लगना, जख्म होना, उनमें दाह होने से ऐसी स्थिति होती है। प्रौढ़ कुत्तों में अधिक आयु के कारण भी कॅटरैक्ट हो सख्ता है। कॅटरेक्ट आदि पूर्णावस्था में हो तो उसका कोई उपचार नहीं है। इसलिए प्राथमिक अवस्था में ही उपचार करने से लाभ होता है। बेलाडोना (Belladonna) और मरक्यूरी (Mercury) यह औषधि प्राथमिक अवस्था में देने से यह विकार ठीक होता है और भविष्य की हानि टल सख्ती है।

13. **जुलाब** :– किसी भी आयु के कुत्ते को यह विकार हो सख्ता है। उपचार करने पूर्व उसके मूल कारण निंमूलन का प्रयास करना उचित है। अति तीव्रता की अवस्था में दुर्गंयुक्त शौच और उल्टियाँ होती हैं।

i. **एकोनाइट 30 (Aconite 30)** :– अति सर्दी के कारण ज्वर, नमी के कारण बुखार, उल्टियाँ होना ऐसे लक्षण दिखायी देने पर दो गोलियां चार मात्रा में देनी चाहिये।

ii. **अर्सेनिका 30 (Arsenicum 6)** :– बार–बार प्यास लगना, शौच के समय जोर लगाना, गुदद्वार बाहर निकलना ऐसी स्थिति में इसका प्रयोग फलदायी होता है।

iii. **मरक्यूरस कॉर 30 (Merc. cor. 30)** :– म्यूकस और रक्त मिश्रित चिकट विष्ठा, गुदद्वार लाल होकर उस में वेदना होना ऐसी स्थिति में यह उपचार उपयुक्त है।

iv. **चायना 30 (China 30)** :– दीर्घकालीन विकार दूर करने का यह उपाय है। हल्का आहार देना चाहिये।

14. **अमांश** :– काली दुर्गंधयुक्त और म्यूकसयुक्त विष्ठा, ज्वर, पेट में वेदना यह इसके लक्षण हैं।

i. **एकोनाइट 30 (Aconite 30)** :– ज्वर के साथ वह विकार हो तो इसका प्रयोग करना उचित है।

ii. **मर्क्युरस कोरोसिवस 30 (Merc. cor. 30)** :– शौच के समय जोर देने से वेदना और रक्त मिश्रित है ऐसे समय दिन में 4–5 मात्रा देना चाहिये।

iii. **कोलोसिन्थ 30 (Colocynth 30)** :– पेट में वेदना होती है उस समय 3–4 मात्रा देने से कम होता है।

iv. **अर्सेनिकम 30 (Arsenicum 30)** :– कमजोरी, श्वास और विष्ठा में दुर्गंध ऐसी स्थिति में इसका प्रयोग करना चाहिये।

15. **संधिमोक्ष (Dislocation)** :– हड्डी जोड़ों से सरकना। कुत्तों के नितंब, कंध, घुटना और पाँव के जोड़ों से हड्डियाँ टूटती नहीं अपितु सरकती हैं; जिससे नैसर्गिक हलचल में कठिनाई होती है, पाँव लंबे अथवा छोटे हो जाते हैं। ऐसी हड्डी खींचकर ठीक करने के पश्चात् परिस्थितिनुसार **आर्निका, रह्स टॉक्स, रूटा जी,** का उपयोग करना योग्य और इष्ट है।

16. **डिस्टेम्पर** :– विषाणु के कारण होने वाला कुत्तों का एक संसर्गजनय रोग है। किसी आयु के कुत्ते को सब ही ऋतुओं में यह व्याधी हो सख्ती है। विशेषकर छोटे बच्चों को दाँत निकलते समय और पालतू कुत्तों में अधिक मात्रा में होता है। इसके प्रमुख लक्षणः– कमजोरी, आवाज में बदलाव, भूख तथा वजन कम होना, सूर्य प्रकाश में आँख मिचोली होना, दृष्टि मंद, आँखें चिपकना, नाक में से पतला स्राव–कालांतर से यह स्राव गाढ़ा बनता है, रक्त मिश्रित लाल विष्ठा, पेट तथा मांडियों के भीतरी भाग में फोड़े होना और उस में पीप भरना, पिछले हिस्से में पक्षपात होना, अकारण पुकारना–भोंकना। उपचार इस प्रकार हैः–

i. **एकोनाइट 30 (Aconite 30)** :– प्राथमिक ज्वर की अवस्था में 2/2 घंटों से 3–4 मात्रा देना चाहिये।

ii. **बेलाडोना 30 (Belladona 30)** :– मुँह से फेस निकलना, आँखें चिपकना, मेंदू में दाह आदि लक्षण देखकर इसका उपयोग करने से लाभ होता है।

iii. **ब्रायोनिया 30 (Bryonia 30)** :– ब्रोन्कायटीस, खाँसी ठीक करने के लिये देना चाहिये।

iv. **अर्सेनिकम 30 (Arsenicum 30)** :– मूक न होना, अधिक प्यास होना, कमजोरी, त्वचा तथा नाक की रूक्षता इन विकारों का यह इलाज है। दिन में दो बार देना।

v. **फॉस्फोरस 30 (Phosphorous 30)** :– फेफड़ों में दाह होना, सड़ा हुआ स्राव, श्वसन करने में कठिनाई के लिये उपयुक्त।

vi. **फॉस्फोरिक ऑसिड 12 (Phosphoric acid 12)** :– पतले जुलाब और नाक से दुर्गंधी स्राव होने की स्थिति में देना।

vii. **मर्क्यूरस विवस 30 (Merc. vivus 30)** :– प्रातः आँखें चिपकना और नाक में से दुर्गंधी चिकट स्राव निकलता है ऐसी स्थिति में इसका उपयोग होता है।

viii. **रह्स टॉक्स 30 (Rhus tox. 30)** :– शरीर कंप, झटके आते हैं ऐसे समय इसकी प्रतिदिन मात्राएं देना।

इस बीमारी में झटके आना, पक्षघात होना, अकारण भौंकना, मुँह में फेस आना, क्षंधा मांध यह सब इसके परिणाम हैं। इनके लिये प्रस्तुत लेखक ने यह उपाय सूचित किया है **थ्यूजा 30** प्रतिदिन 3 मात्रा, तीन दिन के बाद **सल्फर 30 + सिलिशिया 30 + कार्बो वेज 30** प्रतिदिन दो मात्रा तीन दिन उसके पश्चात् श्रीलक्ष्मी होम्यो मेडिसिन्स नांदेड द्वारा निर्मित 'कामधेनू' गोलियां देने से ऐसे पूरे केसेस ठीक हुए हैं। इस औषधी में पाच फॉंस + **अल्फा अल्फा 30** गोलियां प्रतिदिन दो बार इसी प्रकार **नक्स वोमिका 30 + मैग फॉस 30 + कोर्बो वेज 30 + पलसाटिला 30 + नैट्रम सल्फ 30** देने से केसेस ठीक कर के सिद्ध किया है।

17. **एन्टारायटिस** :– इस व्याधी से अन्न नालिका की आँतों में दाह होता है। अति गरमी, अति ठंडी, अशुद्ध अन्न, संसर्ग जन्य रोग आदि कारणों से इस व्याधी का उद्वेग होता है। भूख कम होना, श्वास लेने में कठिनाई होना, नाक सूख जाना, मूत्रा विसर्जन के समय तकलीफ होना, ऐसे इसके लक्षण हैं। वेदना के कारण कुत्ता भौंकता भी है।

i. **एकोनाइट 30 (Aconite 30)** :– प्राथमिक अवस्था में 2 से 4 मात्रा देना।

ii. **अर्सोनिकम 30 (Aconite 30)** :– द्रवरूप गलीच पेचिश के कारण अशक्तता आने की स्थिति में उपयुक्त है।

iii. **बेलाडोना 30 (Aconite 30)** :– वायु के कारण पेट फूल कर सख्त होने के कारण वेदना होती है, ऐसे समय देना चाहिये।

18. **कान की बीमारियाँ**:– कान के भीतरी भाग में दाह होता है, कान में सूजन आती है और कुत्ते दीवार से कान रगड़ते हैं। इसे **ओटायटिस** कहते हैं।

i. **एपिस मेलिफिका 6 (Apis. mel. 6)** :– एक गोली दिन में चार बार देना।

ii. **हिपर सल्फ 6 (Hep. sulph 6)** :– दीवार से कान रगड़ने से जीवाणु का भीतर प्रवेश होकर दुर्गंधि स्राव कान से निकलता है ऐसी स्थिति में एक गोली दिन में चार समय देना।

iii. **मक्यूर्रस कोरोझीस 30 (Merc. cor. 30)** :– दीर्घकालीन व्याधी के लिये दिन में एक गोली 3 से 4 समय सात से दस दिन देना चाहिये।

19. **आँखों की बीमारियाँ**:–

i **नेत्राभिष्यंद (Conjuctivitis)** :– आँखों में भीतरी पर्दे में दाह देना। आँखों से स्राव बहता है; कुछ समय के बाद वह घट पीला अथवा सफेद रंग क ा हो जाता है।

ii. **युफ्रासिया 6 (Euphrasia 6)** :– आँखों में डालने से इष्ट परिणाम होता है।

iii. **एपिस मेल 30 (Apis mel. 30)** :– यदि अचानक तीव्र गति से आँख में सूजन आये तो दो–दो घंटों से एक गोली चार बार तीन दिन तक देना।

iv. **अर्सेनिकम 30 (Arsenicum 30)** :– एक गोली प्रतिदिन तीन बार देने से चिकट स्राव से आँखें नहीं चिपकतीं।

v. **सल्फर 30 (Sulphur 30)** :– स्राव का प्रमाण कम किन्तु आँखें लाल हों तो एक गोली दिन में तीन बार तीन दिन देना।

vii. **सिलिशिया 30 (Silicea 30)** :– जख्म अथवा बाहर से कुछ आँखों में जाने से वहल लाल होती हैं ऐसे समय एक गोली दिन में तीन बार एक सप्ताह तक देना चाहिये।

viii. **सिम्फायटम 6 (Symphytum 6)** :– मार लगने से कौर्निया पर खरोंच आई हो तो 1 गोली दिन में 4 बार देना।

ix. **अर्निका 30 (Arnica 30)** :– आँख को बाह्य वस्तु की मार लगा हो तो एक गोली दिन में 3 बार देना।

x. **कर्सेनिकम 12 (Arsenicum 12)** :– पुरानी बीमारी और गर्म दाहजनक स्राव होने की स्थिति में एक गोली दिन में तीन समय देना।

xi. **मर्क्यूरस कोरोज़िवस 30 (Merc. cor. 30)** :– पीले स्राव के कारण आँखें चिपकना अथवा सूजन से कॉर्निया पर पर्दा

और व्रण आने की स्थिति में एक गोली दिन में तीन बार देनी चाहिये। आँख में कुछ वस्तु गिरने पर अर्निका लोशन से साफ धोना चाहिये।

20. **एक्जीमाः**– कम जगह मे अधिक कुत्ते रखना, अस्वच्छ जगह, कम फिरने देना, निकृष्ट खाद्य देना इत्यादि कारणों से यह बीमारी होती है। शरीर पर चट्टे/व्रण आते हैं, उन में से स्राव निकल कर सूख जाता है और बाल झड़ने लगते हैं। गुदगुदी होकर रोगी शरीर रगड़ता है। तदनंतर अनेक फुन्सियाँ आती हैं। वह एक–दूसरे से मिलकर वृण में रूपांतरित होती हैं। इस अवस्था को अति तीव्र गीला एक्ज़ीमा कहते हैं। मधुमक्खियाँ काटने से भी यह अवस्था होती है।

i. **एपिस मेल 30 (Apis mel. 30)** :– मधुमक्खी काटने पर यह उपयुक्त है।

ii. **मर्क सॉल 30 (Merc. sol. 30)** :– फुन्सियों के कारण यह व्याधी होने पर एक गोली 2/2 घंटों में पहले दिन 6 बार देना।

iii. **क्रोटौन टिग 30 (Croton tig. 30)** :– कानों के बाहरी हिस्से में, मांडियों के जोड में और पुनरूत्पादक अवयव पर यह एक्ज़ीमा हो तो एक गोली दिन में तीन बार देना।

I **तीव्र सूखा एक्ज़ीमा** – यह व्याधी गोचर होने में बहुत विलंब होता है। खुजाने से आँखें लाल होती हैं, उस पर सूजन आती है।

सल्फर 30 (Sulphur 30) :– त्वचा गर्म होकर खाज होती है। ऐसे समय एक गोली प्रतिदिन दो बार दस दिन तक देना चाहिये।

II. **दीर्घकालीन अथवा पुराना एक्ज़ीमा** –

i. **अर्सेनिकम 12 (Arsenicum 12)** :– बहुत पुराना और सूखा एक्ज़ीमा होने पर यह अति गुणकारी है।

ii. **रहस टॉक्स 6 (Rhus tox. 6)** :– फुन्सियाँ फूटने के बाद रोगी वहाँ काटता है अथवा खुजाता है ऐसे समय एक गोली दिन में 4 बार 7 दिन देना।

iii. **सल्फर 30 (Sulphur 30)** :– पुराने त्वचा रोग के लिये यह औषधी बहुत उपयोगी और परिपूर्ण समझी जाती है। एक गोली दिन में दो बार देना।

iv. **एपिस मेल 6 (Apis mel. 6)** :– कीड़े अथवा मक्खियाँ काटने से यह बीमारी होने पर एक गोली दिन में चार बार देना।

v. **कैन्थारिस 6 (Cantharis 6)** :– फुन्सियाँ आना, स्राव जमा होना ऐसी अवस्था में उपयुक्त है। एक गोली दिन में चार समय देना।

vi. **अर्टिका यूरेन 30 (Urtica urens 30)** :– एलर्जी एक्ज़ीमा के लिये एक गोली दिन में 3–4 बार देना।

vii. **ग्राफाईट 30 (Graphite 30)** :– पुराना एक्ज़ीमा, मोटी सूखी त्वचा और उस में से स्राव निकलता हो तो इसका उपयोग किया जाता है।

श्रीलक्ष्मी होम्योपैथी मेडिसिन्स नांदेड द्वारा निर्मित चर्मामृत गोलियां इस प्रकार के त्वचारोग का विश्वासनीय इलाज हैं। इनमें सल्फर, अर्सेनिकम, थ्युजा, ग्राफाईट, फेरम फॉस, सोरायनम यह घटक हैं। एक गोली दिन में दो बार पुराने, और चार बार तीव्र अवस्था में देने से लाभ होता है।

21. **हड्डी टूटना (Fracture)** :– से अच्छी जाँच पड़ताल के बाद तुरन्त उपचार करना जरूरी है। निम्न औषधी के उपयोग से त्वरित लाभ होगा।

i. **सिम्फायटम 6 (Symphytum 6)** :– एक गोली दिन में तीन बार 10 से 15 दिन देने से वेदना कम होती है।

ii. **बायोकेमिक मिश्रण (Bio-combination)** :– कल्केरिया फ्लोअर 3x, काली–फॉस 3x, सिलिशिया 12x, प्रतिदिन तीन समय देना।

iii. **रूटा जी 30 (Ruta G. 30)** :– एक गोली दिन में तीन बार देना।

22. **फाल्स अथवा फॅन्टम् प्रेग्गन्सी** :– मेटिंग पीरियड के उपरान्त से 8 सप्ताह में स्तनों में वृद्धि, बच्चों को पिलाने के लिये योग्य जगह बनाना, बेचैनी, तामसी स्वभाव, बैठने के लिये सुरक्षित स्थल ढूंढ़ लेना ऐसे कुछ लक्षण प्रतीत होते हैं।

    पल्साटीला 30 (Pulsatilla 30) :– एक गोली दिन में तीन बार 7 अथवा 10 दिन देना।

23. **ज्वर (Fever)** :– इसके कारण भूख कम होती है, शरीर में कंपन होता है, दुर्बलता आती है, श्वास जोर से होता है, प्यास लगती है। होम्योपैथिक औषधि प्रतिजैविका के साथ देने से अच्छा लाभ होता है।

    i. **एकोनाइट 12 (Aconite 12)** :– प्रथम कुछ मात्रायें देना। पहले दिन एक गोली दिन में 4 बार 3–4 दिन देना।

    ii. **जेल्सेमिअम् 12 (Gels. 12)** :– प्यास न होना, सुस्ती आना, नींद आना ऐसी स्थिति में देना।

    iii. **ब्रायोनिया 12 (Bryonia 12)** :– सूखी खाँसी, प्यास लगना और रोगी एक ही जगह जा बैठता हो तो देना चाहिये।

    iv. **रह्स टॉक्स 30 (Rhus tox. 30)** :– जवर में खाँसी? बेचैनी, अशक्तता और हलचल का प्रयत्न करता है। ऐसी स्थिति में एक गोली दिन में तीन बार देना।

    v. **बायोकेमिक मिश्रण (Biocombination)** :– **फेरम फॉस 12x, काली मूर 3x, नैट्रम सल्फ 3x,** दिन में 4 से 5 समय 3 से 4 दिन तक देना।

    vi. श्रीलक्ष्मी होम्योपैथी मेडिसिन्स नांदेड की ज्वरोमिका की एक गोली दिन में 3 से 4 समय देने से अपेक्षित अच्छा परिणाम होता है। इस औषधी में **एकोनाइट 30 + फेरम फॉस 30 + काली मूर 30 + नैट्रम मूर 30 + नैट्रम सल्फ 30** घटक है।

24. **हेपेटाइटिस** :– इस बीमारी में यकृत का दाह होता है। कैनाइन वायरल हेपेटाइटिस यह वहशी कुत्तों को होने वाला भयानक रोग है। लसीकरण करने के बाद यह नहीं होता।

i. **नक्स वोमिका 6 (Nux Vom. 6)** :– यकृत में दाह और पाचन क्रिया में बिगाड़ हो तो एक गोली दिन में चार समय 3–4 दिन देना।

ii. **पलसाटीला 30 (Pulsatilla 30)** :– यकृत की बीमारी में उल्टियाँ होती हैं और प्यास कम होती है ऐसी स्थिति में इसका उपयोग करना चाहिये।

iii. **चेलीनोडियम मैजस् 30 (Chelidonium 30)** :– यकृत की बीमारी में भूख कम होना, पीलिया होना ऐसे लक्षण हों तो एक गोली दिन में चार समय एक सप्ताह तक देना चाहिये।

25. **हीमैटूरिया (Haematuria)** :– मूत्र के साथ रक्त जाने की क्रिया को हिमैटूरिया कहते हैं। मूत्रपिंड, मूत्राशय और युरेथ्रा जैसे किसी भाग से रक्त निकल सख्ता है। मूत्रपिंड की व्याधी अथवा मूत खड़ा होने से भी मूत्रा रक्तयुक्त होता है। कॅन्थारीस (Cantharis) मूल अर्थ (मदर टिंक्चर) की 5 बूंदें पानी के साथ पिलाना लाभदायक है। इसके अतिरिक्त कोई इलाज नहीं है।

26. **अपच** :– पाचन संस्थान का कोई हिस्सा बिगड़ने अथवा उसकी कार्य पद्धति में बदलाव आने से अपच होता है। भूख मंद होती है। डायरिया, मलबद्धता, पेट में गैसेस् होना यह इसके लक्षण है। निकृष्ट अन्नसेवन से भी अपच होता है।

i. **नक्स वोमिका 6 (Nux Vom. 6)** :– जब रोगी अन्न सेवन नहीं करता और खाने के बाद भी उलटी होती है ऐसी स्थिति में इसका उपयोग होता है।

ii. **कार्बो वेज् 30 (Carbo veg. 30)** :– गैसेस् के कारण पेट फूलना, पायखाने होना यह कम करने के लिये इसका उपयोग होता है।

iii. **मर्क्यूरस 30 (Mercurius 30)** :– यकृत की बीमारी में अपच हो तो यह देना चाहिये।

iv. **सल्फर 30 (Sulphur 30)** :– त्वचा रोगी को अपच होने पर इसका उपयोग लाभदायक होता है।

27. **लॅप्टोस्पायरोसिस्** :– यह विषाणु जन्य सांसर्गिक बीमारी दो प्रकार से होती है। लसीकरण से इसका प्रतिबंध होता है।

i. **नक्स वोमिका 6 (Nux vom. 6)** :– पीलिया, उल्टी, मलबद्धता और कभी कबार डायरिया होता हो तो एक गोली 4 घंटे विश्राम से पीलिया दूर होने तक देना।

ii. **चेलिनोडियम मेजस् 30 (Chelidonium 30)** :– उपरिनिर्दिष्ट पद्धति से देना।

iii. **मर्क. सॉल 30 (Merc. sol. 30)** :– यह बीमारी लैप्टोस्पायरा कैनिकोला जीवाणु से होने पर उस में नेफ्रायटिस होता है।

iv. **कैन्थारिस 6 (Antharis 30)** :– मूत्रपिंड बिगड़कर मूत्र से रक्त आता है तो एक गोली 2/2 घंटों से एक दिन और 4/4 घंटों से बीमारी दूर होने तक देना चाहिये।

28. **मैंज** :– माइटस् के कारण यह व्याधी सर्व प्रकार के पशुओं को होती है। त्वचा की ऊपरी परत में माइटस् का वास्तव होता है। अति खुजाना, दाह, होना, वृण होना आदि इसके लक्षण हैं। पाश्वर्भाग पर अधिक फुन्सियों के कारण रोगी उसे काटने की चेष्टा करता है। फलतः वहाँ से रक्त भी निकलता है; कभी–कभी उस में पीप भरती है और सूखने के बाद वृण दिखायी देते हैं।

i. **सल्फर 30 (Sulphur 30)** :– यह औषधी अत्यंत गुणकारी है। प्रतिदिन एक गोली दो बार पांच दिन और उसके पश्चात बीमारी की स्थिति के अनुसार 2–3 सप्ताह तक देना। बाहर से लगाने के लिये 30 ग्रा. **सल्फर +60 व्हैसलीन** में मिलाकर सुबह और शाम में लगाने से फायदा होता है।

ii. **अर्सेनिकम 30 (Arsenic 30)** :– सल्फर के साथ इसका उपयोग करना।

iii. **सोरायनम् 30 (Psorinum 30)** :– किसी तव्ज्ञ व्यक्ति के मार्गदर्शन से इसका उपयोग करना चाहिये।

iv. श्रीलक्ष्मी होम्योपैथी मेडिसिन्स निर्मित चर्मामृत अत्यंत उपयुक्त सिद्ध हुआ है।

29. **पारवोवायरस डिसीज (Parvovirus disease)** :– इ.स. 1978 में यह बीमारी सर्वप्रथम गोचर हुई। पांच सप्ताह से कम आयु के कुत्तों में इसका अधिक दिखाई दिया। हृदय के मांसल भाग में निर्माण होने से यह बीमारी होती है और रोगी की मृत्यु होती है। बड़े कुत्तों को उल्टी, डायरिया और डीहाइड्रेशन होकर मृत्यु होती है। लसीकरण इसका प्रतिबंधात्मक उपाय है। डीहाइड्रेशन से बचने के लिये सलाइन देना चाहिये।

मर्क कौर 30 अथवा **अर्सेनिकम 30** यह औषधिया लाभदायक हैं। इसके साथ एलोपैथिक औषधी पूरक रूप से कार्य करती हैं और त्वरित रोग निवारण होता है।

30. **निमोनिया** :– अति सर्दी, पानी में भीगना और वातावरण में अनपेक्षित बदलाव के कारण निमोनिया होता है। शरीर कंप, श्वसन क्रिया में कठिनाई? जुबान बाहर निकालना, खाँसी का आधिक, एक ही जगह बैठने की प्रवृत्ति, सिर नीचे रखकर बैठना आदि इसके लक्षण हैं।

i. **अमोनियम कॉस्टिकम 30 (Ammon. caust. 30)** :– फेफड़ों में रक्त संचय और श्वास लेने में कठिनाई की स्थिति में इस औषधी का उपयोग परिणाम कारक होता है ऐसा सिद्ध हुआ है।

ii. **एकोनायटम 30 (Aconite 30)** :– प्राथमिक अवस्था में इसका अधिक उपयोग होता है। 2/2 घंटों से एक गोली 4–5 बार देना चाहिये।

iii. **ब्रायोनिया 30 (Bryonia 30)** :– हलचल करते समय वेदना होने से रोगी बेचैन होता है ऐसी स्थिति में 4–4 घंटों से 1 गोली 7 दिन तक देनी चाहिये।

iv. **फास्फोरस 30 (Phosphorous 30)** :– बीमारी की दूसरी अवस्था में इसका उपयोग करना उचित है। इस अवस्था में फुफुस से कठिन आता है, श्वसन सरलता से नहीं होती, वेदनायुक्त खाँसी आती है और लाल रंग का श्लेष्मल पदार्थ बाहर आता

है। एक गोली दिन में 4 से 5 समय देना।

v. **सल्फर 30 (Sulphur 30)** :– गर्म स्वभाव का रोगी, खाँसते रहता है और पीला स्राव बहा है। ऐसे समय एक गोली दिन में दो बार पाँच दिन देना।

31. **संधिवातः**– शरीर के जोड़ों पर सूजन आकर वेदना होती है। एक के साथ दूसरे जोड़ों में वेदना होती है। इस व्याधी के दो प्रकार हैं।

तीव्र संधिवात – अचानक अनपेक्षित रीति से यह व्याधी होती है। ज्वर आता है, जोड़ों पर बहुत सूजन आती है। वेदना होती है भूख नहीं लगती। आवश्यकता से अधिक व्यायाम कराने से भी यह व्याधी होती है विशेषतः स्पर्धा में हिस्सा लेने वाले कुत्ते इस व्याधी के शिकार होते हैं।

पुराना दीर्घकालीन संधिवात – इस अवस्था में सूजन अधिक नहीं होती और ज्वर भी नहीं आता।

i. **एकोनायटम 30 (Aconite 30)** :– प्रथमावस्था में जब हल्का सा ज्वर होता है उस समय एक गोली 3–4 बार देनी चाहिये।

ii. **बेलाडोना 30 (Belladonna 30)** :– सूजन को स्पर्श करने से अति वेदना देने की स्थिति में इसका उपयोग होता है।

iii. **ब्रायोनिया 12 (Bryonia 12)** :– हलचल करने से व्याधी का प्रकर्ष बढ़ने की स्थिति में एक गोली 4/4 घंटों से देना।

iv. **सल्फर 30 (Sulphur 30)** :– ब्रायोनिया से काम न हो तो सल्फर की 1–2 मात्रा देना उसका उपाय है।

v. **बायोकेमिक मिश्रण (Biocombination)** :– **नैट्रम फॉस 3x, काली–फॉस 3x, फे. फॉस 3x, काली फॉस 3x, काली सल्फ 3x, मैग–फॉस 3x, नैट्रम–मूर 3x, सिलिशिया 3x,** देने से पूरा संधिवात दूर होता है।

vi. **पलसाटीला 30, 6 (Pulsatila 30, 6)** :– एक जोड़ से दूसरे जोड़ में वेदना होने की स्थिति में एक गोली दिन में दो बार देनी चाहिये।

एक पाव सेर लहसुन एक सेर राई के तेल में उबालकर काला हुआ लहसुन निकालना। बचा हुआ तेल जोड़ों पर लगाकर खूब रगड़ने से बहुत फायदा होता है।

32. **स्नायु और कंडरा (Sprain and strain)** :– स्नायु खींचने से उनके धागे फटते हैं उसे स्प्रेन कहते हैं। जोड में मोच आने से उन्हें जोड़ने वाले मांसल भाग पर जोर पड़ता है, उन्हें अधिक काम करना पड़ता है। इसलिए रोगी लंगड़ता है। मोच आया हुआ हिस्सा फूलता है और गर्म होता है, उसमें वेदना होती है। उसे तुरन्त आराम देना चाहिये।

    i. **अर्निका 30 (Arnica 30)** :– एक गोली दिन में 3/4 समय व्याधी कम होने तक देना। उस भाग पर आर्निका लोशन लगाना।

    ii. **रह्स टॉक्स 30 (Rhus tox. 30)** :– किसी अवस्था के लिये उपयुक्त सिद्ध हुआ है।

    iii. **सिम्फायटम् 30 (Symphytum 30)** :– इससे अस्थिभंग तुरन्त दुरुस्ते होता है। अति तीव्र स्ट्रेन से टेन्डन, लिगामेन्ट की हुई लीफ इससे दूर होती है। एक गोली दिन में 3 बार 7 से 10 दिन देनी चाहिये।

    iv. **रूटा जी 30 (Ruta g. 30)** :– एक गोली दिन में तीन बार देना। बोन स्प्रेन के लिये उपयुक्त है।

    v. **बायोकेमिक मिश्रण (Biocombination)** :– **फेरम फॉस 12x, कालीमूर 3x,** से अच्छा परिणाम होता है।

33. **उल्टियाँ**:– कुत्ते और बिल्लियाँ अनेकों बार घास खाते हैं जिसके कारण उनकी आँत में दाह होता है। और उल्टियाँ होती है; इसके द्वारा अन्न, श्लेष्म, रक्त, पित्त आदि निकलते हैं।

    i **इपिकाकुआना 30 (Ipecac. 30)** :– मामुली उल्टियों के लिये एक गोली 2–3 समय देना।

    ii. **अर्सेनिकम 12 (Arsenicum 12)** :– पानी पीते ही उल्टियाँ होना और डायरिया भी होने पर अधिक उपयुक्त है। एक गोली आधे–आधे घंटे में 5–6 बार देना।

iii. **मर्ककौर 12 (Merc. cor. 12)** :– प्यास के कारण बहुत पानी पीने के बाद उल्टियाँ और साथ ही डायरिया होता है ऐसी स्थिति में इसका अच्छा उपयोग होता है।

iv. **नक्स वोमिका 12 (Nux vom. 12)** :– पाचन क्रिया के बिगड़ने से उल्टियाँ हो, तो 1 गोली दिन में 4 बार देना।

v. **इथुजा सायनेपियम 6 (Aethusa cyn. 6)** :– दूध पीने के बाद उल्टियाँ होने पर एक गोली दिन में तीन बार देना।

34. **कृमि (Worm)** :– कुत्तों को चपटे जंत और गोल कृमि हमेशा होते हैं।

i. **फिलिक्स मास मदर टिंक्चर (Filix mas)** :– 2–4 बूंद 3–4 दिन देने से कृमि बाहर निकल जाते हैं।

ii. **ग्रानाटम 30 (Granatum 30)** :– यह औषधी अधिक शक्तिशाली है। इसलिए स्फिताकार कृमि के साथ टीनिआ सोलियम सभी बाहर निकलते हैं।

iii. **सिना 30 (Cina 30)** :– गोल कृमि का विश्वसनीय उपाय है।

35. **जख्म (Wound)** :– बड़ी गहरी चोट अथवा त्वचा फटना भारी खरोंच आते ही पहले, रक्त स्राव बंद करना चाहिये। तदनंतर सलाईन से ध ोना चाहिये। **कलेन्डुला लोशन** दिन में 2–3 बार लगाने से चोट तुरन्त दुरूस्त होती है।

i. **आर्निका मॉन्ट 30 (Arnica 30)** :– एक गोली 2/2 घंटों से 4 मात्रा और उसके बाद दिन में 3–4 समय देना।

ii. **हायपैरीकम (Hypericum)** :– कलेन्डुला (Calendula) मरहम लगाना। नीम की खाल जलाकर जख्म पर लगानी चाहिये। इससे जख्म जल्दी सूखकर ठीक होती है।

iii. **बायोकेमिक मिश्रण (Biocombination)** :– **काली–फॉस 3x, काली–फ्लोअर 3x, काली–सल्फ 3x, काली–मूर 3x, का–फास 3x, काली–सल्फ 3x, नै–मूर 3x, नै–सल्फ 3x, सिलिशिया 12x,** का उपयोग करने से जख्म तुरन्त दुरूस्त होती है।

अध्याय–15

भेड़ बकरियों के बीमारी पर होम्योपैथिक द्वारा इलाज

भेड़ बकरियों का पालन यह पहाड़ी इलाको, दुर्गम जगह कास्तकारों का भमहत्त्वपूर्ण व्यवसाय है। गरीब समाज में यह दूध के लिये रखी जाती है। इसलिए बकरियों को 'गरीब की गाय' कहते हैं। इनसे प्राप्त ऊन, मांस, चमड़ी, खत इन सारी चीजों से राष्ट्रीय उत्पादन बढ़ता है। यह एक पुरक व्यवसाय है। यह व्यवसाय करने वाले आर्थिक रुप से कमजोर, असुशिक्षित तथा भटकी जमात के होते हैं। भेड़ बकरियों के बीमारी पर उन्हें देहात में पशुवैद्य के पास ले जाना बहुत कठिन होता है। क्योंकि दलण–वलण की सुविधा नहीं होती। अभी की इलाज पद्धति बहुत महंगी है। कुछ विषाणु जन्य बीमारियों पर **स्टोमैटायटीस** वैसे ही इन बीमारी के बाकी परिणाम जैसे – **सिकीली ऑफ फुट ॲन्ड माऊथ डिसीज** इन पर एलोपैथी में कोई इलाज नहीं है। इन बीमारियों पर या बाकी बीमारियों पर एलोपैथि का उपचार करने पर इन दवाईयों का हिस्सा उनसे प्राप्त होने वाली चीजों में उतरता है। यदि इसका उपयोग मानव पर हो उसे, उसका बुरा परिणाम भुगतना पड़ता है। ऐसे में होम्योपैथी मददगार साबित होती है। यह सिद्ध हुआ है। यह उपचार पद्धति सस्ती, सुलभ तथा बाकी दुष्परिणामों से मुक्त है। बहुत सारी जटिल बीमारियों

पर जैसे – फायब्रोसीस ऑफ अंडर, डोनर्स काऊ सिन्ड्रोम दुरुस्त होते ही नहीं। देने में आसान और बगैर परेशानी वाली होती है। कुछ बीमारियाँ जो बाकी जानवरों को होती वह भेड़ बकरियों को भी होती है। इसलिए उन्हें इस्तेमाल की जाने वाली होम्योपैथिक उपचार पद्धति इनके लिये भी करें। अच्छा परिणाम मिलता है।

अध्याय–16

भेड़ बकरियों के पाचन संस्था के बीमारी पर होम्योपैथिक ईलाज

तीव्र अपचन (Acute Indigetion)

यह बीमारी सड़ा हुआ खाद्य पदार्थ, ज्यादा खाना या रुचकर खाद्य ज्यादा खाने पर होता है।

लक्षण

इसमें पेट फुलना, भुख कम लगना, सांस बढ़ जाना, संडास कठिन या पानी जैसी पतली होती है। यह ज्यादातर खाये गई चीजों पर निर्भर होती है। रुमेन की हलचल कम होती है। ऐसे वक्त संडास कठिन होती है। और हलचल में बढ़ाव आता है। तब संडास पतली होती है। दायें भागों में रुमेन होता है, उस पर दबाव डालने पर बुने हुये गेंहूँ के आटे जैसा होने पर अंतर घटन (Constipation) होता है। ऐसे में रुमेन की हलचल कम होती है। ज्यादा अन्न पदार्थ खाने से और जल्दी नहीं देखने से हुये खून का दोष (टॉक्सीमिया) होता है जानवर लेट जाता है। बुखार कम होकर जानवर मर जाता है।

होम्योपैथिक उपचार

1. **अॅबीस कॅनडिन्सीस (Abies canadensis-30)** : ज्यादा खाने पेट फुलने पर इसका उपयोग होता है।
2. **कार्बोव्हेज (Carboveg-200)** : यदि पेट ज्याद फुलकर जहर से हुआ खून का दोष (टॉक्सीमिया) होने पर दें।
3. **कॉलचिकम (Chlhicum-30)** : यदि ज्यादा हरा चारा खाने से पेट फुला हो और आंत ढीले पड़ने पर यह इस्तेमाल करें।
4. **नक्स वोमिका (Nux Vomica-1 एम)** : न पाचन होने वाला चारा, अन्न खाने पर बीमारी होने पर और उसमें बद्धकोष्टता पाने पर इसका इस्तेमाल करें।
5. **अर्सेनिकम अल्बम (Arsenica alba-30)** : यदि बीमारी दुषित अन्न खाने से संडास लगने पर कमजोरी आने पर इसका इस्तेमाल करें।

मात्राः 5 से 10 गोलियां या बुंदे दवा दिन में से 2 वक्त देना।

गैस्ट्रोइन्टेरायटीस (Gastroenteritis)

जठर की सुज, दाह आतों के दाह गैस्ट्रोइन्टेरायटीस कहते हैं। ऐसे तीव्र अपचन या किसी दूसरे बीमारी उदाहरण – कासका, गर्भाशय का दाह होने के बाद भी हो सख्ता है।

लक्षण

इसमें संडास लगती, दर्द होता, खाना नहीं खाते, विष्ठा में श्लेष्मा, खून के साथ गिरता है, जानवर हफ़्ता है।

होम्योपैथिक उपचार

1. अकोनायटम **(Aconitum-1M)** : यह दवां बीमारी के शुरूआत में देते हैं। इससे बीमार को धक्का नहीं बैठता वह शांति से रहता है।

2. **अर्सेनिकम अल्बम (Arsenicum album-1M)** : यदि संडास खून मिश्रीत होकर गंदी बू वाली हो, यदि जानवर में बैचेनी हो, यह लक्षण रात में ज्यादा होने पर यह इस्तेमाल करें।

   मात्रा : 5 गोलियां या बूंद दवा 3 वक्त 4 दिन देना।

3. **कोलोसिंथस (Colosinth-1M)** : इस बीमारी में जानवर दर्द होने से लेटकर पीठ टेढ़ी करने पर यह दवाँ दें।

   मात्रा : 5 गोलियां या बूंद एक घंटे अंतराल से दें।

4. **क्रोटोन टिग्लीनम (Croton Tiglinum-30)** : जब विष्ठा पानी जैसी पतली जोरों से बाहर पड़ती है, और बदन को खुजली होती है। ऐसे समय यह दवा दें।

   मात्रा : 5 गोलियां का बूंद रोजाना 3 वक्त 3 दिन देना।

5. **मर्कक्युरीअस कोरोझीव्हस (Mercurious corrosivus-1M)** : जीस वक्त संडास में खून और श्लेष्मा पाया जाता है, और जानवर हाँफ रहा हो तो यह दवा दें।

   मात्रा : 5 गोलियां या बूंद दवा दिन में से 3 वक्त 4 दिन देना।

6. **र्‍हीम (Rheum-200)** : यदि संडास को बदबू हो और नरम और काले भूरे रंगों की हो तो इसका इस्तेमाल करें।

   मात्रा : 5 गोलियां का बूंद दवा दिन में से एक वक्त 5 दिन देना।

पेट फुलना (Bloat)

पेट में एका एक जवा जमा होकर पेट फुल जाता है। अपचन होने से गैस तैयार होता है। इसकी वजह बहुत सारा हरा–चारा खाना उसका पचन पेट नहीं कर पाता और वह सड़ जाता है और पेट में गैस जमा होकर वह फुल जाता है। उसको हातसे दबाने पर या मारने पर ड्रम जैसी आवाज आती हैं खाने की यह अवस्था ज्यादा देरी तक रहने पर बीमारी पुरानी अवस्था में रहती है।

बीमारियों के लक्षण

पेट का दाहिना हिस्सा बहुत बड़ा हो जाता है। और जानवर बेचैन हो जाता है। ज्यादा देरी होने पर यह सूजन वाला हिस्सा सख्त हो जाता है। सांस लेने में तकलीफ होती है। वक्त पर इलाज ना करने से जानवर मर जाता है। कुछ समय पेट फुलना फेसकट होती है। ऐस समय जानवर लाख का बहाव करता है।

होम्योपैथिक उपचार

1. **कार्बोव्हेज (Carboveg-200)** : इसका उपयोग तीव्रता कम होने पर करते हैं।

   मात्र : 5 गोलियां या बूंद एक घंटे की अंतराल से 4 वक्त देना।

2. **कॉलचीकम (Colchichum-30)** : इस दवा का इस्तेमाल ज्यादा तीव्र अवस्था में, साथ में बहुत संडास होने पर करते हैं।

   मात्रा : 5 गोलियां या बूंद एक घंटे की अंतराल से 4 से 5 वक्त देना।

3. **लायकोपोडीयम (Lycopodium-200)** : इससे गैस जमा होने का प्रमाण कम होता है। और पाचन सुधार जाता है।

   मात्रा : 5 गोलियां या बूंद दिन में दो वक्त 5 दिन देना।

4. **ॲन्टीमोनियम क्रुडम (Antimonium Crdum-200)** : यह दवा फेसकट पेट फुलने पर जो की अच्छी घांस या अन्न पदार्थ सेवन करने पर शुरु होती है। उसमें असरदार है।

   मात्रा : 5 गोलियां या बूंद एक घंटे के अंतराल में 5 वक्त देना।

5. **ऐपीस मेल (Apis mel-30)** : जिस वक्त फेसकट में चिप चिपापन होता है। उस वक्त यह दवा फयादेमंद होती है।

   मात्रा : 5 गोलियां या बूंद एक घंटे की अंतराल से 5 वक्त देना।

6. **अर्सेनिकम अल्बम (Arsenicum album-30)** : यदि कॉलचिकम से कोई लाभ न होने पर **अर्सेनिका, कॉलचिकम** अलटा पलटाकर देना, इसका अच्छा परिणाम मिलता है।

   मात्रा : 5 गोलियां या बूंद दवा रोजाना 3 वक्त 3 दिन देना।

7. **नक्स व्होमिका (Nux Vomica-30)** : पेट फुलने का लक्षण कम होकर रवंथ ना करने पर यह दवा दे।

कौल / पिलीया (Jaundice)

यह बीमारी होने पर मुख्य रूप से यकृत का कार्य बिगड़ जाता है। और इसमें दिखने वाली **म्युकस मेम्ब्रेनस** पिली हो जाती है।

होम्योपैथिक उपचार

1. **चेलीनोडीयम (Chelinodium-30)** : जिस वक्त आँखों के श्लेषमल हिस्सा और पेट के चमड़ी का हिस्सा पीला हो जाता है। बायें बाजु का हिस्सा सख्त हो जाता है उस वक्त यह दवा ज्यादा उपयुक्त है।

   मात्रा : 5 गोलियां या बूंद हर एक, दो, तीन घंटो की अंतराल से दें।

2. **लायकोपोडीयम (Lycopodium-12)** : यह दवा पुराने कौल बीमारी पर जिसमें अपचन और पेट फुलना संडास सुखी, चमकेली की श्लेष्मा युक्त होती है। उस समय इसका इस्तेमाल करें।

   मात्रा : 5 गोलियां या बूंदे रोजाना 3 वक्त 10 दिन तक देना।

3. **बरबेरीस व्हलगॅरीस (Berberis Vulgaris-30)** : इसका उपयोग यकृत का हिस्सा मोटा, सख्त होने पर उसके दबाव देने पर जानवर नीचे बैठ जाता है। पेशाब काले रंगो की और कभी खून की मिश्रित होने पर यह दवा देना।

मात्रा : 5 गोलियां या बूंद रोजाना 2 वक्त 14 दिन देना।

4. **फॉस्फोरस (Phosphourus-30)** : इससे यकृत का कार्य बढ़ाना, जो जानवर डरपोक होती है और मसूड़े के ऊपरी हिस्से तथा कान के आस पास के हिस्से में रक्तस्राव दिख रहा हो तो यह दवा दें।

   मात्रा : 5 गोलियां या बूंद रोजाना 1 वक्त 14 दिन तक देना।

5. **चिओनानयस (Chionanthus-30)** : यदि यकृत बढ़ा हो गया हो और उस पर दबाव देने पर पहचान हो रही और संडास मिट्टी जैसी काली दिखने पर यह दवा दें।

   मात्रा : 5 गोलियां या बूंद रोजाना 3 वक्त 14 दिन तक देना।

पैखाना, जुलाब (Diarrhoea)

भेड़ बकरियों, उनके बछडे इनका धूपकाल, बारीश के दिनों या बाकी समय खसरे की बीमारी होना यह सामान्य स्थिति है। मौसम का बदलाव खाने पीने की चीजों में बदलाव के कारण यह होता है। यदि यह बीमारी ज्यादा दिन तक रही तो खसरे का रुपांतर खून की संडास में हो जाता है। मरी हँसता है और पिछला हिस्सा पॅरलेसीस से प्रभावित होता है। ऐस समय जानवर दुरुस्त होना असंभव होता है, और वह मर जाता है।

होम्योपैथिक उपचार

1. **अर्सेनिकम अल्बम (Arsenicum Alb-30)** : यदि संडास काली, सडी हुई और खून मिश्रित हो और जल्द कमजोरी लाने वाली हो तो यह दवा उपयुक्त है।

   मात्रा : 5 गोलियां या बूंद हर एक, दो, तीन घंटो की अंतराल से दें।

2. **मरक्युरियस सॉलूबिलीस–30** : यदि मरीज ज्यादा हाँफ रहा हो और पानी जैसी खून मिश्रीत श्लेष्मा युक्त संडास होने पर यह दवा अच्छी काम करती है।

मात्रा : 5 गोलियां या बूंद ऊपरी दिये जैसे देना।

3. **इपिकाकुआना (Epicacuana-30)** : यदि संडास सफेद फेसकट ओर बदबुदार होकर मरीज हाप रहा हो तो यह दवा दें।

   मात्रा : 5 गोलियां या बूंद दवा 2 से 3 घंटे अंतराल से दें।

4. **पलसाटीला (Pulsatilla-30)** : और अर्सेनिका : इसका छोटे बछडों में अच्छा परिणाम मिलता है। ऐसे समय बछडे के माँ को भी कुछ मात्रा दें।

5. **चॅमोमिला (Chamomilla-30)** : यदि खसरा ठंड से होकर संडास हारे रंगो की हो तो यह दवा इस्तेमाल करें।

   मात्रा : 2 बूंद दवा हर 2 घंटे या 3 घंटों बाद दें।

बद्धकोष्टता (Constipation)

बद्ध कोष्टता होना बछडों में यह सामान्य बात है। इसमें पेट में दर्द होता है। उस वजह बछड़े नीचे गिरकर लेट जाते है। और पैर झाड़ते हैं। फिर उठकर बैठते हैं। और थोड़ी संडास करते हैं।

होम्योपैथिक उपचार

1. **नक्स वोमिका (Nux vomica-30)** : यह दवा ऊपरी लक्षणों में अच्छी काम करती है।

   मात्रा : 5 बूंद दवा या गोलियां रोजना 2 वक्त देना।

2. **ओपीयम या ब्रायोनिया (Opium or Bryonia-30)** : यदि ऊपरी दवाईयों का अच्छा परिणाम नहीं मिल पाया तो इस दवा का इस्तेमाल करें, ऐसे वक्त ब्रायोनिया से तुरन्त आराम मिलता है। ज्यादातर ठंड के कारण यह बीमारी हो तो इसका इस्तेमाल करें।

3. **सल्फर (Sulphur-30)** : यदि ऊपरी दवाईयों का इस्तेमाल फायदेमंद हो और बीमारी फिर से ना हो इसलिए यह दवा दें।

मात्रा : 5 गोलियां या बूंद दिन में से 2 वक्त देना।

मुँह आना (Stomatitis)

मुँह के अंदरुनी हिस्सा श्लेष्मल पर्दा (म्यकुस मेम्ब्रेन) को होने वाले दाह को **'स्टोमैटायटीस'** कहते हैं। इसमें मुँह में मसुडों का हिस्सा, जीभ का समावेश होता है।

लक्षण

मुँह के अंदरुनी हिस्सा लाल हो जाता है। लार का बहाव बढ़ता है। गहरे जख्म होते हैं। लार चिपचिपा धागे समान गिरती है। चारा खाने में जानवर को तकलीफ होती है। दुय्यम जीवाणु का संसर्ग होने पर गहरे जख्मों से गंदी बू, लार गिरती है। ऐसे लक्षण विषाणुजन्य निलजिव्हा, लाल खुरकूत बीमारियों में पायी जाती है।

होम्योपैथिक उपचार

1. **एकोनायटम नेपेलीस (Aconitum Nepalis-1M)** : शुरुआत के समय यदि बुखार आने पर इस दवा का इस्तेमाल करें।

   मात्रा : 5 गोलियां या दवाईयों की बूंदे एक घंटे की अंतराल से 3 वक्त देना।

2. **मरक्यूरीयस सॉलीबीलीस (Mercurious Solubills-30) : स्टोमॅटायटीस** यह प्रमुख दवा है। बहुत लाल आकर व चिपचिपी होती है। गहरे जख्म नहीं होते लेकिन मसूड़े लाल रंगों के हो जाते हैं।

   मात्रा : 5 गोलियां या दवा के बूंद रोजना 3 वक्त 3 दिन देना।

3. **बोरॅक्स (Borax-6, 30)** : जब गहरे खरोज पड़ते हैं और एक–दूसरे से जुड़ जाते हैं, वह टुटकर मांसल हिस्सा जबान और मसूड़ों में पाया जाता है।

   मात्रा : 5 गोलियां या दवा की बूंदे दिन में 3 वक्त 7 दिन देना।

4. **नायट्रीम ॲसीडीकम (Nitricum Acidicum-200)** : यदि दाहजन्य अवस्था जिव्हा और होंठो तक गयी तो यह दवा अच्छा कार्य करती है।

   मात्रा : 5 गोलियां या दवा के बूंद दिन में से 3 वक्त 7 दिन देना।

5. **बेलाडोना (Belladona-1M)** : जब मुँह सुखा, लाल रंगो का चमकीला होता है, आँखों के बुबुल फैल जाते है, नाडी के ठोके ज्यादा हो जाते है इस लक्षण में यह दवा असरदार होती है।

   मात्रा : 5 गोलियां या दवा के बूंद हर घंटे 4 वक्त देना।

पॅरोटायटीस (Parotitis)

पॅरोटीड लाल ग्रंथियों की दाह को **'पॅरोटायटीस'** कहते हैं। यह एक हिस्सा या दोनों हिस्सों को होता है। ज्यादा कर ठंडी या जीवाणु के संसर्ग से होता है।

लक्षण

लाल की ग्रंथियों को सुजन आती है, वह सख्त हो जाती है, यदि दोनो तरफ होने पर गोल आकार आता है।

होम्योपैथिक उपचार :

1. **ॲकोनायटम नॅपालस (Aconitum Nepalus-1M)** : यदि बीमारी ज्यादा ठंड के कारण हुई तो इसका इस्तेमाल करें।

   मात्रा : 5 गोलियां या बूंदे एक घंटे के अंतराल से 3 वक्त दें।

2. **बेलाडोना (Belladona-1M)** : यदि ग्रंथी गर्म होकर कान तक फैली हो, बहुत बुखार हो, बुब्बुल फैले हो, नाड़ी के ढोके बढ़े हो तो इसका इस्तेमाल करें।

   मात्रा : 5 गोलियां या दवाकी बुंदे एक घंटे की अंतराल से 4 वक्त देना।

3. **पलसाटीला (Pulsatilla-30)** : यदि दाहिने हिस्से ग्रंथियों को बीमारी हो, मुँह सुखा और सफेद हो, और जानवर बेचैन हो उसे प्यास नहीं लगती ऐसे समय यह दवा उपयुक्त है।

   मात्रा – 5 गोलियां या दवा की 5 बूंदे रोजना 2 वक्त 10 दिन देना।

4. **ब्रायोनिया (Bryonia-30)** : ग्रंथियाँ बहुत सख्त होकर दबाव देने पर भी दबती नहीं, श्लेष्मा सुखा, संडास सुखी हो।

5. **बरायटा कार्ब (Baryta Carb-30)** : यदि यह बीमारी बछडे या बड़े जानवरों को हो तो और टॉन्सील के नजदीकी हिस्सा सख्त हो तो इस दवा का इस्तेमाल करें।

   मात्रा – 5 गोलियों या 5 बूंद दवा रोजना 2 वक्त 10 दिन देना।

6. **कैलकेरिया फ्लोअर (Calcaria Flour-30)** : यदि ग्रंथी सख्त हो आजू–बाजु का हिस्सा लिम्फ ग्रंथियों पर इसका प्रभव पड़ने पर यह दवा देना।

   मात्रा – 5 गोलियां या 5 दवा के बूंद हफ्ते में 2 वक्त 4 हफ्ते देना।

7. **फायटोलॅका (Phytolacca-30)** : ग्रंथियों दोपहर यह अच्छा कार्य करती है। यदि ग्रंथियों की सुजन गले तक बढ़कर उसका रंग नीला दिखने पर, खाना खाने में तकलीफ हो रही हो तो यह दवा का इस्तेमाल करें।

   मात्रा – 5 गोलियां या 5 दवा के बूंद रोजाना 2 वक्त 10 दिन देन।

8. **रहस टॉक्स (Rhus tox-1M)** : यदि दाहिने पॅरोटीड ग्रंथियों को बीमारी हो और उस पर गहरे जख्म नजर आये, गला लाल होकर आँखों में से आसू बह रहे हो तो यह दवा दें।

9. **पैरोटीडिनम (Parotidinum-30)** : इस नोसोड का उपयोग बाकी दवाईयों के साथ या बाकी दवाईयों के पहले करना।

   मात्रा – 5 गोलियां या 5 बूंदे रोजना 1 मात्रा 5 दिन देना।

रेंनुला (Ranula)

जिव्हा की निचले हिस्से सिस्ट जैसी सुजन आने पर उसे 'रेंनुला' कहते हैं। ऐसा सलायव्ही के नील में अटकने से होता है।

लक्षण

ग्रंथी समान सुजन जिव्हा के निचले हिस्से आती है। यह नर्म होकर स्पर्श करने पर कठिन होता है।

होम्योपैथिक उपचार

1. **ॲपीस मेल (Apis mel - 6, 30)** : यदि **सिस्ट इडीमॅटस्** हो तो यह दवा इस्तेमाल करें, यह सिस्ट गर्मीयों में ज्यादा होता है। और मरीज को प्यास नहीं लगती।
   मात्रा – 5 गोलियां या 5 बूंद दवा दिन में से 3 वक्त 10 दिन देना।
2. **मरक्युरीअस डलक (Mercurious dulc-30)** : यदि लार का बहाव ज्याद हो तो यह दवा देना।
   मात्रा – 5 गोलियां या दवा के बूंद रोजना 2 वक्त 14 दिन देना।

केंन्कर/ब्लॉक माऊथ (Canker/Block mouth)

भेड़ की बछड़ों में यह बीमारी पाई जाती है। गर्म मौमस के अंतिम चरणों में यह बीमारी दिखायी देती है।

होम्योपैथिक उपचार

1. **नायट्रीक ॲसीड (Nitric Acid-30)** : जख्म मुंह और बाहरी हिस्सा जहाँ पर मिलता है। वहाँ पर होने पर यह दवा असरदार है।
   मात्रा – 5 गोलियां या 5 बूंद दवा 30 मिली पानी में मिलाकर रोजाना 2 मात्रा 3 से 4 दिन तक देना।

2. **सल्फर (Sulphur-30)** : ऊपरी मात्रा देने के बाद इसके 2 मात्रा 3 से 4 दिन तक देना, इससे बीमारी पूरी तरह ठीक हो जाती है। जख्मों पर गंधक 1 हिस्सा + 18 हिस्सा व्हॅसलीन मिलाकर लगायें।
3. **मरक्युरस व्हायव्हस (Mercurius vivus-30)** : यदि मुँह में से चिप चिपा स्राव बह रहा हो तो इस दवा की 2 मात्रा रोजाना 3 से 4 दिन तक देना।

फॅरिनजायटीस (Pharingitis)

गले के दाह को **फॅरिनजायटीस** कहते हैं। ठंडी हवा और खान–पान में बदलाव इसका कारण होता है।

लक्षण

निगलने में तकलीफ होती है और दाह होने की जगह सख्तपना आता है। यह दाह कान, गले की गठीयों तक फैल सख्ता है।

होम्योपैथिक उपचार

1. **आकोनाइट (Aconite-10M)** : शुरुआत की बुखार में यह दवा देते हैं।

   मात्रा – 5 गोलियां या दवा के बूंद एक घंटा अंतराल से 4 मात्रा देना।
2. **बैलाडोना (Belladona-1M)** : आँखों के बुबुल फैल जाते हैं। चमड़ी गर्म होकर सूख जाती है। मरीज शीघ्र ही क्रोधित होता है। ऐसे समय यह दवा असरदार होती है।

   मात्रा – 5 गोलियां या दवा के बूंद एक घंटे की अंतराल से 4 मात्रा देना।
3. **मरक्युरीयस सायनाटस (Mercurdous cynatus-30)** : जिस समय गले के पर्दे पर **डिपॉजीटस्** आते है और **टॉक्सयीमिया** होता है। उस समय यह दवा अच्छा कार्य करती है।

मात्रा – 5 गोलियों का दवा के बूंद एक घंटे की अंतराल से 4 मात्रा देना।

4. **आयुसकुलस (Aesculus-30)** : जब कभी गले की नसे को सूजन आती है और फैल जाती है। यकृत में दोष होकर कौल होता है, मिट्टी के रंगो की संडास होती तब यह दवा दें।

   मात्रा – 5 गोलियां या 5 दवा के बूंद रोजाना 3 वक्त 6 दिन देना।

5. **लॅकेसीस (Lachesis-30)** : गले को सूजन आने पर, सख्त और मोटा होता है। और अंदरुनी हिस्सा नीले रंगो का होकर खून बहता है। तब यह दवा दें।

6. **आलुमेन (Allumen-30)** : गले का लिम्फाइड मांसल हिस्सा सख्त होता है। तब यह दवा दें।

   मात्रा – 5 गोलियां या दवा के बूंद रोजाना 2 वक्त 10 दिन देना।

7. **रहस टॉक्स (Rhus tox-1M)** : गले का हिस्सा बहुत लाल रंगो का हो जाता ज्यादा तर बायाँ हिस्सा वैसे ही जिव्हा पर और मसूड़ों पर जख्म नजर आते है। तब यह दवा देना।

जिन्जीव्हायटीस (Gingivitis) मसूड़ों का दाह

दाँत के मसूड़ों के दाह को **'जिन्जीव्हायटीस'** कहते हैं। वह कुछ विशिष्ट बीमारी में पाया जाता है। वैसे ही बाकी कारणों में बीमारी के लक्षण दिखते हैं।

लक्षण

दाँत के मासूड़े लाल हो जाते है, वह फुलने से दाँत के आजू बाजू हिस्से को तकलीफ होती है। लाल का बहाव होता है। और गहरे जख्म होते है।

होम्योपैथिक उपचार

1. **मार्कसॉल (Merc sol-6, 30)** : मसूड़ों के दाह के साथ लाल का बहुत प्रमाण हो, मुँह के अंदरुनी हिस्सा बहुत गंदा हो और रात के समय ज्यादा हो तो यह दवा देना।

मात्रा – 5 गोलियां या दवा के बूंद दिन में से 3 वक्त 7 दिन देना।

2. **मर्क आयोडायटम फ्लेव्हस (Merc lod flav-30)** : यदि बायां हिस्सा बीमारीयुक्त हो तो यह दवा देना।

   मात्रा – 5 गोलियां या दवा के बूंद दिन में से 3 वक्त 7 दिन देना।

3. **मर्क आयोडायडस रुब्रम (Merc lod Rub-30)** : यह दवा दायें हिस्सा बीमारी युक्त हो तो यह दवा दें।

   मात्रा – 5 गोलियों या दवा के बूंद दिन में से 3 वक्त 7 दिन देना।

4. **बोरॅक्स (Borax-30)** : जब मसूड़ों और जिव्हा पर दाह होकर व्रण होने पर साथ ही लाल का बहाव होने पर और मचमचा आवाज हो रहा हो तो यह दवा दें।

   मात्रा – 5 गोलियां या दवा के बूंद रोजाना 2 वक्त 14 दिन।

5. **मर्ककॉर (Merc cor-30)** : संडास में श्लेष्मा होने पर दें।

   मात्रा – 5 गोलियां या दवा के बूंद रोजाना 2 वक्त 7 दिन तक देना।

पेरिटानायटीस (Peritonitis)

पचनसंस्था के हिस्से के पेरिटोनियम के खाली जगह के अच्छादन के दाहको 'पेरिटोनायटीस' कहते हैं। यह अवस्था एक तीव्र बीमारी के बाद हो सख्ता है। जैसे – सडा हुआ खून का दोष और कास का दाह, गर्भाशय का दाह।

बीमारी के लक्षण

भूख कम लगना, नाड़ी के ठोके, सांस बढ़ती, पिठ धनुष्य कमान जैसी अखंड जाती है। दर्द युक्त सांस निकालकर आवाज निकलती है, पेरिरोनीयल हिस्सा सबलम्बार की जगह सख्त लगती है।

होम्योपैथिक उपचार

1. **ॲकोनायटम (Aconitum-1M)** : यह दवा शुरुआत की अवस्था में देने पर दर्द और चिंतायुक्त दोष हो जाते हैं।

मात्रा – 5 गोलियां या दवा के बूंद एक घंटे की अंतराल से 3 मात्रा।

2. **बेलाडोना (Belladona-1M)** : बुखार ज्यादा बढ़ा हो आँख के बुब्बुल फैले हो, सर गर्दन हिला रहा हो तो यह दवा दें।

   मात्रा – 5 गोलियां या दवा के बूंद हर घंटे 3 वक्त देना।

3. **ब्रायोनिया (Bryonia-30)** : पेट का हिस्सा बहुत सख्त लगता है, दबाव देने पर अच्छा लगता है।

   मात्रा – 5 गोलियां या दवा के बूंद दिन में से 3 वक्त 3 दिन देना।

4. **कॅन्थॅरीस (Cantharis-1M)** : पेरिटोनियम का दाह अति तीव्र होने पर, संडास खुन मिश्रीत यह परिस्थिति मूत्र पिंड और गर्भाशय की दाह की वजह से बनी हो तो यह दवा दें।

   मात्रा – 5 गोलियां या दवा के बूंद हर घंटे 4 मात्रा देना।

5. **रहस टॉक्स (Rhus tox-1M)** : यदि हलचल करने पर अच्छा लग रहा हो और श्लेष्मा हिस्सा लाल दिख रहा हो तो यह दवा दें।

   मात्रा – 5 गोलियां या दवा के बूंद हर 2 घंटे बाद 5 वक्त देना।

6. **पायरोजन (Pyrogen-1M)** : यदि बुखार बहुत शीघ्र हो, नस के ठोके कम हो, यह परिस्थिति सेप्टीक अवस्था के बाद आई हो। जैसे – गर्भाशय का दाह।

   मात्रा – 5 गोलियां या दवा के बूंद हर घंटे 4 वक्त देना, बाद में दूसरे दिन फिर से देना।

अध्याय–17

भेड़ बकरियों के सांस मार्ग के बीमारी पर होम्योपैथिक इलाज

केटारिहल रायनाइटिस, कोरायझा; Catarrhal Rhinits, Coryza)

नाक के मार्ग के दाह को 'केटारिहल रायनाइटिस कहते है। संसर्गजन्य बीमारी जिसमें जिवाणु, विषाणु होते है। उसके संसर्ग ये यह बीमारी होती है।

बीमारी के लक्षण

1. शुरुआत में ज्वर आता है। ऐसा बछड़ों में पाया जाता है।
2. नाक में से श्लेषमल दाह होता, श्लेषमल स्राव युक्त होता है। और खाँसी शुरु होती है, नाक का अंदरुनी हिस्सा लाल होकर फुल जाता है, यह सूजन सब मॅक्झीलरी ग्रंथी तक बढ़ता है।

होम्योपैथिक उपचार

1. **अकोनाइटम (Aconitum-1M)** : शुरुआत की अवस्था में ज्वर होने पर दें।

   मात्रा – 5 गोलियां या दवा के बूंद हर घंटे 4 मात्रा देना।

2. **फेरम फॉस (Ferrum phos-12)** : यदि सांस मार्ग में परेशानी हो तो दें।

   मात्रा – 5 गोलियां या दवा के बूंद 2 घंटे की अंतराल से 4 मात्रा देना।

3. **अर्सेनिकम अल्बम (Arsenicum Alb-1M)** : यदि आँखों में से ज्यादा स्राव वह रहा हो, सीने में से खाँसी की आवाज हो, नाक में का स्राव चिपचिपा हो और वह नाक में चिपक रहा हो तो यह दवा दें।

   मात्रा – 5 गोलियों या दवा के बूंद दिन में से 3 वक्त 4 दिन देना।

4. **पलसाटिला (Pulsatilla-30)** : जब नाक के अंदरुनी हिस्से को खपली हो और आँखों में से स्राव वह रहा हो तो यह दवा देना।

   मात्रा – 5 गोलियां या दवा के बूंद दिन में से 3 वक्त 5 दिन देना।

5. **मर्ककॉर (Merc cor-30)** : जब नाक की हड्डी को प्रभाव होता है। जब नाक के स्राव के साथ खून और हरे रंगो का श्लेष्मा आता उस समय यह दवा देना।

   मात्रा – 5 गोलियां या दवा के बूंद दिन में से 3 वक्त 5 दिन देना।

6. **हाइड्रास्टॅसीस (Hydrastasis-30)** : यदि स्राव पीले रंगो का हो तो यह दवा इस्तेमाल करें।

   मात्रा – 5 गोलियां या दवा के बूंद दिन में से 3 वक्त 7 दिन देना।

7. **अेलीयम सेपा (Allium cepa-30)** : शुरुआत की अवस्था में सौम्य स्राव और आँखों का स्राव ज्यादा होकर लाल रंग का हो तो यह दवा दें।

8. **डलकामरा (Dulcamara-30)** : यदि गर्म मौसम के बाद बाहर का तापमान कम होने से लक्षण निर्माण होने पर यहदवा देना।

   मात्रा – ऊपरी जैसे इस्तेमाल करें।

पुराने न्हायनायटीस, कोनिक नॅझल कॅटान्हा

यह परिस्थिति पुराने निमोनिया या फॅरिनजायटीस के साथ हो सख्ता है। इस बीमारी के लक्षणों में विशिष्ठ जंतुओं का संसर्ग होने से (गल्लू) हो सख्ता है।

बीमारी के लक्षण

नाक के मार्ग के झिल्ली (**म्युकस मेंम्ब्रेन**) पुरानी होने से सख्तपन आता है। इस वजह सांस लेने में तकलीफ होती है। कुछ समय सफेद युक्त स्राव होता है। गले की ग्रंथियों को सूजन आती है। उससे सांस लेने में तकलीफ होती है।

होम्योपैथिक उपचार

1. **काली बायक्रोमाकम (Kali Bichromicum-30)** : यह दवा युक्त सफेद पीला स्राव जो चिपचिपा होने पर देते हैं।

   मात्रा – 5 गोलियां या दवा के बूंद में से 3 वक्त 7 दिन देना।

2. **हायड्रॉस्टेंटीस (Hydrastasis-30)** : यदि स्राव सौम्य, रंगहीन हो तो यह दवा दें।

   मात्रा – 5 गोलियां या दवा के बूंद दिन में से 4 वक्त 2 दिन देना।

3. **मर्कसॉल (Merc sol-30)** : यदि नाक में का स्राव हारा और खून मिश्रित होकर नाक की हड्डी सड़ रही हो तो यह दवा देना।

   मात्रा – 5 गोलियां या दवा के बूंद दिन में से 3 वक्त 5 दिन देना।

4. **सिलीसिया (Silicia-30)** : यदि स्राव पतला भूरे रंगो का होकर नाक ही हड्डी मोटी हो रही तो यह दवा देना।

   मात्रा – 5 गोलियां या दवा के बूंद हफ्तें में 3 वक्त 4 हफ्ते देना।

लॅरिनजायटीस (Laryngitis)

सांस मार्ग के लॅरिजियल हिस्से के दाह को **'लॅरिनजायटीस'** कहते हैं। इसके साथ बाकी सांस मार्ग का दाह भी होता है। जैसे **ब्रोन्कायटीस** और न्यूमोनिया यह परिस्थिति तीव्र या पुरानी हो सख्ती है।

बीमारी के लक्षण

भूख कम होना, सूखी दर्द युक्त खाँसी, यह विकार सांस मार्ग की निचले हिस्से फैलता है। यदि बीमारी पुरानी हो तो लॅरिन्जीयल के मुँह का आकार सिकुड जाता है। और सांस लेने में तकलीफ होती है।

होम्योपैथिक उपचार

1. **ॲकोनायटम (Acontium-1M)** : शुरुआत के तीव्र अवस्था में देते हैं।

   मात्रा – 5 गोलियां या दवा के बूंद हर घंटे 3 वक्त देना।

2. **स्पॉन्जीया (Spngia-6)** : इससे **लॅरिन्जीयल** कफ कम होता है। बाधित हिस्सा संवेदनशील होता है, सांस लेने में तकलीफ होती है। उस वक्त यह दवा उपयुक्त होती।

   मात्रा – 5 गोलियां या दवा के बूंद रोजाना 3 वक्त 7 दिन देना।

3. **मर्क सायनाटम (Merc Cyanatum-30)** : यदि गले की झिल्लीदार परदोपर विशिष्ठ कुछ चीज जमा होकर वह हिस्सा लाल होकर बुखार हो तो यह दवा देना।

   मात्रा – 5 गोलियां या दवा के बूंद रोजाना 3 वक्त 7 दिन।

4. **साग्वीनारीया (Sangvinaria-6)** : इससे किसी भी प्रकार की सूजन **लॅरिन्जीयल** हिस्सों पर आई हो तो कम होती है।

   मात्रा – 5 गोलियां या दवा के बूंद दिन में से 3 वक्त 7 दिन देना।

5. **फायटोलॅका (Phytolaca-30)** : गले का हिस्सा नीला – लाल होकर **फॅरिन्क्स** तक फैला हो तो और श्लेष्मा **टॉन्सयील** के नजदीक

जमा हो तो, वैसे ही दाह जन्य हिस्सा पॅरोटीड ग्लैड तक जाने की संभावना होती है। गले का हिस्सा सूजन भरा हो तो यह दवा अच्छा काम करती है।

मात्रा – 5 गोलियां या दवा के बूंद 3 वक्त 7 दिन देना।

6. **लॅकेसिस (Lachesis-6)** : यदि लॅरिन्जीयल हिस्सों में बहुत सूजन हो यह हिस्सा नीले – जामुनी रंगो का दिख रहा हो स्पर्श करने से दर्द हो तो यह दवा अच्छा काम करती है।

ट्रॅकायटीस (Trichitis)

ट्रॅकीया (हवा की नली, विंड पाईप) के दाह को **'ट्रॅकायटीस'** कहते हैं, यह तीव्र या पुराना हो सख्ता है। ज्यादा ठंड में रहना, गंदी जगह रहना उससे अलग–अलग जीवाणु का संसर्ग होता है। धूल ज्यादा होकर कुंद हवा में रहना यह उसकी वजह हो सख्ती है।

बीमारी के लक्षण

शुरुआत में ज्वर बढ़ता है। सांस बढ़ जाती है। बार–बार सूखी–खाँसी होती है। बाद में वह गिला होता है। ट्रॅकिया पर दबाव देने पर कफ बाहर आता है। बीमारी पुरानी होने पर **ब्रॉन्कायटीस** या निमोनिया होता है। पुराने ट्रॅकायटीस में ज्यादा श्लेष्मा युक्त होता है।

होम्योपैथिक उपचार :

1. **ॲकोनायटम–1 एम** : यह दवा शुरुआत की अवस्था में देते हैं।
2. **ब्रायोनिया (Bryonia-30)** : इससे ज्यादा तीव्र खाँसी कम होती है।
3. **डलकामरा (Dulcamara-30)** : यदि यह बीमारी ठंडी हवा से हुई तो देना।

   मात्रा : 5 गोलियां या दवा के बूंद रोजाना 2 वक्त 10 दिन देना।
4. **ड्रासेरा (Drosera-30)** : इस दवाईयों का उपया एकाएक झटके से आने वाली तीव्र खाँसी ज्यादा श्लेष्मा होने पर देना।

मात्रा – 5 गोलियां या दवा के बूंद दिन में से 3 वक्त 7 दिन तक देना।

होम्योपैथिक उपचार

1. **ॲकोनायटम (Acontium-30)** : यह दवा शुरुआत में देनी चाहिये।

   मात्रा – 5 गोलियां या दवा के बूंद आधे घंटे की अंतराल से सुधार होने तक दें।

2. **फेरम फॉस (Ferrum phos-30)** : सांस मार्ग की बीमारी में आने वाले बुखार की प्रमुख दवा है। इसलिए जल्द देना।

   मात्रा – 5 गोलियां या दवा के बूंद हर घंटे 4 वक्त देना।

3. **ॲन्टीमोनियम टारटारीकम (Antimonium Tartaricum-200)** : यदि खाँसी में श्लेष्मा हो फेफडे में दाह को और फेसकट लार का बहाव होने पर यह दवा अच्छा काम करती है।

   मात्रा – 5 गोलियां या दवा के बूंद रोजाना एक वक्त 5 दिन देना।

4. **बेरिलियन (Beryllium-30)** : जिस वक्त लक्षण अति तीव्र होती है। थोडी सी हलचल करने पर खाँसी आरही तो यह दवा देना।

   मात्रा – 5 गोलियां या दवा के बूंद दिन में से 3 वक्त 4 दिन देना।

5. **ब्रायोनिया (Bryonia-30)** : इस बीमारी में जानवर हलचल पसंद ना कर रहा हो, लेट जाना पसंद कर रहा हो, हलचल करने पर ज्यादा हो रहा हो और प्लुरल हिस्से पर कठोर आवाज आ रही तो यह दवा देना।

   मात्रा – 5 गोलियां या दवा के बूंद दिन में से 4 वक्त 3 दिन देना।

6. **ड्रासेरा (Drosera-30)** : यदि खाँसी एकाएक झटके से आ रही हो और यह बीमार जानवर में हो तो यह दवा अच्छा काम करती है।

   मात्रा – 5 गोलियां या दवा के बूंद दिन में से 3 वक्त 4 दिन देना।

7. **लायकोपोडीयम (Lycopodium-200)** : यदि लक्षण पाचन संस्था या यकृत की बीमारी से आने की अशंका हो तो और सांस लेने तकलीफ

हो रही हो, और सांस लेते समय नाक ही हलचल होने पर यह दवा दें।

मात्रा – 5 गोलियां या दवा के बूंद 3 वक्त 4 दिन देना।

8. **फॉस्फोरस (Phosphorus-1M)** : यदि फेफडे का ज्यादा हिस्सा बाधित हो, लाल रंगो की थूक आ रही हो तो यह दवा देना।
   मात्रा – 5 गोलियां या दवा के बूंद दिन में से 3 वक्त 4 दिन देना।
9. **टयूबरकुलीनम एव्हीयारे (Tuberculinum Aviare-200)** : इस दवा से छोटे बछड़े जल्दी दुरुस्त होते हैं। यदि फेफड़े के ऊपरी हिस्से पर ज्यादा प्रभाव होने पर इसका इस्तेमाल करें।

   मात्रा – 5 गोलियां या दवा के बूंद रोजाना एक वक्त 5 दिन देना।

पलमोनरी एम्फायसीमा (Pulmonary emphysema)

पलमोनरी एम्फायसीमा यह निमोनिया होने के बाद का परिणाम है। जिसमें फेफडे इन्टरास्थिशीयल भागों में बदलाव आता है, यह दोष ज्यादा देर सांस मार्ग से रोग होने पर भी पैदा होता है। जैसे – सांस लेने में तकलीफ (डिसपेप्सीया) ई.।

बीमारी के लक्षण

सांस लेने में तकलीफ इतनी होती कि मुँह से सांस लेनी पड़ती, फेसकट लार का बहाव, सांस में घर–घर आवाज आना, दाँत खाना, सांस लेते समय नाडी के ठोके बढ़ जाते हैं।

होम्योपैथिक उपचार

यह अवस्था दवाई देनी की कठिन स्थिति होती है, लेकिन नीचे दी गई दवाईयाँ देने पर फायदेमंद साबित हुई है।

1. **आमोनियम कार्बोनिकम (Ammonium Carbonicum)** : यदि दमे जैसी परेशानी हो, ठंड और गर्मी के वक्त ज्यादा खाँसी हो और

उसमें से खून आ रहा हो, फेफड़े की बाएं और आवाज सुनाई देने पर इसका इस्तेमाल करें।

2. **ॲन्टीमोनियम अर्सेनिकम (Antimonium Arsenicum-6, 30)** : सांस लेने में बहुत परेशानी हो और दाहिने फेफडे की ऊपरी हिस्से से आवाज हो और बीमार जानवर सीधा खड़े रहने की कोशिश करता, ऐसे समय यह दवा देना।

   मात्रा : 5 गोलियां या दवा के बूंद दिन में से 4 वक्त 5 दिन देना।

3. **अर्सेनिकम अल्बम (Arsenicum Alb-200)** : यदि बीमार बहुत बेचैन हो और थोड़ा–थोड़ा पानी पीने की कोशिश करता है यह लक्षण रात के समय ज्यादा हो तो इस दवा का इस्तेमाल करें।

4. **ड्रासेरा (Drosera-30)** : झटके से आनी वाली खाँसी और लॅरिन्क्स के ऊपरी हिस्से में तकलीफ होने पर यह दें।

5. **ब्रायोनिया अल्बा (Bryonia Alba-30)** : जब बीमार हलचल टालता है और नीचे लेटे पसंद करता है। और सिने पर दबाव डालने पर अच्छा लगने पर यह दवा दें।

   मात्रा : 5 गोलियां या दवा के बूंद दिन में से 3 वक्त 10 दिन देना।

6. **लिबेलीया इन्फ्लॉटा (Libelia inflata-30)** : यदि बीमार को हलचल से अच्छा नहीं लग रहा हो और खाने के बाद ज्यादा हो रहा हो, खाँसी में बेंडके गीर रहे हो तो यह दवा दें।

   मात्रा : 5 गोलियां या दवा के बूंद दिन में से 3 वक्त 10 दिन देना।

सुपुरेटीव्ह न्यूमोनिया (Suppurative Pneumonia)

यह अवस्था फेफडे की बीमारी पुरानी होने पर होती है, जिसमें उपयुक्त धब्बे फेफडे में होते हैं। यह परिस्थिति **सेप्टीक मास्टायटीस**, **मेट्रायटीस** इस बीमारी में फेफडे में बीमारी फैलाते हैं।

बीमारी के लक्षण

इसमें खाँसी होती है। फेफडो में खून का स्राव और उपयुक्त स्राव होता है।

होम्योपैथिक दवाईयों का उपचार

उपयुक्त निमोनियावर इलाज करना बहुत कठिन होता है, फिर भी नीचे दिये उपचारों से फर्क आता है।

1. **हिप्पर सल्फ (Hepar Sulph-200)** : इसका सेप्टिक केसेस में अच्छा उपयोग होता है।

   मात्रा : 5 गोलियां या दवा के बूंद रोजाना एक वक्त 10 दिन देना।

2. **सिलीसिया (Silicea-200)** : यदि खराब बीमारी में भूरा उपयुक्त स्राव खाँसी के द्वारा गिर रहा हो तो यह दवा दें।

3. **कार्बोव्हेज (Carboveg-200)** : यदि बीमारी निमोनिया में बेपरवाह करने से आडा गिरा हो तो यह दवा देना।

   मात्रा : 5 गोलियां या दवा के बूंद दिन में से 3, वक्त 3 दिन देना।

अध्याय–18

भेड़ बकरियों में चमड़ी के बीमारी पर होम्योपैथिक इलाज

भेड़–बकरियों में चमड़ी की बीमारी आमतौर पर होती है। इसके दो प्रकार होते हैं–

1. स्पष्ट, ठाम, निश्चित रूप से कहा जाने वाला प्रकार, उसने अलग–अलग नमुने के इसब और फोटोसेन्टेटायझेशन का समावेश होता है।
2. स्पष्ट, ठाम, निश्चित चमड़ी की बीमारी जिसमें अलग–अलग तरह के मेन्ज, रिंगवर्म, बकरियों की देवी, मस्ये इ. पर सभी प्रकारो में उनकी प्रखरता और तीव्रता में फर्क नजर आता है।

इक्झेमा (Eczema)

इक्झेमा के बहुत सारे बहुत प्रकार होते है। जैसे – सूखा कोंड़ा, चमड़ी पर दरामें, वृण, चिपचिपा स्राव निकलने वाला और फुन्सी बाहर निकलने वालो प्रकार दिख पड़ता है।

होम्योपैथिक उपचार

1. **मोर्गण (Morgan-30)** : यह आंतों के अंदर के जीवाणु से तैयार कि दवा हर प्रकार के इक्झेमा में शुरुआत में दे सख्ते है।

   मात्रा : 5 गोलियां या दवा के बूंद रोजाना एक बार 5 दिन तक देना।

2. **सल्फर (Sulphur-30)** : इक्झेमा के दाहयुक्त पॅचेस जहाँ पर बाल नहीं होते दुम के ऊपरी हिस्से पर होता है। तब इस दवा का लाभ होता है। इस दवा की जरूरत होने वाले जानवर ठंडी जगह बैठते या लेटे रहते हैं।

   मात्रा : 5 गोलियां या दवा के बूंद रोजाना एक बार 10 दिन देना।

3. **अर्सेनिका अल्बा (Arsenica Alba-1M)** : इसका उपयोग यदि चमड़ी दर्द भरी सूखी होकर खुजली हो रही तो इसमें जानवर कम पानी पीता है। बहुत समय पैखाने लगते हैं।

   मात्रा : 5 गोलियां या दवा के बूंद रोजाना एक वक्त 7 दिन देना।

4. **मर्ककॉर (Merc Cor-30)** : यदि बड़े हिस्से से चिपचिपा स्राव निकल रहा हो और उसमें बू होने पर यह दवा देते हैं।

   मात्रा : 5 गोलियां या दवा के बूंद दिन में से 2 वक्त 10 दिन देना।

5. **इकायनेशिया (Echinecia-6)** : जब ज्यादा खुजली होती है और चट्टे आते हैं, और उसमें दाह होता है। तब यह देना।

   मात्रा : 5 गोलियां या दवा के बूंद रोजाना 3 वक्त 7 दिन तक देना।

6. **हिप्पर सल्फ (Hepar Sulph-30)** : जिस वक्त चमड़ी पर गलू जैसे चट्टे आते है। और स्पर्श करने पर दर्द होता है। उस समय इस दवा का इस्तेमाल करें।

   मात्रा : 5 गोलियां या दवा बूंद रोजाना 2 वक्त 10 दिन देना।

7. **ग्राफाईटस (Graphites-30)** : यदि चमड़ी के चट्टे और अगली और पिछली टांगों के मोड पर हो और चिपचिपा स्राव निकल रहा हो तो ये दें।

मात्रा : 5 गोलियां या दवा के बूंद रोजाना 2 वक्त 10 दिन तक देना।

मेन्ज (Mange)

मेन्ज को 'स्केबीज या खुजली' कहते है। यह बीमारी माईटस् इस परोप जीवी से होती है। इसके चार प्रकार होते हैं।

1. **सोरिऑप्टीक मेन्ज** : यह बहुत सारे जातियो के माईटस् से होता है। बकरियों से भेड़ों में कम परेशानी होती है। यह कान पर और सिर पर ज्यादाकर होता हे। और वह सर से गर्दन और खुबे तक फैल जाता है। इस वजह जानवर गर्दन हिलाता है। इसमें चमड़ी सूखी होती है। और कोंडा होता है। खुजली की वजह चमड़ी के ऊपरी हिस्से जीवाणु का संसर्ग होता है।
2. **सारकोप्टीक मेन्ज** : यह अति तीव्र प्रकार का होता है। इसमें बहुत सारे जख्म होते हैं। खुजली करने पर सूखा कोंडा निकलता है। और चमड़ी पर झिल्लिया गिरती है। यह सभी आयु के जानवरों को होता है।
3. **डेमोडेक्टीक मेन्ज** : बालों के जडों पर यह होता है। अंदर से पुरण आते है। उसका रूपांतर गलू (Abscess) में होता है। इस पर ध्यान नहीं देने पर वह ज्यादा फैल जाता है। गर्दन से लेकर अलगे पैरो तक कंधो तक फैल जाता है। कुछ समय सर और आँखों के आस पास फैलता है। यह प्रकार जवान या बछड़े जानवरों में ज्यादा होता है। लेकिन यह संसर्गजन्य नहीं है।
4. **कोरिऑप्टीक मेन्ज** : यह प्रकार ज्यादातर पैरों पर ज्यादा होता है। इसलिए इसे 'लेग मेन्ज' कहते है। इसमें माईटस पैरों के निचले हिस्से ज्यादा प्रार्दुभाव करते है। इसमें छोटे गोलाकृती पॅचेस गिरते है। बहुत खुजली होती है। इसलिए जानवर चल नहीं पाता, उस जगह खुजाते रहता है।

होम्योपैथिक दवाईयों का उपचार

नीचे दिये गये होम्योपैथिक उपचार करें, लेकिन उसके साथ ऊपर से दवाई लगायें, साफ करें, और वह जगह दवा में डुबाये जिस वजह यह बीमारी जल्दी कम हो जाती है।

1. **सल्फर (Sulphur-30)** : यह दवा सभी प्रकार में अच्छा काम करती है।

   मात्रा : 5 गोलियां या दवा के बूंद रोजाना 1 वक्त 14 दिन देना।

2. **सोरायनम (Psorirum-30)** : यदि खुजली ज्यादा हो उसे काबू में लाने के लिये इसका इस्तेमाल सारकॉप्टीक मेन्ज में ज्यादा होता है। इस दवा की जरूरत होने वाला जानवर गर्म जगह बैठने या लेटे रहने पसंद करता है।

3. **काली अर्सेनिकम (Kali Arsenicum-200)** : इसका उपयोग सारकॉप्टीक मेन्ज में होता है। जिसमें चमड़ी मोटी और सख्त होती है।

   मात्रा : 5 गोलियां या दवा के बूंद दिन में से 2 वक्त 10 दिन देना।

4. **हिपर सल्फ (Hepar sulph-30)** : इसका उपयोग **डेमोडेक्टीक** में ज्यादा होता है। इससे फुन्सीया आना बंद होता है।

5. **ग्राफायटस (Graphites-200)** : इस दवा का उपयोग **कोरीऑप्टीक** प्रकार में होता है। ज्यादाकर पैरों के निचले हिससे होने वाले मेन्ज पर इसका उपयोग होता है।

   मात्रा : 5 गोलियां या दवा के बूंद हफ़्ते में 1 बार 4 हफ्ते देना।

रिंगवर्म (Ringworm)

यह चमड़ी के ऊपरी फंगस पर से होने वाली बीमारी है। यह सभी उम्र की जानवरों को होती है। संसर्ग की वजह से एक जगह पर बंधे वाले जानवरों में जल्द फैल जाती है। फंगस की बहुत सारी जातियाँ इसकी वजह होती है। उसमें का **ट्रायकोफोटान व्हेकोसम** यह मुख्य रूप से होता है।

बीमारी के लक्षण

इसमें गोलाकार चट्टे आते हैं। ज्यादा तीव्र अवस्था में वह एक–दूसरे को चिपक जाते हैं। मिलकर बड़े चट्टो में रूपांतरीत हो जाते हैं। चमड़ी सूखी होती, खपलियाँ आती हैं। यह बीमारी बड़े जानवरों में होने पर खुजली नहीं होती।

होम्योपैथिक दवाईयों का उपचार

चमड़ी पर लगाने दवा के साथ नीचे दिये गये होम्योपैथिक उपचार करने पर तुरन्त आराम मिलता है।

1. **बॅसीलीनम (Bacillinum-200)** : यह दवा बहुत सारी केसेस में भेड़ बकरियों में अच्छा कार्य करती है।

   मात्रा : 5 गोलियां या दवा के बूंद हफ्ते में एक मात्रा 4 हफ्ते देना।

2. **टेलूरियम (Tellurium-30)** : जब रिंगवर्म गोल आकार में होते हैं। तब यह अच्छा कार्य करती है। वैसे ही बाकी चमड़ी के बीमारी पर कार्य करती है।

   मात्रा : 5 गोलियां या दवा के बूंद रोजाना 2 वक्त 10 दिन देना।

3. **कॉली अर्सेनिकम (Kali Arsenicum-200)** : इसका उपयोग यदि रिंगवर्म सूखा होकर खपली पकड़कर कोंडा गिर रहा हो और मांसल हिस्सा नहीं बन पा रहा हो तो इस्तेमाल करें।

   मात्रा : 5 गोलियां या दवा के बूंद दिन में से 2 वक्त 10 दिन देना।

4. **ट्रायेकोकायटॉन नोसोड (Trichophyton Nosode-30)** : यह दवा ऊपरी कोन–सी भी दवाईयों के साथ मिलाकर देना। अच्छा परिणाम मिलता है।

   मात्रा : 5 गोलियां या दवा के बूंद रोजाना 1 वक्त 5 दिन देना।

भेड़–बकरियों की देवी (Goat pox)

यह विषाणु से होने वाले संसर्ग जन्य बीमारी है। एक–दूसरे की संपर्क में आने पर यह होता है। इस बीमारी में कास, स्तनों पर फुन्सियाँ आती है। और उस पर खपलीयाँ होती है।

बीमारी के लक्षण

इस बीमारी के लक्षण चार हिस्सो में होते हैं।

1. कास और स्तनो पर फुन्सी आना।
2. ऊपर व्हेसिकल होना।
3. खपल्या (पुस्टुल) होना।
4. स्कॅब (चट्टे आना)।

पहले हिस्से जिसे पॅप्यूल कहते हैं। आकार में वह छोटी होती है। बाद में वह व्हेसिकल में रुपांतरित होती है। जिसमें चिपचिपा स्राव जमा होकर उसका रुपांतर खपली में होता है। उसमें दुय्यम जीवाणु जाते हैं। इस खपली की वजह स्कॅब होता है। कुछ केसेस में शुरुआत में बुखार आता है। लेकिन यह सौम्य होता है। इससे स्तन को सूजन आती है। और वह नाजूक बन जाती है। जानवर उसे हाथ लगाने नहीं देता, देवी की शुरुआत होकर खपली पकड़ने का कालावधी 7 दिन का होता है।

होम्योपैथिक उपचार

विषाणुजन्य बीमारी होने से नीचे दिये दवाईयों में बीमारी समय कम कर सख्ते हो, दुय्यम जीवाणु की परेशानी कम होती है।

1. **ॲन्टीमोनियम क्रुडम (Antimonium Crudum-6)** : फुन्सी और व्हेसीकल्स के ऊपर अच्छा कार्य करती है। चमड़ी सूखी रखती है, अपचन होने वाले बीमारों में अच्छा कार्य करती है।

   मात्रा : 5 गोलियां या दवा के बूंद दिन में से 3 वक्त 3 दिन देना।

2. **कुप्रम असेटीकम (Cuprum Aceticum-30)** : यह दवा बकरियों के देवी में अच्छा कार्य करती है। ज्यादा कर देवी से सूजन होने पर वैसे ही पाचन बिगड़कर पैखाना लगने पर यह दे तो अच्छा हैं।

   मात्रा : 5 गोलियां या दवा के बूंद दिन में से 3 वक्त 4 दिन देना।

3. **काली बायक्रोमीकम (Kali Bichromicum-30)** : देवी से आने वाली फुंसी उस वजह गिरने वाला गड्डा और उसमें से निकलने वाला पीला स्राव होने पर यह अच्छा काम करती है।

   मात्रा : 5 गोलियां या दवा के बूंद रोजाना 2 वक्त 5 दिन देना।

4. **रानुनकुलस बलबोसीस (Ranunculus Balbosis-6)** : यदि फुन्सीयों व्हेसिकुलर स्टेज में हो और कास पर स्पष्ट दिखने पर यह दवा देना।

   मात्रा : 5 गोलियां या दवा के बूंद दिन में से 3 वक्त 4 दिन देना।

5. **व्हेरीओलीनम (Variolinum-30)** : यह एक नोसोड होकर वह अकेला या बाकी दवाईयों के साथ देना अच्छा होता है।

   मात्रा : 5 गोलियां या दवा के बूंद रोजाना 1 बार 5 दिन देना। यह दवा रोग के प्रतिबंध के लिये हफ्ते में 1 मात्रा 4 हफ्ते और फिर से महीने में 1 बार 3 महीने देना, इसके अलावा देवी निकले हिस्से जंतुनाशक दिन में से 1 वक्त या मरहम या लोशन लगायें इससे जख्म जल्द दुरुस्त होते है।

कांसपर, स्तनोपर मस्से, चामखील होना (Warts on Udder of Teats)

यह एक विषाणु से होने वाली यह बीमारी है। यह बहुत कम होती है। और डरने की कोई बात नहीं, कभी–कभी मस्ये में से खून का स्राव होता है। यह बीमारी नीचे दिये होम्योपैथिक दवाईयों से ठीक होती है।

1. **कैल्केरिया कार्बोनिका (Calcaria Carbonica-30)** : जिस मस्से से खून का बहाव होता है, मादा में होने वाले मस्ये के लिये अच्छा है।

   मात्रा : 5 गोलियां या दवा के बूंद हफ्ते में 2 वक्त 4 हफ्ते देना।

2. **कॉस्टीकम (Causticum-30)** : बडे मादा जानवरों की स्तनो पर, कांस पर कोबी फुल जैसा, कास को हो लगाने पर खून का बहाव होने वाले मस्सो के लिये उपयुक्त है।

   मात्रा : 5 गोलियां या दवा के बूंद रोजाना 3 वक्त 10 दिन देना।

3. **ॲसीडम नायट्रीकम (Acidum Nitricum-1M)** : इस दवा का इस्तेमाल लंबे मस्से जो काले रंगों के और नुकीले होते है। और शीघ्र खून बहाते है, यह ज्यादाकर स्तनो के अग्र हिस्से होते है। उसके लिये अच्छा है।

   मात्रा : 5 गोलियां या दवा के बूंद रोजाना 1 मात्रा 10 दिन देना और ऊपर से कॉस्टीकम और थुजा दवाईयों का मरहम लगायें जिस वजह वह जल्द दुरुस्त हो जाते हैं।

अध्याय–19

भेड़ बकरियों में जीवाणु के बीमारी पर होम्योपैथिक इलाज

आंत्रविषर, एटरोटॅाक्सिमिया (Enterotoxaemia)

इस बीमारी की वजह के जीवाणु **क्लास्टीड्रीया** वर्ग के होते है, यह जीवाणु ज्यादा तीव्र आंतो का दाह में जहरीला टॉक्सीन निर्माण करते है। जवान बछड़ो में यह ज्यादातर होता है।

बीमारी के लक्षण

भारी बुखार और पैखाने, भूख न लगना।

होम्योपैथिक उपचार

1. **अर्सेनिकम (Arsenicum-1M)** : यदि संडास काले रंगो की और खून मिश्रित हो, रोगी बेचैन हो, कम प्यास लगने पर देना।

   मात्रा : 5 गोलियां दिन में से 3 से 4 वक्त 12 दिन देना।

2. **पायरोजन (Pyrogen-1M)** : यदि बुखार और नाडी के ठोके में बार–बार बदलाव जैसे–नाडी के ठोके ज्यादा हो और एका एक कम हो या अलट पलटकर, ऐसा होने पर यह दवा अच्छी।

   मात्रा : 5 गोलियां या दवा के बूंद दिन में से 3 वक्त दो दिन देना। इस बीमारी के प्रतिबंध के लिये नोसोड–30 शक्ति की मात्रा हफ्ते में 2 वक्त 4 हफ्ते देना। बाद में दो मास के बाद देना।

धुनर्वात (Tetanus)

यह बीमारी क्लास्ट्रीडीयम टिटॅनाय जीवाणु की वजह से होती है। यह जीवाणु ऑक्सीजन की गैर हाजरी में बढ़ते हैं।

बीमारी के लक्षण

जवान बछड़े चलते समय टेढे चलते है। मांसल हिस्सा सख्त होता है, आँख का बुब्बुल बाटर निकलता है। अति तीव्र अवस्था में मज्जासंस्था की लक्षण जैसे – झटके आना, सांस की तकलीफ होकर मरीज मर जाता है।

होम्योपैथिक उपचार

1. **आकोनायटम (Aconitum-10M)** : अस्वस्थता और डराव दिखाई देने पर इस दवा का इस्तेमाल करें।

   मात्रा : 5 गोलियां या दवा के बूंद हर घंटे 4 वक्त देना।

2. **कुरारे (Curare-30)** : मांसल हिस्सो को सख्तपन होता है।

   मात्रा : 5 गोलियां या दवा के बूंद दिन में से 3 वक्त 7 दिन देना।

3. **स्ट्रीकनिनम (Strychinium-200)** : यदि रोगी पीठ टेढ़ी करके पॉव और सिर लंबा कर लेटने पसंद करने पर यह दवा देना।

   मात्रा : 5 गोलियां या दवा के बूंद दिन में से 3 वक्त 7 दिन देना। बाद में 1 एम के दो 10 दिन देना।

4. **हायपेरीकम (Hypercium-1M)** : यदि बीमारी काबू में हो और फैलाना कम हुआ हो ऐसा होने पर यह दवा देना।

   मात्रा : 5 गोलियां या दवा के बूंद दिन में से 3 वक्त 7 दिन देना।

5. **लेडम पॉल (Ledum pal-6)** : यह दवा ऊपरी दवा के साथ शुरुआत की अवस्था में देना, यदि पंक्चर्ड जख्मों में धनुर्वात हुआ हो तो यह दवा अच्छी होती है।

   मात्रा : 5 गोलियां या दवा के बूंद दिन में से 3 वक्त 7 दिन देना।

6. **टिटॅनस नोसोड (Tetanum Nosoide-30)** : चुने हुये दवाईयों के साथ नोसोड देने पर इसका अच्छा फायदा होता है।

   मात्रा : 5 गोलियां या दवा के बूंद रोजाना 1 वक्त 7 दिन देना।

कोलाय बैसिलोसीस (Coli Bacillosis white or Dietary scour)

आंतों के कोलाय के कार्य में गडबड होने की वजह यह बीमारी होती है। ऐसी अवस्था में जानवर विकट अवस्था में आता है। जैसे–ज्यादा देरी तक ठंड हवा में रहना, गीली जगह रहना या कोलस्ट्रम ब्याने के बाद चिक नहीं निकलना।

बीमारी के लक्षण

नाकपुडी, मुँह का अगला हिस्सा ठंडा गिरता है। शरीर का तापमान कम होता है। नाडी के ठोके जोड़ो से और कमजोर होते हैं। विष्ठा सफेद पीले रंगो की चिपचिपी बाद में पतली होती, पेट फुलता है बाद में गंदी बु आती है। रोगी लेट जाता है। यह बीमारी में आगे **न्यूमोनिया, सेप्टीसिमियॉ** होता है।

होम्योपैथिक दवाईयों का उपचार

1. **अकोनायटम (Aconitum-1M)** : यह दवा शुरुआत की अवस्था में देने पर झटके, अस्वस्थपना, धक्का नहीं बैठता।

मात्रा : 5 गोलियां या दवा के बूंद हर घंटे एक मात्रा 4 वक्त देना।

2. **व्हेराट्रम अल्बम (Veratrum Album-30)** : पेट में दर्द, सफेद पैखाने पानी जैसे और जोरो से बाहर फेकी जाती, बदन का पसीना आता है। बछड़ा ठंडा पड़ता है। और आँखों की श्लेष्मा नीले रंगो की दिखती है। उस समय यह बेहतरीन है।

   मात्रा : 5 गोलियां या दवा के बूंद हर दो घंटे बाद 4 वक्त देना।

3. **पलसाटीला (Pulsatilla-30)** : पैखाने का रंग बार–बार बदलने, प्यास नहीं लगना, उस समय यह अच्छी दवा है।

   मात्रा : 5 गोलियां या दवा के बूंद रोजाना 3 वक्त 5 दिन देना।

4. **कार्बोव्हेज (Carboveg-200)** : पैखाने पेट दर्द से होने पर फुलने पर यह दवा असरदार होती है।

   मात्रा : 5 गोलियां या दवा के बूंद हर घंटे 4 वक्त देना।

5. **पायरोजन (Pyrogen-1M)** : जब इस बीमारी में सेप्टीसिमिया (खून का दोष) होता, संडास सडी, बदबू वाली होने पर यह दवा दें।

   मात्रा : 5 गोलियां या दवा के बूंद 2 घंटे बाद 4 मात्रा देना।

6. **डलकामरा (Dulcamara-200)** : यदि यह बीमारी ठंडी हवा या कोंदट हवा से होने पर यह देना।

   मात्रा : 5 गोलियां या दवा के बूंद हर घंटे 6 वक्त देना।

7. **चायना (China-6)** : शरीर मे का पानी कम होने पर और पैखाने लगने पर यह दवा देना।

   मात्रा : 5 गोलियां या दवा के बूंद हर 2 घंटे बाद 4 वक्त देना।

8. **ई. कोलाय नोसोड (E. coli Nosode-30)** : इस दवा से तुरन्त लाभ होता है, यदि यह दवा जन्म के बाद 24, 48, 72 घंटो के बाद देने से बीमारी टाल सख्ते हैं।

   मात्रा : 5 गोलियां या दवा के बूंद दिन में से 3 वक्त 2 दिन देना।

नेवल इल्ल या ज्वाईटइल्ल (Naval ill, Joint ill)

साफ–सुथरा न होने की वजह यह बीमारी होती है, शुरुआत में नेवल इल्ल होता है। बाद में उसका रुपांतर ज्वाईटइल्ल में होता है। जन्म की नाल की जगह से इसके जीवाणु अंदर प्रवेश करते हैं।

होम्योपैथिक दवाईयों का उपचार

1. **अकोनायटम (Aconitum-1M)** : यह दवा बीमारी के शुरुआत ज्वर अवस्थ में देनी चाहिये।

   मात्रा : 5 गोलियां या दवा के बूंद हर घंटे 4 वक्त देना।

2. **ब्रायोनिया (Bryonia-1M)** : जोड़ों की सूजन होकर गर्म होते, दबाव देने पर दर्द कम हो रहा तो यह दवा देना।

   मात्रा : 5 गोलियां या दवा के बूंद रोजाना 1 मात्रा 5 दिन देना।

3. **रुटा जी (Ruta-G-1M)** : इस दवा से हड्डियों के **पेरिऑस्टीयम** और आजु–बाजु हिस्से पर दाह हो तो देना।

   मात्रा : 5 गोलियां या दवा के बूंद रोजाना 1 मात्रा 7 दिन देना।

4. **लेडम (Ledum-30)** : इस दवा से **शोल्डर** और **फेटलॉक** जोंडो के लक्षणो पर अच्छा काम करती है।

   मात्रा : 5 गोलियां या दवा के बूंद रोजाना 1 वक्त 5 दिन देना।

5. **बन्झोइक ॲसीड (Benjonic Acid-6)** : इस दवा हॉक का साधा और टेन्डन्ट के निचले हिस्से पर दाह होने पर देना।

   मात्रा : 5 गोलियां या दवा के बूंद रोजाना 3 वक्त 5 दिन देना।

6. **स्ट्रेप्टोकॉकस नोसोड (Streptococcus Nosode-30)** : यह दवा ऊपरी दवा के साथ देने से अच्छा परिणाम मिलता।

   मात्रा : 5 गोलियां या दवा के बूंद रोजाना 3 वक्त 3 दिन देना।

5. **फुट रॉट (Foot Rot)** : यह बीमारी **फ्युजी फार्मीस नोडूसस** इस जीवाणु से होती है। गीली जमीन में इसका बढ़ाव होता है। ऐसी जगह टहलते भेड़–बकरियों को यह बीमारी होती है।

बीमारी के लक्षण

रोगी शुरुआत में थोड़ा लंगड़ाता है। लेकिन यह बीमारी किस हिस्से हुई इस पर निर्भर होता है। ज्यादा होने पर बहुत लंगडाते ऐसे समय वह चल नहीं पाते। क्योंकि इसमें खुरे खराब हो जाती है। इसलिए रोगी गुठनों के बल चलना पसंद करता है। जिस वजह खूर जमीन को स्पर्श नहीं करती, इस बीमारी में खूर नर्म होकर टुट जाते है। और उसे गंदी बू आती है।

होम्योपैथिक दवाईयों का उपचार

1. **क्रिओसोटम (Kerosotum-200)** : इस बीमारी पर यह असरदार दवा है। खुरों पर और उसके नजदीकी हिस्सों पर अच्छा काम करती है।

   मात्रा : 5 गोलियां या दवा के बूंद हफ्ते में 2 वक्त 4 से 6 हफ्ते देना।

2. **हिप्पर सल्फ (Hepar Sulph-1M)** : यह दा संसर्ग अवस्था में अच्छा कार्य निभाती है। और बीमारी को कम करती है।

   मात्रा : 5 गोलियां या दवा के बूंद रोजाना एक वक्त 7 दिन देना।

3. **सिलीसिया (Silicia-200)** : बीमारी की तीव्र अवस्था तथा कम होने पर यह दवा दें।

   मात्रा : 5 गोलियां या दवा के बूंद रोजाना एक वक्त 7 दिन देना।

4. **फूट रॉड नोसोड (Foot Rod Nosode-30)** : यह ऊपरी दवा के साथ देने पर बीमारी जल्द कम होती है।

   मात्रा : 5 गोलियां या दवा के बूंद रोजाना एक वक्त 7 दिन देना शुरुआत में 30 शक्ति का प्रयोग करें, बाद में हफ्ते में 2 वक्त 6 हफ्तो तक देना।

पास्टुरेल्लोसीस (Pasteurellosis, Enzootic Pneumonia)

यह जीवाणु जन्य बीमारी है। इस बीमारी में प्रवण करने की वजह विकट परिस्थिति, जैसे – एक ही जगह ज्यादा भेड़ बकरियों का झुंड खुली हवा ना होना।

बीमारी के लक्षण

शुरुआत में बुखार आता है। सांस लेने में तकलीफ होती है। भूख कम लगती है। सूखी खाँसी आवाज के साथ, अति तीव्र केसेस कुछ भी लक्षण बिना बतायें मर जाते हैं।

होम्योपैथिक दवाईयों का उपचार

1. **फेरम फॉस (Ferrum Phos-30)** : यह दवा सांस मार्ग में बुखार होने की अवस्था में देते हैं

   मात्रा : 5 गोलियां या दवा के बूंद हर घंटे 4 वक्त देना।

2. **फॉस्फोरस (Phosphurs-200)** : यदि फेफडे का हिस्सा व्यापक हो जिसमें सांस लेने में कठिनाई हो, खाँसते समय लाल रंगों का बेंडका आ रहा हो तो यह दवा देना।

   मात्रा : 5 गोलियां या दवा के बूंद रोजाना 3 वक्त दो दिन देना।

3. **ब्रायोनिया (Bryonia-30)** : इस बीमारी में जानवर चलने को तैयार नहीं होता, यदि लेट गया तो वह रोगीट हिस्सों पर गिरता है।

   मात्रा : 5 गोलियां या दवा के बूंद रोजाना 3 वक्त 4 दिन देना।

4. **बेरिलीयस (Berylleum-30)** : यदि खाँसी स्पष्ट हो तो दें।

   मात्रा : 5 गोलियां या दवा के बूंद रोजाना 3 वक्त 4 दिन देना।

5. **ट्यूबरकुलीनम (Ferrum Phos-30)** : यह फेफडे के ऊपरी हिस्से में बीमारी ज्यादा होने पर देना। जवान जानवरों में इसका ज्यादा लाभ होता है।

मात्रा : 5 गोलियां या दवा के बूंद दिन में से 3 वक्त 7 दिन देना।

6. **ड्रासेरा (Drasera-12)** : यदि खाँसी झटके में और जवान जानवर में होने पर यह दवा देना।

   मात्रा : 5 गोलियां या दवा के बूंद रोजाना 1 बार 10 दिन देना।

7. **अन्टीमोनियम अर्सेनिकम (Antimonium Arsenicum-30)** : यदि खाँसी सांस लेने में भारी परेशानी हो और बायें बाजु के ऊपरी हिस्सा निचले हिस्से से ज्यादा बाधित होने पर, और रोगी खड़े रहना पसंद कर रहा हो तो यह दवा देना।

   मात्रा : 5 गोलियां या दवा के बूंद रोजाना 3 वक़्त 7 दिन देना।

8. **अमोनियम कॉस्टीकम (Ammonium Causticum-30)** : बहुत परेशानी युक्त सांस और ज्यादा दर्द हो रहा हो, बेचैन अवस्था हो और बार–बार जगह बदल रहा हो तो यह दवा देना।

   मात्रा : 5 गोलियां या दवा के बूंद दिन में से 3 वक्त 7 दिन देना।

सिडी टो (Seedy toe)

खुरों के कोरोनेट हिस्सों में पु बनाने वाले जीवाणु का प्रवेश होने पर उसमें से पु का बहाव शुरु होता है। उसे 'सिडी टो' कहते हैं।

बीमारी के लक्षण

जानवर लंगडाता है, खुरों का ऊपरी हिस्सा जहा चमड़ी मिलती उस जगह से पु बहता है।

होम्योपैथिक दवाईयों का उपचार

1. **हिप्पर सल्फ (Hepar sulph-200)** : यह दवा शुरुआत के अति तीव्र अवस्था में, जब बहुत दर्द होता है। उस वक्त देना।
2. **मायरिस्टीका (Myristica-30)** : इसका उपयोग सेप्टीक अवस्था में कम तीव्र अवस्था में होने वाले रोगी को देने से फायदेमंद होती है।

3. **सिलीसिया (Silicea-200)** : यह दवा पुराने और सेप्टीक अवस्था में देते है। इससे खुरों के कोरोनेट हिस्सा मजबूत होता है।
4. **कैल्केरिया फ्लेरिका (Calcaria Fluorica-30)** : सीडी टो बीमारी के कोरोनेट स्पंज कि तरह हो गया तो जल्द दुरुस्त होता है।
5. **हायपरकॅल लोशन (Hypercal Lotion)** : यह दवा 1 : 10 इस प्रमाण में गुनगुने पानी से रोगीट हिस्सों पर 2 से 3 वक्त साफ करने पर जख्म जल्द दुरुस्त हो जाते हैं।

जोन्स डिसीज (Johne's Disease)

यह बीमारी **मायकोबैक्टेरियम जोन्स** इस जीवाणु से होता है। इस जीवाणु शरीर में प्रवेश होने पर बीमारी के लक्षण दिखने बहुत समय लगता है। जवान बकरी में रोगाणु के प्रवेश के बाद 18 महीनों तक यह बीमारी कभी भी हो सख्ती है।

बीमारी के लक्षण

इस बीमारी में जानवर दुबले–पतले हो जाते है। पतली शौच, दूध देना कम होता, या बंद हो जाता है।

होम्योपैथिक उपचार

1. **ॲसीड नायट्रीकम (Acid Nitricum-200)** : इस बीमारी में कोलायटीस होने पर देने से आंतों का कार्य पूर्व स्थिति में आता है।

   मात्रा : 5 गोलियां या दवा के बूंद हफ्ते में 3 दिन 4 हफ्ते देना।
2. **ॲलोज (Aloes-30)** : यदि निष्ठा खून मिश्रित और श्लेष्मायुक्त हो, पैखाने की जगह दाह हो तो यह दवा देना।

   मात्रा : 5 गोलियां या दवा के बूंद रोजाना 1 वक्त 14 दिन देना।
3. **जिरटनर (Gaertnor-30)** : यह नोसोड जवान जानवरों को देने पर उसे आँतों का कार्य ठीक होता है।

4. **जोन्स डिसीज नोसोड (Johone's Disease Nosode-30)** : यह बाकी दवाईयों के साथ देने पर अच्छा परिणाम होता है।

केशियस लिम्फाडेनायटीस (Caseous Lymphadenitis)

इस बीमारी में भारी मात्रा में लिम्फनोड में गलू (Abscess) होते है। यह एक पुरानी अवस्था होती है, यह एक बकरी से दूसरे बकरी को होती है। यह बीमारी हर उम्र में होती है। वयस्कों में ज्यादा होती है। **कोरीनेबॅक्टेरियम** ओव्हीस के जीवाणु इसकी वजह होती है।

बीमारी के लक्षण

लिम्फग्लॅड ज्यादाकर **मॅन्डीबुलर, पॅरोटीड, सुप्रामॅमरी, पॉपटील** और **सर्व्हाकल लिम्फ** नोडस, सूजन होती, सांस लेना बढ़ जाना, खाँसी आना, गलू (Abscess) जो तैयार होते वह ठंडे बिना दर्द युक्त होते, लेकिन जब यह पक जाते तब उसके चमड़ी के ऊपरी बाल निकल जाते हैं। पकने के बाद वह फुट जाते हैं, उसमें से पीला, हरा रंगों का पू निकलता है।

होम्योपैथिक उपचार

1. **सिलीसिया (Silicea-200)** : यह दवा पुराने ठंडे गलू पर अच्छा काम करती है।
2. **कैल्केरिया फ्लोरिका (Calcarea Flourica-30)** : लिम्फ ग्रंथी या सख्त होकर, सुजनभरी होना, उसका ग्लू में रुपांतर होने पर यह दवा देना।

   मात्रा : 5 गोलियां या दवा के बूंद रोजाना 1 वक्त 10 दिन देना।
3. **गण पाऊडर (Gun Powder-6)** : इस दवा का उपयोग ग्लू होने की शुरुआत की अवस्था में देने से अच्छा काम करती है।

   मात्रा : 5 गोलियां या दवा के बूंद रोजाना 2 वक्त 5 दिन देना।

4. **टारेनुटुला क्युबेन्सीज (Tarentulla Cubenses-30 : लिम्फ ग्लॅड** का हिस्सा बहुत सख्त हो, उसकी चमड़ी सडने की अवस्था में होने पर यह दवा देना।

   मात्रा : 5 गोलियां या दवा के बूंद दिन में से 3 वक्त 5 दिन देना।

5. **फॉस्फोरस (Phosphorus-200)** : यदि कॉसोपर के सुप्रामॅमरी ग्रंथि बाकी ग्रंथीयों की तुलना में सूजन भरी हो तो यह दवा देना।

   मात्रा : 5 गोलियां या दवा के बूंद हफ्ते में 3 वक्त 4 हफ्ते देना।

6. **मर्कसॉल (Merc sol-30)** : यदि ग्रंथी में से आने वाला पू हरे रंगो का होकर सब मॅक्झीलरी और पॅरोटीड ग्रंथि को यह बीमारी होने पर यह दवा देना।

7. **सी.ओव्हीस नोसोड (C. Ovis Nosode-30)** : यह दवा रोगीट हिस्सो से निकलने वाले पु से बनाई जाती है। इसे बाकी दवाई के साथ देना। यह दवा प्रतिबंधात्मक रुप से बाकी जानवरों को दी जा सख्ती।

   मात्रा : 5 गोलियां या दवा के बूंद महीने में 2 वक्त 4 महीने देना।

सालमोनेल्लोसीन (Salmonellosis)

यह एक जीवाणुजन्य बीमारी है। इसका प्रार्दुभाव विकट परिस्थिति ज्यादा ठंडी जगह रहने की वजह होता है।

बीमारी के लक्षण

यह बीमारी बछडों में ज्यादा तर होती है। इसमें बहुत तीव्र पैखाने होते हैं, बुखार आता है, विष्ठा खून मिश्रित होती। इसलिए वह काले रंगों की नजर आती है।

होम्योपैथिक उपचार

सेप्टीसिमिया (जहरीला खून) होने की केसेस में इलाज करने पूर्व मर जाते हैं। लेकिन सौम्य अवस्था में नीचे दिये गये उपचार करने पर रोगी

दुरुस्त होता है।

1. **ॲकोनायटस (Aconitum-1M)** : लक्षण दिखने पर जल्द यह दवा दें।

   मात्रा : 5 गोलियां या दवा के बूंद हर घंटे पर जल्द यह दवा दें।

2. **अर्सेनिकम अल्बम (Arsenicum Album-30)** : यदि संडास काली और गंदी बु वाली हो तो यह दवा देना।

   मात्रा : 5 गोलियां या दवा के बूंद हर 3 घंटो की अंतराल से 4 वक्त देना, बाद में हर रोज 1 मात्रा 5 दिन देना।

3. **व्हराट्रम अल्बम (Veratrum Alb-30)** : यदि संडास जोरो से बाहर आ रही हो, और रोगी नीचे लेट जाने का डर हो तो यह दवा देना।

   मात्रा : 5 गोलियां या दवा के बूंद हर 2 घंटे अंतराल से 4 मात्रा देना।

4. **पायरोजन (Pyrogen-1M)** : इस दवा का लाभ इस रोग में जब बुखार और नाडी के ठोके में तफावत रहने पर देते है।

   मात्रा : 5 गोलियां या दवा के बूंद 3 घंटे की अंतराल से 4 मात्रा देना।

5. **सालमोनेलला नोसोडा (Salmonella Nosode-30)** : यह नोसोड बीमारी पैदा करने वाले 2 प्रकार के **सोलोनेलला** जीवाणु से तैयार किया जाता है। उपचार करते समय बाकी दवाईयों के साथ इसका इस्तेमाल करें।

   मात्रा : 5 गोलियां या दवा के बूंद रोजाना 1 मात्रा 7 दिन देन। वैसे ही प्रतिबंधात्मक रुप में बछडों को रोजाना 1 मात्रा 5 दिन देना, बाद में हफ्ते में 1 बार चार हफ्ते देना।

अध्याय–20

भेड़ बकरियों के मज्जासंस्था के बीमारी पर होम्योपैथिक इलाज

मैनीनजायंटीस (Meningitis)

यह बीमारी ज्यादाकर जीवाणु या विषाणु के संसर्ग से होती है। यह पु यूक्त रुप से पायरोजेनिक संसर्ग के साथ होता है। जैसे–जाईट इल छोटे बछड़ों में, गर्भाशय का दाह, धातु की विष बाधा जैसे – तांबा, लेड इसका परिणाम रक्तस्राव के साथ मेनीन जायटीस होने पर होता है।

बीमारी के लक्षण

बहुत सारी केसेस में बुखार बढ़ता है। बेचैनी दिखती, सर हिलाना ऐसे लक्षण दिख पड़ते बाद में सर कौन–सी भी जगह दबाने की कोशिश करता है। सही उपचार ना मिलने पर जानवर खिन्न हो जाता है। मांसल हिस्से को एकाएक झटके, वैसे ही स्नायु को सिडुकने का झटका आता है। ज्यादाकर यह झटके सर, गर्दन, पीठ के हिस्से दिखते हैं।

होम्योपैथिक उपचार

1. **आकोनायटम (Aconitum-1M)** : यह दवा शुरुआत के बुखार में देना।

   मात्रा : 5 गोलियां या दवा के बूंद हर घंटे 3 वक्त देना।

2. **बेलाडोना (Belladona-1M)** : खलबली, आँखों के बुब्बुल फैल जाना, चमड़ी गर्म होना, बहुत बुखार आना ऐसे में यह दवा अच्छा काम करती है।

3. **सिकुटा व्हीरोसा (Cicuta Virosa-30)** : गर्दन को अनेच्छिक झटके आना, सर पिछली एक और टेढ़ी करना ऐसे में देना।

   मात्रा : 5 गोलियां या दवा के बूंद रोजाना 2 वक्त 10 देना।

4. **झिंक मेंट (Zincum met-30)** : सर हिलाना, गोल घुमाना, पैरो की हलचल करना या हिलाना इस लक्षण में असरदार है।

   मात्रा : 5 गोलियां या दवा के बूंद दिन में से 3 वक्त 10 दिन देना।

5. **ॲपीस मेल (Apis mel-30)** : अति तीव्र अवस्था में मेनीजीस पर सूजन आने पर यह दवा देना।

   मात्रा : 5 गोलियां या दवा के बूंद दिन में से 3 वक्त 10 दिन देना।

6. **प्लम्बम मेट (Plumbum met-1M)** : अति तीव्र केस जिसने सिर दीवार पर दबोजकर रखने पर यह दवा देना।

   मात्रा : 5 गोलियां या दवा के बूंद हर घंटे 5 मात्रा देना।

7. **मैग्नेशियम फॉस (Magnesium phos-30)** : मांसल हिस्से को एकाएक झटके, स्नायू सिकुड जाना, शीघ्र गुस्से में आना ऐसे में यह दवा देना।

   मात्रा : 5 गोलियां या दवा के बूंद रोजाना 3 वक्त 3 दिन देना।

सेरेबल हडीमा (Cerebral Oedema)

इसमें भेजे का कार्य बिगड जाता है। इसे **इन्सेफोलोमलेसीया**, भेजे को जख्म होना, यह बहुत सारी वजह है।

बीमारी के लक्षण

अंधापन, भारी मात्रा में क्षोभ, फेफड़े के झटके, मांसल हिस्से को कंपन, गर्दन और पीइ टेढ़ी करके आचके देना, आडा गिरना और झटके देना।

होम्योपैथिक उपचार

1. **आर्निका (Arnica-30)** : जख्म या मार लगने पर देना।

   मात्रा : 5 गोलियां या दवा के बूंद रोजाना 3 वक्त 5 दिन देना।

2. **ॲपीस मेल (Apis mel-30)** : हर प्रकार की सूजन कम होती है।

   मात्रा : 5 गोलियां या दवा के बूंद रोजाना 3 वक्त 5 दिन देना।

3. **सिकुटा व्हीरोना (Cicuta Virosa-30)** : यदि गर्दन टेढ़ी करके सर पिछली एक और करके आचके देने पर यह दवा देना।

   मात्रा : गोलियां या दवा के बूंद रोजाना 1 वक्त 10 दिन देना।

4. **स्ट्रामोनियम (Stramonium-200)** : यदि बीमार जानवर की कोशिश लेटे जाने की स्थिति में हो तो यह दवा देना।

   मात्रा : 5 गोलियां या दवा के बूंद रोजाना 1 वक्त 10 दिन देना।

5. **ॲगारिकस (Agaricum-1M)** : यदि गर्दन पिछली और टेढ़ी करके झटके देने पर यह दवा देना।

   मात्रा : गोलियां या दवा के बूंद दिन में से 1 वक्त 7 दिन देना।

6. **स्ट्रिकनिनम (Strychninum-200)** : यदि गर्दन पिछली और टेढ़ी करके झटके देने पर यह दवा देना।

   मात्रा : गोलियां या दवा के बूंद दिन में से 1 वक्त 7 दिन देना।

इन्सेफेलायटीस (Encephalltis)

मस्तिष्क के दाह को **'इन्सेफेलायटीस'** कहते हैं। यह बीमारी जीवाणु जन्य या विषाणु जन्य बीमारी के पश्चात होती है।

बीमारी के लक्षण

शुरुआत बुखार आता है। हृदय की गति तीव्र होना, जानवर मनहुस होता, भूख कम लगती, बैवे आवाज निकलता है, सर हिलाकर आँख के बुब्बुल टेढ़े करता है। बाद में सर कही पर दबाता, झटके देना, जबड़े की हलचल करता, सर और पैरो का मांसल हिस्सा एकाएक सिकुड़ जाता है। चाल असमंध होकर अर्धांग वायु होता है।

होम्योपैथिक उपचार

1. **ॲकोनायटम (Aconitum-1M)** : शुरुआत की ज्वर अवस्था में देना। इससे अस्वस्थता और धक्का बैठने से टाल दिया जा सख्ता है।

   मात्रा : 5 गोलियां या दवा के बूंद हर घंटे 4 मात्रा देना।

2. **बेलाडोना (Belladona-1M)** : झटके देना, टेढ़ा मेढ़ा होना, खलबल उडाना, और सर किसी चीज पर दबोचना ऐसे लक्षण दिखने पर यह दवा देना।

   मात्रा : ऊपरी जैसी।

3. **क्युप्रम मेट (Cuprum met-30)** : मांसल हिस्सा जकड़ जाना, दर्द होना इस पर देना।

   मात्रा : 5 गोलियां या दवा के बूंद रोजना 2 वक्त 7 दिन देना।

4. **प्लंबम मेट (Plumbum met-1M)** : सर दबाना, जोरो से सांस लेना, पैरों का पक्षघात इस पर दें।

   मात्रा : 5 गोलियां या दवा के बूंद रोजना 2 वक्त 10 दिन देना।

5. **हायोसायमस (Hyocymus-200)** : मांसल हिस्सा जकड़ जाना, दर्द होना इस पर देना।

मात्रा : 5 गोलियां या दवा के बूंद रोजना 2 वक्त 7 दिन देना।

6. **स्ट्रामोनियम (Stramonium-30)** : नीचे गिरने की प्रवृत्ति, लडखडाते चलना, ऐसे में यह दवा देना।

   मात्रा : 5 गोलियां या दवा के बूंद रोजाना 3 वक्त 5 दिन देना।

अध्याय–21

भेड़ बकरियों के मूत्र विर्सजन संस्था के बीमारी पर होम्योपैथिक इलाज

अक्युट नेफ्रायटीस (Acute Nephritis)

पूरे मूत्रपिंड दाह को **'नेफ्रायटीस'** कहते हैं। यह बीमारी जहरीली बीमारी के बाद का परिणाम होता है। जैसे – कास, गर्भाशय का दाह, रासायनिक पदार्थों की विषबाधा, यह बीमारी कभी तो शुरुआत में होती।

बीमारी के लक्षण

शुरुआत में बुखार होता है। भूख कम हो जाती, सांस बढ़ जाती, बार–बार रंगीन पेशाब होती और वह करते समय परेशानी होती, पेशाब में खून, पु, श्लेष्मा और भारी मात्रा में आल्बूमिन होता है।

होम्योपैथिक उपचार

1. **आकोनायटम (Aconitum-1M)** : यह दवा शुरुआत में बुखार आने पर देना।

   मात्रा : 5 गोलियां या दवा के बूंद हर घंटे 4 मात्रा देना।

2. **ॲपीस मेल (Apis mel-30)** : शुरुआत में मूत्र पिंड के मांसल हिस्से के अति तीव्र अवस्था में देना।

   मात्रा : 5 गोलियां या दवा के बूंद रोजाना 3 वक्त 5 दिन देना।

3. **अर्सेनिका अल्बा (Arnica alba-200)** : जब पेशाब कम लेकिन भारी मात्रा से अल्बूमिन और श्लेष्मा युक्त होती है, कम पानी पीने की बार–बार प्यास लगती है। रात के समय लक्षण बढ़ जाते हैं। तब यह दवा देना।

   मात्रा : 5 गोलियां या दवाईयों के बूंद रोजाना 1 बार 7 दिन देना।

4. **बरबेरीस व्हलगॅरीस (Berberis Velgarum-200)** : मूत्रपिंड की और सॅक्रल सॅक के ऊपरी हिस्से सख्तपन और बार–बार धुंदली, लाल रंगो की पेशाब होती है।

   मात्रा : 5 गोलियां या दवाईयों के बूंद दिन में 1 बार 7 दिन देना।

5. **टेरेबनथिना (Terebhinthina-200)** : यदि पेशाब मिठे बू वाली और खून के लाल रंगो की होने पर यह दवा देना।

   मात्रा : 5 गोलियां या दवाइयों की बूंदे दिन में से 1 बार 7 दिन देना।

6. **ऊवा उरसी (Uva Ursi-6)** : जख्म या मार लगने पर देना।

   मात्रा : 5 गोलियां या दवा के बूंद रोजाना 3 वक्त 5 दिन देना।

7. **कोपायका (Copaiva-30)** : पेशाब करते समय जब बहुत परेशानी होती और बूंद–बूंद से पेशाब होता है, पेशाब का रंग धुंधला हरे रंगों का होने पर दवा देना।

8. **इल्ल सिरम (Ele serum-30)** : यदि पेशाब कम हो रही तो यह दवा देना।

पुरुलंट नेफ्रायटीस (Purulent nephritis) (Kidney abscesses)

यह अवस्था अति तीव्र और पुराने सेप्टीक (जहरयुक्त) रोगों में जिसका परिणाम रोग का प्रसार मूत्रपिंड में खून द्वारा होता है। जैसे – जहरयुक्त कास का, गर्भाशय का दाह वैसे ही नेव्हल ईल में छोटे बछड़ों को होता है।

बीमारी के लक्षण

जानवर दुबला कमजोर होता है, पेशाव में पीप के पेशी आते हैं। मूत्रपिंड का ऊपरी हिस्सा सख्त होता है।

होम्योपैथिक दवाईयों का उपचार

दवाईयों के उपचार पूर्व जहर युक्त (सेप्टीक) अवस्था दूर करने की कोशिश करें, और नीचे दिये हुये उपचारों का प्रयोग करें।

1. **सिलीसिया (Silicea-200)** : यदि बीमारी कम तीव्र अवस्था में बहुत दिन तक रहने पर देना।

   मात्रा : 5 गोलियां या दवाईयों के बूंद हफ्ते में 3 वक्त 4 हफ्ते देना।

2. **पायरोजन (Pyrogen-1M)** : यदि सेप्टीक (जहरीला) अवस्था तीव्र हो, नाडी के ठोके कमजोर और बुखार होने पर यह दवा देना।

   मात्रा : 5 गोलियां या दवाईयों के बूंद हर 3 घंटे 4 वक्त देना।

3. **हिपर सल्फ (Hepar sulph-1M)** : यदि मूत्रपिंड की ऊपरी हिस्से में बहुत दर्द हो, और स्पर्श या दवा देने पर दर्द का एहसास हो तो यह दवा देना।

   मात्रा : 5 गोलियां या दवाईयों के बूंद रोजाना 3 वक्त 3 दिन देना।

पाईलोनेफ्रायटिस (Pyelonephritis)

पाईलोनेफ्रायटीस यह संसर्गजन्य बीमारी को दुष्य अवस्था बाद में होती है।

बीमारी के लक्षण

पेट शूल होता है, इस वजह जानवर पेट पर लात मारता है। पिछले पैर खिंचवाकर टेढ़े करता है। बार–बार खून मिश्रित पु युक्त पेशाब करता है।

होम्योपैथिक दवाईयों का उपचार

1. **बेंन्झायकम ॲसीडम (Benzoicom acidum-30)** : जब मूत्र की थैली में दाह होता है। और पेशाब को गंदी बू आती है। तो यह दवा देना।

   मात्रा : 5 गोलियां या दवा के बूंद दिन में से 3 वक्त 5 दिन देना।

2. **हिपर सल्फ (Hepar Sulph-200)** : मूत्र पिंड का ऊपरी हिस्सा मोटा, सख्त होता दबाव देने पर दर्द होता है। और जानवर हाथ लगाने नहीं देता। पु युक्त पेशाब अवस्था तीव्र होने पर यह दवा देना।

   मात्रा : 5 गोलियां या दवाईयों के बूंद रोजाना 2 वक्त 7 दिन देना।

3. **मरक्युरिअस कोरोझीव्हस (Mec corr.-30)** : खून युक्त पेशाब और खून युक्त विष्ठा और रात समय लक्षण ज्यादा दिखने पर यह दवा देना।

   मात्रा : 5 गोलियां या दवा के बूंद रोजाना 3 वक्त 7 दिन देना।

4. **कोपायव्हा (Copaiva-30)** : पेशाब करते समय परेशानी होने पर और पेशाब बूंद–बूंद से आना, पेशाब का रंग हरा और अल्बूमिन युक्त होने पर यह दवा देना।

   मात्रा : 5 गोलियां या दवाईयों के बूंद रोजाना 2 वक्त 10 दिन देना।

5. **ऑसीमम कॅनम (Osimum Canum-30)** : यदि पेशाब में लाल रंगों का पु और खून मिश्रित होने पर पेशाब की बू कस्तुरी जैसी होने पर यह दवा देना।

   मात्रा : 5 गोलियां या दवाईयों के बूंद रोजाना 2 वक्त 10 दिन देना।

6. **चिमाफिला (Chimaphilla-6, 30)** : यदि पेशाब धागे युक्त और जमा होने पर तलवे में गाल दिखने पर यह दवा देना।

   मात्रा : 5 गोलियां या दवाईयों के बूंद रोजाना 3 वक्त 14 दिन देना।

सिस्टायटीस (Cystitis)

मूत्राशय की दाह को **'सिस्टायटीस'** कहते है। यह अवस्थ शुरुआत में या एखादे बीमारी की दुय्यन अवस्था हो सख्ती है। यह तीव्र या पुरानी हो सख्ती है। तीव्र अवस्था जीवाणु की वजह होती और पुरानी अवस्था में पेशाब रेती जैसी होती है।

बीमारी के लक्षण

बार–बार पेशाब होना, पीठ टेढ़ी करना, दर्द होना, जानवर पेट पर लात मारता है।

होम्योपैथिक दवाईयों को उपचार

1. **कॅनथारीस (Cantharis-1M)** : बीमारी के तीव्र अवस्था में यह एक प्रमुख दवा है। इसमें पेशाब खून युक्त होती है। और यह बहुत कुंथकर होती है। पेट में दर्द होता है।

   मात्रा : 5 गोलियां या दवाईयों के बूंद हर दो घंटे 4 मात्रा देना।

2. **कुबेबा (Cubeba-6)** : पेशाब में बहुत पु और श्लेष्मा होना, जब बीमारी की अवस्था कम या तीव्र या पुरानी होने पर लाभ होता है।

   मात्रा : 5 गोलियां या दवाईयों के बूंद दिन में से 3 वक्त 10 दिन देना।

3. **कॉस्टीकम (Causticum-30)** : यह दवा केंनथारीस के बाद देने से ज्यादा लाभ होता है। और बीमारी की पुरानी अवस्था आने नहीं देती।

   मात्रा : 5 गोलियां या दवाईयों के बूंद रोजाना 3 वक्त 7 दिन देना।

4. **कोपायव्हा (Copaiva-30)** : मूत्राशय के **कॅटान्हाहल** परिस्थिति में इसका बहुत उपयोग होता है। पेशाब करते समय बहुत परेशानी होना, और पेशाब की बु मिठी होती है। पेशाब में श्लेष्मा के साथ ध ुंधला रंग आता है।

   मात्रा : 5 गोलियां या दवाईयों के बूंद रोजाना 2 वक्त 10 दिन देना।

कोलोसिन्थीस (Colocynthis-1M)

यह दवा जब रोगी पीठ टेढ़ी करता और पेट को लात मारता है। वह मूत्र पिंड, मूत्राशय में पाये जाते हैं। बहुत समय वह पेशाब मार्ग से बाहर आते और पेशाब का मार्ग बंद होता है। और बाहर निकालने हेतु जानवर जोरो से हाफता है।

होम्योपैथिक दवाईयों को उपचार

1. **लायकोपोडीयम (Lycopodium-1M)** : यदि पेशाब में भारी मात्रा में रेत जैसे लाल रंगो के कंकर आ रहे तो देते हैं।

   मात्रा : 5 गोलियां या दवाईयों के बूंद रोज एक बार 14 दिन देना।

2. **बरबेरीस व्हलगॅरीस (Burberis Velgaris-30)** : इसकी वजह रेते जैसे बनने वाले कंकर बंद हो जाता है। यदि पिछले हिस्से में दर्द हो तो यह फायदेमंद है।

   मात्रा : एक मात्रा हफ्ते में 3 वक्त 4 हफ्ते देना।

नीचे दिये हुये उपचार मुतखडे मूत्रपिंड, मूत्राशय में टुटकर बाहर फेकें जाते हैं।

1. **थलस्पी बरसा (Thlapse Bursa-6)** : यह दवा मृदु और पुरानी बीमारी में देना।

   मात्रा : एक मात्रा रोजाना 3 वत 14 दिन देना।

2. **हायड्रान्जी (Hydrangea-6)** : यह मुतखडे के लिये खास दवा है। यदि पेशाब सफेद हो, कंकर नुकीले, मोटे होने से पेट में दर्द होता है। और बहुत प्यास लगती है।

   मात्रा : 5 गोलियां या दवा के बूंद दिन में से 3 वक्त 10 दिन देना। नर बोकड को साफ–सुथरा पानी पिलाने से खड़ा नहीं होता।

अध्याय–22

बछड़ों की बीमारियों का होम्योपैथिक इलाज

एक मजबूत बुनियाद पर मजबूत इमारत खड़ी होती है। तद्वत् आज के बछड़े कल के दूध उत्पादक पशु हैं। उनको निरोगी और सुदृढ़ रखना, बाहर से गाय, बैल, भैंस खरीदने से कम लागत में होता है। होम्योपैथी से यह उद्दिष्ट पूर्णतया सफल होता है। इन औषधियों के दाम कम और दूसरे परिणाम (side effects) नहीं है। यह देने में भी आसान होती है और त्वरित फल देती है। इस प्रकरण में बछड़ों की कुछ महत्त्वपूर्ण बीमारियाँ और वह दूर करने के होम्योपैथिक उपचार की जानकारी देने का प्रयास है।

जीवाणु जन्य बीमारियाँ (White scour of colibacillosis)

सफेद पेचिश

यह भयानक संसर्गजन्य व्याधी ई. कोलाय जीवाणु से बछड़ों को होती है। छोटे नवजात बछड़ों को यह व्याधी बहुत अधिक होती है। अपनी पाचक शक्ति से अधिक दूध अथवा अन्न सेवन करने से यह बीमारी होती

है। अन्न नलिका में स्थित जीवाणुओं में बदलाव लाने से **प्रोटीन** तथा **कार्बोहायड्रेड्स्** सड़ते हैं और ई–कोलाय, सालमोनेला आदि जीवाणु बढ़ते हैं, आंतडियों में दाह होता है; उसे कोलाय बॉसेलोसिस् अथवा साल्मोमिलीओसिस् कहते हैं। सफेद, दूधसम पतली विष्ठा होती है। कुछ केसेस में पीली अथवा सफेद दुर्गंधीयुक्त विष्ठा श्लेष्म के साथ होती है। गुद्द्वार और पूंछ निष्ठा से लबालब होती है और मुँह ठंडा होता है। पाँव ठंडे लगते हैं। नाड़ी मंद गति से चलती है। पेट फूल जाता है और बछड़ा गिरता है। कुछ बछड़ों को आंतड़ियों में तीव्र दाह रक्तदोष, न्यूमोनिया भी होता है। ऐसी अवस्था में ज्वर चढ़ता है, डीहायड्रेशन होता है और बछड़े की मृत्यु होती है। जो बछड़े न पी सके उनमें यह व्याधी अधिक होती है।

योग्य समय उपचार करना जरूरी है। होम्योपैथिक उपचार इस व्याधी से बचने की दृष्टि से विश्वसनीय है। इन औषधी के साथ प्रतिजैविक जैसे **नायट्रोफ्युराजोलीडीन, ट्रायमेथोप्रीम** इसका उपयोग करने से शत–प्रतिशत व्याधी दूर होती है। माता गाय का दूध निकाल कर उसमें पानी मिलाकर उबालकर बछड़े को पिलाना चाहिये।

1. **एकोनायटम् 30 (Aconite 30)** :– ठंड लगने पर प्राथमिक अवस्था में आधे–आधे घंटे से 5–6 मात्रा देना।
2. **अर्सेनिकम अल्बा 30 (Arsenicum alb. 30)** :– दुर्गंधी युक्त पतली पेचिश वेदना से होती है ऐसे समय दो घंटे अंतर से 4 मात्राा देना।
3. **चायना 30 (China 30)** :– व्याधी के कारण कमजोरी आती है वह दूर करने के लिये प्रतिदिन तीन मात्रा देना।
4. **वेराट्रम अल्बम 30 (Veratrum alb. 30)** :– पेट दर्द से बछड़ा गिर जाता है ऐसे समय प्रति होती है, तो प्रतिदिन 3 मात्रा देना।
5. **पलसाटीला 30 (Pulsatilla 30)** :– पेचिश के बदलते हुए लक्षण और श्लेष्म के साथ होती है, तो प्रतिदिन 3 मात्रा देना।
6. **कार्बो वेज् 200 (Carbo. veg. 200)** :– पेट दर्द के साथ पेचिश होने पर घंटे–घंटे को चार मात्रा देना। पायरोजन 1000 – रक्तदोष, मंदनाड़ी, साधारण ज्वर इनके उपचार के लिये एक घंटे से 3/4

मात्रा देना।

7. **डल्कामरा 30 (Dulcamara 30)** :– सर्द वातरण से व्याधी होने पर रोज 3 मात्रा दो दिन देना।

8. **कोम्फोरा 30 (Camphor 30)** :– शरीर ठंडा और पेचिश होने पर आधे–आधे घंटे में 6 मात्रा देना। श्रीलक्ष्मी होम्यो मेडिसिन्स द्वारा निर्मित जुलाबांकुश गोलियां ऐसी हर प्रकार की व्याधी का रामबाण उपाय है। इसमें **अर्सेनिकम, पोडोफायलम्, वेराट्रम, सिना, चायना,** नैट्रम मूर तत्व हैं। यह गोलियां दिनभर 3 से 4 समय देने से रोगी व्याधी मुक्त होता है।

9. **कोलाय नोसोड 30 (E. Coli Nosode 30)** :– इस व्याधी का प्रतिबंधक उपाय। पैदा होने के बाद 24 घंटे, 72 घंटे इस प्रकार बारबार देने से इस व्याधी का प्रतिबंध होता है। गाय/भैंस की गर्भावस्था में ही अंतिम महीने में इसका प्रयोग करने से बछड़े को यह व्याधी नहीं होती है।

जॉइन्ट इल्ल, ओमफॅलोफ्लेबाइटिस

प्रसूति के पश्चात् सफाई का ध्यान न रखने से नवजात बछड़े की नामी द्वारा इस बीमारी के जीवाणु शरीर में प्रवेश करते हैं। ई कोलाय, **कौर्नीबैक्टेरियम पायरोजन, स्टाफायलोकॉकस प्रोटीयस** यह जीवाणु मूल कारण हैं। साधारणतः स्ट्रेप्टोकॉकस अथवा ई–कोलाय जीवाणु व्याधी होने से अग्रसर होते हैं। बॅकटेरिमीया होता है। जोड़ों में जीवाणु घर बनाने से संधिवात होता है। बछड़ों को अस्वच्छ जगह रखने का यह परिणाम है। बछड़ा पैदा होने के 2 से 5 दिन बाद नाभि में सुजन तथा काठिन्य आता है। उसमें पीप भरने से **टॉक्सेमिया** होता है और हल्का सा ज्वर आता है। बछड़ा लंगड़ाने लगता है। जोड़ों पर सूजन आकर स्पर्श करने पर गर्म लगते हैं। नाभि स्थान पर सूजन होना आवश्यक नहीं है।

1. ज्वर और रक्तदोष न होने पर **स्ट्रोप्टोनिसिलीन** के साथ होम्योपैथिक औषधी का उपयोग करने से यह व्याधी 100 प्रतिशत दूर होने का प्रस्तुत लेखक का अनुभव है।

2. **एकोनाइटम 30 (Aconite 30)** — प्राथमिक ज्वर की अवस्था में 3/4 मात्रा आधे–आधे घंटे न देना।
3. **ब्रायोनिया 30 (Bryonia 30)** — जोड़ों पर सूजन और हलचल से उसका अधिक्य होने की स्थिति में प्रति दो घंटों से 4 मात्रा देना/जोड़ गर्म लगते हैं।
4. **रूटा ग्रावहीओलनस 1000 (Ruta g. 1m)** — जोड़ों में सूजन के कारण वेदना होती है, **पेरिऑस्टियम,** टेन्डन के पास दाह होता है कार्पल जोड़ फूलते हैं। प्रति दो घंटों से चार मात्रा देना।
5. **लेडम् पालूस्ट्रे 30 (Led. pal. 30)** — कंधा और फेटलॉक के जोड़ पर सूजन आती है। रोज 3 मात्रा 3 दिन देना।
6. **बेन्ज़ोयकम ऑसिडम 6 (Benzoic. acid 6)** — हॉक के जोड़ और टेन्डो आचिलिस संदोष होते हैं, उसी समय प्रति तीन घंटों से तीन मात्रा देना।
7. **स्ट्रेप्टोकॉकसीन 30 (Streptococcin 30)** — प्रस्तुत व्याधी का यह रामबाण उपाय सिद्ध हुआ है। विशेषतः प्राथमिक अवस्था में ही इसका प्रयोग करने से भविष्य कालीन व्यथा का प्रतिबंध होता है। प्रति रोज 3 मात्रा 3 दिन देना तदुपरान्त एक दिन छोड़ के एक मात्रा इस प्रकार 3 मात्रा देना।

घटसर्प

फ्यूजीफार्मिस नेफ्रोफोरस जीवाणु इसका मूल कारण है। गले और मुँह की मांस पेशियाँ मृत होते हैं सड़ते हैं। आरंभ में ज्वर आता है, गले में दाह होता है, मसूड़े फलते हैं दुर्गंधी आती है। दूसरी अवस्था में श्वास मार्ग तक यह व्याधी फैलती है। श्वसनक्रिया कठिनाई से होती है, खांसी आती है, जुबान पर सड़े हुए व्रण आते हैं। यह व्याधी फेफड़ों तक जाने से न्यूमोनिया का शिकार बनकर बछड़ा मरता है।

1. **आकोनायटम 30 (Aconite 30)** — प्राथमिक अवस्था में प्रति आधे घंटे से चार मात्रा देना।

2. **मर्क्यूरस सॉलुबीलीस 6 (Merc. sol. 6)** — गले की सूजन और मुँह में छाले हों, तो दिन में 4 मात्रा देना।

3. **मर्क्यूरस आयोडाटस रूबर 6 (Merc. iod. rub. 6)** — मुँह की भीतरी ग्रंथियाँ, गला, मसूड़े इन पर सूजन हो तो प्रतिदिन 3 मात्रा 4 दिन देना।

4. **मर्क्यूरस सायानाटस 6 (Merc. cyn. 6)** — गले में व्रण होकर श्वेष्मत्व आवरण सूखकर निकल जाता है और वहाँ से रक्त निकलता है ऐसी स्थिति में प्रतिदिन 3 मात्रा 4 दिन देना।

5. **म्युरिअटिकम ॲसडिम 30 (Muriatic acid 30)** — जुबान बाहर निकलना, गहरे जख्म, मृतवत भाग तैयार होना, भूरा रंग ऐसे लक्षणों की स्थिति में प्रतिदिन दो मात्रा एक सप्ताह देना।

6. **ट्यूबरकुलीनम ओव्हियारे 200 (Tuberculuinum 200)** — **न्यूमोनिया** के लिये रोज एक मात्रा 7 दिन देना।

7. **ब्रोमियम 6 (Bromium 6)** — **न्यूमोनिया** में रोगी के ब्रोंकाय में रक्त संचय के कारण खाँसी आती है ऐसी स्थिति में प्रतिदिन 3 मात्रा 5 दिन देना।

सालमोनेलोसिस्

विशिष्ट भाग में यह व्याधी हमेशा होती है। प्राय : फार्म में अधिक होती है। एस. टायफी जीवाणु इसका मुख्य कारण है। विष्ठामार्ग से तथा गाय के चाटने से इसका प्रादुर्भाव होता है और प्रसार होता है। पैदा होने में 3 महीनों तक इसका प्रमाण अधिक होता है। इस व्याधी के तीन प्रकार है।

1. **तीव्र रक्तदोष** – रोगी खिन्न, सुस्त होता है, गिरता है, 107° तक ज्वर होता है और रोगी की मृत्यु होती है।

2. **तीव्र आतडियों का दाह** – ज्वर 106° फॅ., चलने समय झटके देना, बहुत पतली विष्ठा के साथ श्लेष्म तथा रक्त, दुर्गंध, भूख मंद होना, रक्तदोष होता है, रोगी गिरता है और उसकी मृत्यु होती है।

3. **पुराना दीर्घकालीन आंतड़ियों में दाह** – अशक्त, पेचिश, ज्वर यह लक्षण हैं।

सेप्टिसिमिया होने से उपचार करने के लिये अवसर नहीं मिलता। इसके अतिरिक्त अवस्था में निम्न प्रकार औषधोपचार करना चाहिये।

1. **एकोनायटम 30 (Aconite 30)** — प्राथमिक अवस्था में प्रति आधे घंटे से चार मात्रा देना।
2. **अर्सेनिकम अलबम 1000 (Ars. alb. 1M)** — दुर्गंधीयुक्त पतली पेचिश हो, तो 3/3 घंटे से 4 मात्रा देना।
3. **वेराट्रम अलबम 30 (Veratrum alb. 30)** — पेचिश अधिक गति से होने पर 2/2 घंटे से 6 मात्रा देना।
4. **पायरोजेनियम 1000 (Pyrogenium 1M)** — तीव्र ज्वर, दुर्गंधी पेचिस और सेप्टिक की स्थिति में प्रति तीन घंटों से 4 मात्रा देना।
5. **ह्रस टॉक्स 1000 (Rhus tox. 1M)** — म्यूकस मेंब्रेन लाल होने पर प्रतिदिन 2 मात्रा 4 दिन देना।
6. **ब्रायोनिया 30 (Bryonia 30)** — श्वासमार्ग की व्यथा के लिये प्रतिरोज 2 मात्रा 3 दिन देना।
7. श्री लक्ष्मी होमिओ मेडिसिन्स नान्देडस निर्मित जुलाबांकुश गोलियां प्रतिरोज 4 से 5 मात्रा देने से यह व्याधी 90 प्रतिशत से 65 प्रतिशत दुरुस्त होती है।

   प्रतिबंधत्मक उपयोग :– पैदा होते ही 1 मात्रा तत्पश्चात् 15/15 दिन से 4 मात्रा देना।
8. **सालमोनेला नोसोड 30 (Salmonella Nosode 30)** — प्रतिरोज 3 मात्रा ब्रायोनिया के साथ देना।

इन्फेक्शीयस केराटायटीस

मोराज़ेला बोविस जीवाणु के कारण यह बीमारी होती है। यह बीमारी भयानक नहीं है तथापि समय पर योग्य इलाज न होने से बहुत सारे पशु अंधे होते हैं। यह बीमारी विशेषकर बछड़ों को होती हैं। गर्मी के मौसम में

अस्वच्छ और कम जगह से अधिक बछड़े बांधने से इनका प्रादुर्भाव होता है।

एक अथवा दोनों आँखों को यह विकार हो सख्ता है। पानी समान स्राव आँख से बहना शुरु होता है। सूर्य प्रकाश में बछड़ा आँखें ठीक तरह से नहीं खोल सख्ता। कॉर्निया पर अपारदर्शक बिंदु तैयार होता है और पूर्णतया फैलता है; वृण तैयार होकर अंधत्व आता है। फलतः वह ठीक तरह पेटभर नहीं खा सख्ता और भूख का शिकार बनता है। अपारदर्शकत्व सफेद और गाढ़ा पीला होता है। कभी पायरोजेनिक जीवाणु प्रवेश कर आँखों में दाह होता है। कभी पायरोजेनिक जीवाणु प्रवेश कर आँखों में दाह होता है और पीपयुक्त स्राव बहने लगता है। त्वरित योग्य उपाय करने पर भी दो प्रतिशत केसेस में थोड़ा बहुत दाग रहता है अथवा कायम स्वरूपी अंधत्व आता है। मेरे विचार से और अनुभव से यदि होम्योपैथिक औषधी पेट में देकर और प्रतिजैविक मरहम अथवा द्रवरूप औषधी का आँखों में प्रयोग किया जाय तो 100 प्रतिशत केसेस ठीक होते हैं।

1. **एकोनायटम 30 (Aconitum 30)** — प्राथमिक दाहजन्य अवस्था में घंटे 2 से 5 मात्रा देना पर्याप्त है।
2. **काली हायड्रोआयोडिकम 200 (Kali. hydroiodicum 200)** — आँखें लाल होकर उन में से पानी निकलने की स्थिति में प्रतिदिन 4 मात्रा 3 दिन देना।
3. **सिलिशिया 200 (Silicea 200)** — कॉर्निया पर अपारदर्शकता शुरु होते ही प्रतिदिन 2 मात्रा 5 दिन देने से संपूर्ण अपारदर्शक पर्दा कम होता है।
4. **ऍसिड नाइट्रिकम 200 (Acid nitricum 200)** — कॉर्निया पर व्रण होना, आरंभ होने पर प्रतिदिन 2 मात्रा 5 दिन देने से व्रण पूर्ण ठीक होता है।
5. **अर्जेन्टम नाइट्रिकम 30 (Arg. nit. 30)** — आँखों में दाह और पीपयुक्त स्राव होता है ऐसे समय प्रतिदिन 3 मात्रा एक सप्ताह देना।
6. **सिनेरारिया 30 + सिलिशिया 30 (Silicea 30)** — इस औषधी से कॉर्निया पर की अपारदर्शकता कम होती है। प्रतिरोज 3 मात्रा 1

सप्ताह अथवा ठीक होने तक देना।

7. **आँखों में डालने के लिये कलेन्डुला (Calendula)** + हायपेरिकम **(Hypericum)** + **सीनेरारिया (Cineraria)** का उपयोग करना। इससे आँखें धो सख्ते हैं।
8. इस जीवाणु के नोसोड की महीने में 1 मात्रा इस प्रकार 3 महीने देने से प्रतिबंध होता है।
9. श्रीलक्ष्मी होम्यपैथिक मेडिसिन्स नांदेड की ज्वरान्तीक गोलियां प्रतिदिन 3 मात्रा मुँह में देकर प्रतिजैविक युक्त महलव द्राव आँखों में डालने से बहुतांश केसेस व्याधीमुक्त होने का अनुभव हुआ है। गोलियों के घटक द्रव्य हैं **अकोनाइट 30, फे. फॉस 30, नै मूर 30, नै सल्फ 30, कालीमूर 30** इनका मिश्रण।

लेप्टोस्पायरोसिस्

यह संसर्गजन्य बीमारी **लेप्टोस्पायरा इक्टोहेमोरेजिका, स्पायरोकीट** जीवाणु के कारण होता है। बहुत ठंड के मौसम में होती है। चूहे का मूत्र पड़ा हुआ अन्न/खाद्य खाने से इसका प्रादुर्भाव होता है। और एक से दूसरे को होकर फैलता है। इसमें रक्तदोष होकर बछड़ा मर जाता है। एक महीने तक के बछड़ों को अधिकतर होता है। **हिमोग्लोबिनयूरिया** प्रमुख लक्षण है। इसके अतिरिक्त 107° फै–ज्वर, भूख मंद होना, वजन घटना, अशक्तता, पीलिया से आँखें गहरे, पीले रंग की होकर, रोगी मर जाता है।

1. अति तीव्र अवस्था में **स्ट्रेप्टोमायसीन** अथवा **टेट्रासायक्लीन** प्रतिजैविकों का उपयोग करना चाहिये, इसके साथ होम्योपैथिक औषधी भी देना। ठीक होने का प्रमाण बढ़ता है।
2. **एकोनायटम् 12 (Aconite 12)** — ज्वर की प्रथमावस्था में आधे–आधे घंटे से 5 मात्रा देना।
3. **क्रोटालस हेरिडस् 1000 (Crotalus horridus 1M)** — हिमोलायटिस पीलिया हो, तो 2/2 घंटे से 5 मात्रा देना।

4. **बर्बेरिस् व्हल्गैरिस् 30 (Berberis vulg. 30)** — प्रतिदिन 3 मात्रा 5 दिन देने से यकृत का कार्य ठीक करता है।
5. **फास्फोरस् 1000 (Phosphorous 1M)** — अतितीव्र अथवा में अत्युतम कार्य करता है। यकृत की पेशियाँ नष्ट होने से बचाता है।
6. **लायकोपोडियम 1000 (Lycopodium 1M)** — इस औषधि से रोगी के यकृत का कार्य पूर्ववत् होकर पाचन क्रिया में सुधार होता है। आरोग्य पूर्ववत होता है। एक सप्ताह तक प्रतिरोज एक मात्रा देनी चाहिये।

विषाणुजन्य बीमारियाँ

विषाणुजन्य न्यूमोनिया, इन्झुटिक न्यूमोनिया

बछड़ों को एक ही जगह घर में बांधकर रखने से यह बीमारी होती है। संसर्गजन्य विषाणु इस न्यूमोनिया का प्रमुख कारण है। इसके साथ जीवाणु होना आवश्यक नहीं। 1/2 प्रकार के विषाणु से यह होता है। अस्वच्छ निवास स्थल के कारण विषाणु तीव्र गति से बढ़ते हैं। 2/5 महीनों के बछड़े इस व्याधी से त्वरित ग्रस्त होते हैं। 9/12 महीनों के बछड़ों को भी इसका परिणाम हो सख्ता है। सर्दी के मौसम में प्राय : इसका प्रादुर्भाव होता है। प्रादुर्भाव का प्रकर्ष और उसके कारण मृत्यु का प्रमाण व्यवस्थापन पर निर्भर करता है।

104° से 107° फे. तक ज्वर, श्वसन क्रिया में कठिनाई, खाँसी, नाक तथा मुँह से स्राव, पतला रक्त और पीपयुक्त यह लक्षण गोचर होते हैं। अति तीव्रता की स्थिति में स्राव नहीं होता पुरानी केसेस में फेफड़ों का इम्फायसीमा और गांठ भी होती है। बछड़ा दुबला होकर ठीक तरह से नहीं बढ़ता।

दुय्यम जीवाणु से सुरक्षित रखने के लिये प्रतिजैविक का उपयोग करना चाहिये। बीमार को ताज़ी शुद्ध हवा में रखना और बैठने के लिये

घास बिछाना चाहिये।

1. **एकोनायटम 30 (Aconite 30)** — प्रारंभिक ज्वर में आधे–आधे से 4–5 मात्रा देना।
2. **एन्टिमनी टार्टारिकम् 1000 (Antim. tart. 1M)** — आवाज के साथ खाँसी और श्लेष्मा बहता है ऐसी स्थिति में 2/2 घंटों से 4 मात्रा देना।
3. **ब्रायोनिया 30 (Bryonia 30)** — हलचल के कारण लक्षणों में वृद्धि होने पर प्रतिदिन तीन मात्रा एक सप्ताह देना।
4. **अर्सेनिकम अलबम 1000 (Arsenicum alb. 1M)** — बेचैनी, अर्ध–रात्रि में लक्षणों की वृद्धि, बहुत प्यास होना ऐसी अवस्था में उसे 4 मात्रा देना।
5. **ड्रासेरा 30 (Drosera 30)** — श्वास की गति बढ़ना, अचानक झटके के साथ खाँसी, गले और ट्राकिया में से आती है उस समय दिन में 3 मात्रा देना।
6. **फास्फोरस 1000 (Phosphorous 1M)** — अतितीव्र अवस्था और फुप्फुस कठिन होने की स्थिति में आधे–आधे घंटे से 5 मात्रा देना।
7. **रहस टॉक्सिकोडेन्ड्रॉन 1000 (Rhus tox. 1x)** — मुँह का भीतरी भाग लाल होकर रोगी अस्वस्थ हो, तो प्रतिदिन 3 मात्रा 3 दिन देना।
8. **लोबीलिया इन्फलाटा 200 (Lobelia inflata 200)** — पुराने रोग में फुप्फुस का इम्फायसीमा होने की स्थिति में प्रतिदिन 2 मात्रा 2 सप्ताह देना।
9. **आमोनियम कॉस्टीकम 200 (Ammon. caust. 200)** — अपचन के साथ इम्फाय सीमा होने पर प्रतिदिन दो मात्रा एक सप्ताह देना।

म्युकोजल डिसीज – बोवाइन विषाणुजन्य डायरिया

पेस्टीवायरस विषाणु के कारण बछड़ों को होने वाली यह संसर्गजन्य बीमारी

है। स्टोमटायटीस, आंतड़ियों में दाह, जुलाब होना यह इनके प्रमुख लक्षण हैं। 8 महीने से दो वर्ष के बछड़ों को यह अधिक होती है। बहुत ज्वर आता है नाक स्रवित होती है, कुछ समय के बाद स्राव गुलाबी होता है। मुँह के भीतरी हिस्से में और मसूड़ो पर व्रण होते हैं। पेचिश और डीहाइड्रेशन होता है श्वास तीव्र गति से होता है और मुँह का भीतरी भाग रक्त संचय के कारण लाल होता है।

1. **एकोनायटम 30 (Aconite 30)** — प्राथमिक अवस्था में आधे–आधे घंटे से 4 मात्रा देना।
2. **ऑसिड नाइट्रिकम 200 (Acid. nitricum. 200)** — नाक तथा मुँह के व्रण के लिये प्रतिदिन 2 मात्रा देना।
3. **रहस टाक्सीकोडेन्ड्रोन 30 (Rhus tox. 30)** — मुँह का भीतरी भाग लाल हो, तो प्रतिदिन 3 मात्रा 5 दिन देना।
4. **नैट्रम मूरियाटिकम 30** — पॅपीला तथा मसूड़ों पर गहरे व्रण हों तो दिन में 3 मात्रा एक सप्ताह देना।
5. **अर्सेनिकम् अल्बम 1000 (Arsenic alb. 1M)** — पानी समान पेचिश–दिन में 2 मात्राा 4 दिन देने से कम होती है।
6. **क्यूप्रम् आर्स 30 (Cup. ars. 30)** — चिकनी पतली विष्ठा और श्वास में कठिनाई होने पर दिन में 2 मात्रा 4 दिन देना।
7. **मर्क्यूरस कोरोजीव्हस् 200 (Merc. Cor. 200)** — नाक से स्राव और म्युकोसा पर पीले व्रण के लिए यह दवा प्रतिदिन एक मात्रा 7 दिन देना।
8. **काली बायक्रोमिकम् 200 (Kali bich 200)** — मुँह से द्राव निकलना, पेचिश, मसूड़ों के व्रण को सेप्टिक होना, रक्त मिश्रित विष्ठा ऐसी अवस्था में प्रतिदिन 3 मात्रा 2 दिन, और उसके बाद रोज 1 मात्रा 3 दिन देना।
9. **सिंकोना 30 (Cinchona 30)** — कमजोरी, डीहाइड्रेशन के लिये प्रतिदिन 3 मात्रा 5 दिन देना।
10. **ड्रासेरा 30 (Drosera 30)** — खाँसी तथा श्वास के लक्षण गोचर हों

तो दिन में 3 मात्रा 5 दिन तक देना।

प्रोटोज़ोआ के कारण होने वाली बीमारियाँ

कॉक्सिडिओसिस्

यह एक स्पर्शजन्य बीमारी है। आयमेरिया झुरनाय बोवीस प्रोटोज़ोआ इसका कारण है। यह बीमारी सर्व प्रकार के घरेलू जनवरों को होती है। रक्त मिश्रित पेचिश इसका मुख्य लक्षण है। अन्न नलिका तथा ईपिथेलियम में कारण भूत प्रोटोज़ोआ का प्रवेश होता है। दाह और रक्त स्राव के परिणाम स्वरूप रक्त की पेचिस होती है; विष्ठा से दुर्गंध आती है। अशक्तता, भूख न होना, वजन घटना ऐसे विकार होते हैं। अति तीव्र अवस्था में होम्योपैथिक औषधियों से रोगी पशु व्याधी मुक्त होता है। और इस प्रकार मृत्यु का प्रमाण कम होता है।

1. **एकोनायटम् 3 (Aconite 3)** — प्राथमिक ज्वर की अवस्था में आधे–आधे घंटे से 4 मात्रा देना।
2. **अर्सेनिकम अलबम 1000 (Arsenicum alb. 1M)** — तीव्र रक्त पेचिस से रोगी की हालत खराब होने पर 2/2 घंटों से 5 मात्रा देना/ पुरानी केसेस में प्रतिदिन 1 मात्रा एक सप्ताह देना।
3. **मर्क्यूरस कोरोज़ीवस 200 अथवा 1000 (Merc. cor. 200/1M)** — रक्तयुक्त पेचिश के लिये दो दिन 4/4 मात्रा देना।
4. **इपिकाकुआना 30 (Ipecacuaha 30)** — प्रतिदिन 3 मात्रा 4 दिन देने से रक्तस्राव कम होता है।
5. **सिंकोना 30 (Cinchona 30)** — रक्तस्राव के कारण जो कमजोरी आती है वह दिन में 3 मात्रा 3 दिन देने से कम होती है।
6. **वेराट्रम अल्बम 30 (Veratrum album 30)** — पुराने केसेस में पेचिश के कारण जो अशक्तता आती है वह दूर करने के लिये प्रतिदिन 3 मात्रा 2 दिन देना।
7. **सायकोटिक को 6 (Sycotic co 6)** — उपरोक्त औषधी के साथ

इसका उपयोग करने से अल्पावधी में रोगी व्याधीमुक्त होता है ऐसा अनुभव हुआ है। प्रतिदिन 1 मात्रा 3 दिन देना।

पॅरासायटिक ब्रॉन्काइटिस् / हस्क हुज

पशुओं की तरूणावस्था में इसका प्रमाण अधिक होता है। पुरानी और तीव्र दोनों प्रकार से यह बीमारी दिखायी देती है। गर्मी के मौसम में विशेषतः इसका प्राबल्य अधिक होता है। डिक्टीओ कावलस् प्रोटोज़ोआ इसका प्रमुख कारण है। चरते समय इसका लारवा, निगलने से एक से अधिक बछड़ों को यह व्याधी घेर लेती है। खांसते समय घीगरी आवाज निकलती है और जुबान बाहर आती है। मुँह के आसपास फेस दिखता है, श्वास लेने में कठिनाई होती है। पुराने केसेस में पलमोनरी इम्फायसीमा होता है। त्वचा रूखी सी होता है और दुर्बलता आती है।

एलोपैथी के अनुसार जंतुनाशक औषधि से यह व्याधी कम होती है। किन्तु वही औषधि होम्योपैथी के साथ देने से अल्पावधी में व्याधीमुक्तता होती है।

1. **ॲन्टीमोनियम् टार्टारिकम् 200 (Antim. tart. 200)** — मुँह में फेस, खाँसी और छाती में आवाज़, रात में लक्षण अधिक होने की स्थिति में 3/3 घंटों से 4 मात्रा देना।
2. **एपिस मेलफिका 30 (Apis mel. 30)** — 3/3 घंटों से 4 मात्रा देने से फुफ्फुस की सूजन कम होती है।
3. **अमोनियम कार्बोनिकम 30 (Ammon. carb. 30)** — प्रतिदिन 3 मात्रा 4 दिन देने से सीधे फुफ्फुस का विकार दूर होता है।
4. **एन्टिमोनियम अर्सेनिकोसम 30 (Antim. ars. 30)** — दायें फुफ्फुस की इम्फायसीमा हुआ है और पुरानी खाँसी है ऐसी स्थिति में प्रतिदिन 3 मात्रा 5 दिन देना।
5. **ब्रायोनिया अल्बम 30 (Bryonia 30)** — सूखी खाँसी तथा आराम करने से व्याधी का उपद्रव कम हो तो प्रतिदिन 3 मात्रा 4 दिन देना।
6. **अर्सोनिकम अल्बम 1000 (Arsenicum alb. 1M)** — मध्य रात्रि

लक्षण अधिक तीव्र होना, श्लेष्मा के साथ खाँसी और रोगी बेचैन होना ऐसी स्थिति में 5 दिन रोज 2 मात्रा देना।

7. पॅरासाइट से बनाया गया नोसोड प्रथम दो महीने में 1 मात्रा और बाद में एक महीने को 1 मात्रा देने से इस व्याधी का प्रतिबंध होता है। व्याधी होने पर प्रतिदिन 3 मात्रा 5 दिन निवारणार्थ देना।

खनिजों की कमी के कारण होने वाली बीमारियाँ

पशुओं के शरीर मे 30 से 40 खनिज द्रव्य पाये जाते हैं। उनके दो भाग हैं :– **16 अत्यावश्यक उदाहरण कॅलसीयम, फॉस्फोरस, पोटेशियम, सोडियम, लोह, कॉपर, मैग्नेशियम, मैंगनीज** इत्यादि। दूसरे बाकी के खनिज कम मात्रा में आवश्यक होते हैं। पहले प्रकार के बहुतांश खनिज द्रव्य नित्य आहार द्वारा मिलते हैं, इसलिए अत्यावश्यक कहलाते हैं। जैसे सेलेनियम, फ्लोअरीन आदि। शरीर में इनका संतुलन न रहने से अनेक व्याधी निर्माण होती हैं जिससे बछड़े मर जाते हैं। आर्थिक हानि होती है। ऐसी कुछ व्याधियों की जानकारी इस पाठ में प्रस्तुत है।

कॅलशीयम, फॉस्फोरस की त्रुटि से होने वाली बीमारियाँ

बछड़े बहुतांश घर में ही संभाले जाते हैं। इस लिये उनका आहार संतुलित रखने की ओर ध्यान देना आवश्यक होता है। उनके शारीरिक विकास काल में कैलशियम, फॉस्फोरस और जीवन सत्वों का पूरा होना जरूरी होता है। एक ही समय इन तीनों की त्रुटि होती है। जिन बछड़ों को दूध कम मिलता है उन्हें कैल्शियम, फॉस्फोरस की कमी होती है। परिणामतः विकार निर्माण होते हैं। कैल्शियम का शरीर में रूपांतर करने के लिये फॉस्फोरस और जीवनसत्व 'ड' अत्यावश्यक है। उनका विशिष्ट प्रमाण होता है। इनके न होने से रिकेट्, **ऑस्टिओमलेशिया** जोड़ों में विदूपता, विशेषतः घुटनों की हड्डियाँ निर्बल और सख्त बनती है। वह जल्दी टूटती हैं। बछड़ों को अभक्ष्य वस्तु जैसे हड्डियाँ, लकड़ी, चमड़ा, कागज, प्लास्टिक खाने की प्रवृत्ति होती है; इसे पायका कहते हैं। ऐसी आदतों से शारीरिक विकास में बाधा होती है। कैल्शियम कार्बोनेट और फास्फोरस खिलाना चाहिये।

1. **कल्केरिया कार्बोनिका 30 (Calc. Carb. 30)** — कुछ बछड़े नियमित आहर तो लेते हैं, दिखने में अच्छे होते हैं किन्तु शरीर की भीतरी क्रियायें आहार भरपूर लाभ उठाने में असमर्थ होती है। ऐसे समय दिन में 2 मात्रा एक सप्ताह देने से बहुत लाभ होता है।
2. **कल्केरिया फॉस 30 (Calc. phos. 30)** — इसमें कैल्शियम और फॉस्फोरस दोनों होने से अधिक उपयुक्त है। दिन में 3 मात्रा एक सप्ताह देना।
3. श्रीलक्ष्मी होम्योपैथि मेडिसिन्स नांदेड इस कंपनी ने **कल्केरिया कार्ब 30, कल्केरिया फॉस 200, मेंगफॉस 30, फेरम फॉस 30** इन घटकों से पाचका क्युअर गोलियां बनाई हैं। यह 4 गोलियां दिन में दो बार 10 दिन देने से खनिजोंगी त्रुटि दूर होती है और पायका दुरूस्त होता है।

कॉपर की कमी से होने वाली बीमारियाँ

कॉपर की कमी दो महीनों के बछड़ों में अधिक दिखायी देती है। जिस जमीन में कॉपर की कमी हो ऐसी जमीन से पैदा हुई घास खाने से और जहाँ चुने का अंश कम है ऐसे विभाग में यह विकार होता है। शारीरिक प्रक्रिया उपलब्ध कॉपर का योग्य उपयोग न करने से भी यह बीमारी होती है। इसके लक्षण–अशक्तता, मास पेशियां ठीक तरह से कार्य न करना, डेलिरियम, स्कोअरिंग, शारीरिक विकास रूकना, त्वचा रूक्ष और मोटी होना, आँखों के बालों का रंग बदलना, पशु बराबर बीमार होना।

1. **क्यूप्रस असेटिकम 6 (Cuprum acet. 6)** — कॉपर की त्रुटि के कारण पहले पेचिश होती है, तत्पूर्व पेट फुलता है, रक्त श्लेष्म सहित विष्टा और कमजोरी की अवस्था में 2/2 घंटों से 4 मात्रा, तदनंतर 2/2 मात्रा तीन दिन देना।
2. **क्यूप्रम अर्सेनिकम 30 (Cuprum ars. 30)** — कम तीव्र अवस्था में तीन दिन 3/3 मात्रा देना।
3. **क्यूप्रम मेटालिकम 30 (Cuprum met. 30)** — अति तीव्र अवस्था में अति उपयुक्त सिद्ध हुआ है। 3/3 मात्रा 8 दिन देना।

मैग्नेशियम की त्रुटि

मैग्नेशियम अस्थियों का अति महत्त्वपूर्ण भाग है। न्यूरोमस्कुलर के संवेदनशील हिस्से पर कन्ट्रोल रखने का काम यह खनिज करता है। अधिक दूध देने वाली गाय–भैंसों में यह विकार अधिकता से दिखायी देता है। पैदा होने के बाद दो महीनों के पश्चात् बछड़ों में भी इसकी त्रुटि होती।

इसकी त्रुटि के कारण बछड़ों की संवेदन शीलता अधिक होती है। सर टेढ़ा करके बछड़ा बेचैन होता है, पांव उठाये जाते हैं। सर्व प्रकार की प्रक्षिप्त क्रियायें अधिक मात्रा में होती हैं। मासल भाग में झटके बढ़ते हैं, धनुर्वात होता है। हृदय स्पंदन तथा श्वास का प्रमाण अधिक होता है।

मैग्नशियम का इन्जेक्शन देने से यह बीमारी पूर्णतया ठीक होती है। किन्तु कालावधी से पुन : उभरती है। इसलिए होम्येपैथी का उपयोग करना चाहिये जिससे इसका पुनरावृत्ति नहीं होती और केंद्रीय नरवस संस्थान की हानि कम होती है।

1. **बेलाडोना 1000 (Belladonna 1M)** — झटके बंद होकर मेंदू की हानि से बचाता है। पलकों का प्रसरण और नाडी तीव्र गति से चलने की स्थिति में 1/2 घंटे से 1 मात्रा इस प्रकार 4 मात्रा देना।
2. **स्ट्रामोनियम 200 (Stramonium 200)** — इस विकार में बछड़ा आगे की ओर गिरता है और मासल भाग के स्नायु अकुंचन पाते हैं इस स्थिति में एक घंटे से 4 मात्रा देना।
3. **मैग्नेशियम फास्फोरिका (Mag. phos.) + कैल्शियम फास्फोरिका 30 (Calc. phos. 30)** यह दोनों एक ही समय देने से यह विकार तुरंत दूर होता है। रोज–रोज मात्रा 3 दिन देना।
4. **सिकुटा विरोसा 30 (Cicuta 30kk) + कैल्शियम फास्फोरिका 30 (Calc. phos. 30)** यह दोनों एक ही समय देने से यह विकार तुरन्त दूर होता है। रोज–रोज मात्रा 3 दिन देना।

जीवन सत्त्व की कमी के कारण होने वाली बीमारियां

हायपरकेराटोसिस्

जीवन सत्त्व 'अ' की कमी से यह त्वचा रोग होता है। कैरोटिन नामी शरीरांतर्गत स्वाभाविक रंग (पिग्मेंट) का रूपांतर 'अ' जीवनसत्त्व होने में बाधायें आने के कारण होता है। बाहयांग की कुछ क्रियाओं पर इस प्रक्रिया का असर होता है। तीव्र अवस्था में प्रथम आँखों से आँसू निकलते हैं। चारा खाने की ओर प्रवृत्ति कम होती है, मुँह से लार बहती है, कृशता आती है, जबान का श्लेष्मल पर्दा पतला होने से व्रण आते हैं। दीर्घ कालावधी के पश्चात् त्वचा पर कुछ बदलाव आता है, विशेषतः गर्दन के बाल झड़ते हैं, त्वचा रूखी सुखी होती है। यह लक्षण गर्दन से पाँव के मध्य भाग तक गोचर होते हैं।

1. **काली अर्सेनिकम 30 (Kali ars. 30)** — पुराना विकार, जिस में त्वचा पर व्रण होते हैं, इसके उपयोग से कम होता है। एक सप्ताह तक रोज एक मात्रा देना।
2. **ऑसिड नाइट्रिकम 200 (Acid nitiricum 200)** — मुँह में और जबान पर व्रण हों, तो रोज 3 मात्राा 4 दिन देना।
3. **काली हायड्रोआयोडिकम 200 (Kali hyrdroiod. 200)** — प्राथमिक अवस्था में अश्रु बहते हों, भूख कम हो गई हो, तो प्रतिदिन 3 मात्रा 5 दिन देना।
4. **ग्राफाइट्स 30 (Graphites 30)** — पुराने विकार का उत्तम उपाय है। त्वचा में दाह और स्राव होना, त्वचा मोटी होना यह लक्षण होने पर प्रतिदिन 3 मात्रा 5 दिन देना।
5. **हायड्रोकोटाईल 30 (Hydrocotyle 30)** — त्वचा के इपीडरमिस हिस्से की वृद्धि होती है ऐसे केसेस में प्रति दिन 3 मात्रा 4 दिन देना, उसके बाद 200 शक्ति की 1 मात्रा एक सप्ताह देना।

6. **लायकोपोडियम 1000 (Lycopodium 1M)** — इस औषधि के प्रयोग से यकृत का कार्य नियमित होता है और फलतः 'अ' जीवन सत्त्व का अच्छा लाभ होता है। प्रतिदिन 1 मात्रा 10 दिन देना।
7. **बेंसीलीनम 200 (Bacillinum 200)** — बीच में कभी–कभी उपरोक्त औषधि के साथ देने से उसका उपयोग अधिक होता है। बहुतांश एक ही मात्रा पर्याप्त होती है।

मस्कुलर डिस्ट्रॉफी

'ई' जीवनसत्त्व की त्रुटि – बछड़ों को दूध पिलाने वाली गायों को संतुलित और पर्याप्त मात्रा में खनिज और जीवनसत्त्व न देने के कारण यह विकार होता है। घर में बांधकर रखे हुए एवं गर्मी के मौसम में चरने के लिये छोड़े हुए बछड़ों को यह विकार अलबत् होता है; विशेषकर 3 महीने के बछड़ों में इसका अधिक प्रमाण होता है।

मांसल और अस्थि संस्थान पर इस विकार का अधिक प्रभाव होता है। पिछले पाँव का पक्षाघात होता है, श्वसन क्रिया जोर से होती है, दो पसलियों के भीतरी भाग में इसका प्रादुर्भाव होने से न्यूमोनिया की आशंका होती है। किसी भी मांसल भाग पर इसका प्रभाव हो सख्ता है। हृदय के मांसल भाग पर इसका परिणाम होने पर पशु की मृत्यु होती है। विकार से प्रभावित पाँव स्पंज जैसे फुले हुए होते हैं। जीवनसत्त्व 'ई' देने से यह विकार दूर होता है। निम्न औषधि लक्षणानुसार देने से लाभ होता है।

1. **कुरारे 30 (Curare 30** — मांसल भाग की दुर्बलता और श्वसन की कठिनाई दूर करने के लिये प्रतिदिन 3 मात्रा एक सप्ताह देना।
2. **क्युप्रम मेटालीकम 1000 (Cuprum met. 1M)** — रोज 1 मात्रा 1 सप्ताह देने से मांसल भाग का काठिन्य दूर होता है।
3. **कोनियम 200 (Conium 200)** — पिछले पाँव में पक्षाघात होने पर प्रतिदिन 3 मात्रा 3 दिन देना। आवश्यकतानुसार अधिक शक्ति का उपयोग करना चाहिये।

पेट फूलना

होल मिल्क दीर्घ काल पिलाने से बछड़ों को यह विकार होता है। **र्‌यूमेन** विकसित होने के पश्चात् दूध अधिक मात्रा में नहीं पिलाना चाहिये। **र्‌यूमेन** में गैस जमा होने से दायीं तरफ फूलती है और भूख कम हो जाती है। तीव्र तथा पुरानी दोनों प्रकार यह की होती है। पेट फूलने से बछड़ा बेचैन होता है।

1. **नक्स वोमिका 30 (Nux vom. 30)** — अधिक अन्न खाने से अपच होकर पेट फूलता है। आधे–आधे घंटे से 4 मात्रा देना।
2. **कॉलचिकम 30 (Colchicum 30)** — तीव्र अवस्था में 15 मि. के अवकाश से 4 मात्रा देना।
3. **लायकोपोडियम 30 (Lycopodium 30)** — निकृष्ट खाद्य सेवन करने से पेट फूलने पर और पुराने विकार की दुरूस्ती के लिये प्रतिदिन 2 मात्रा एक सप्ताह देना।
4. **बरायटा कार्बोनिका 30 (Baryta carb. 30)** — फूलने की अवस्था में पेट पर अधिक तनाव होने पर प्रति आधे घंटे से 5 मात्रा देना।
5. **नक्स वोम 30 + मेंग फॉस 30 + पल्साटीला 30 + नैट्रम सल्फ 30** एकत्रित देने से त्वरित विकार मुक्ती होती है। श्रीलक्ष्मी होमिओ मेडिसिन्स नांदेड इस कंपनी ने उपरोक्त मिश्रण से **'पाचनसुधा'** नामी गोलियां तैयार की हैं। अनेकों को इन गोलियों का आत्यंतिक इष्ठ अनुभव हुआ है। 5 गोलियों की मात्रा दिन में 3–4 समय देना।
6. **कार्बो वेजिटाबिलिस 30 (Carbo. veg. 30)** — अन्न खाने के तुरन्त बाद पेट फूलता है और समय प्रति आधे घंटे से 5 मात्रा देना।

अध्याय–23

अश्वो में होम्योपैथिक दवाईयों का शास्त्रीय मुख्य तत्त्व

1. अश्व के तीव्र तथा पुरानी बीमारियों पर होम्योपैथिक उपचार कामयाब होता है। इसमें बीमारी जल्द ठीक होकर खोई हुई सेहत ठीक जगह पर आती है। यदि होम्योपैथिक उपचार ऐलोपैथी के साथ देने पर अच्छा परिणाम मिलता है और बीमारी जल्द ठीक हो जाती है।
2. होम्योपैथिक दवाईयों रोग के लक्षण दवाये नहीं जाते, लेकिन बीमारी जड से दुरुस्त होने की क्रिया चालू होती है।
3. होम्योपैथिक दवाईयाँ बीमारी के विरोध में प्रतिकार शक्ति पैदा करती है। और बीमारी को कुदरती तौर से दूर करती है।
4. अश्वों में होम्योपैथिक दवाईयों का बुरा असर नहीं होता, जो बाकि तरीकों की दवाईयाँ देने पर होता है।

अश्व को होम्योपैथिक उपचार करते समय कौन–सी और कितने शक्ति की दवाईयों का चुनाव कैसे करें

1. बीमारी की तीव्र अवस्था में यदि शरीर उसे बाहर निकलने की कोशिश कर रहा हो तो मध्यम तथा उच्च शक्ति की दवाईयों का चुनाव करें इसके लिये 30 शक्ति से ज्यादा शक्ति की दवाई देना पुरानी बीमारी में कम शक्ति का 12 से कम शक्ति का हो जैसे – लंगड़ापन, तीव्र ब्रान्कायटीस तथा अतितीव्र अन्न नलीका के दाह पर 200 से ज्यादा शक्ति की दिन में से 3 से 5 वक्त देना।
2. कंपन, थर्राहट होने की बीमारी में उम्र की सोच न करते उच्च शक्ति की दवाईयों देना।
3. नीचे गिरे, शक्तिपात हुये मरीज को ज्यादा शक्ति के पश्चात् कम शक्ति की दवाईयों का प्रयोग करें।
4. मध्यम शक्ति का 30 का प्रयोग बीमारी के माध्यम तथा तीव्र अवस्था में जैसे – पैखाने, शारीरिक तथा मानसिक अस्वस्थता वैसे ही संवेदनशील ऐलर्जी ई.।
5. यदि मात्रा बार–बार देनी हो तो वह कम शक्ति की इस्तेमाल करने का अच्छा परिणाम मिलता है।
6. पुरानी बीमारी में कम शक्ति की रोजाना एक या दोपहर 30 शक्ति का इस्तेमाल करें, या 200 शक्ति का दिन से एक वक्त देना बाद में 3 से 4 हफ्तों के बाद फिर से देना।

नीचे दिये गये मार्ग दर्शक तत्वोनुसार कम या मध्यम शक्ति की दवाईयाँ इस्तेमाल करने पर अच्छा परिणाम मिलता है।

1. बीमारी की तीव्र अवस्था में स्पष्ट रूप से दुरुस्ती दिखाने पर दवाई की मात्रा एक घंटे की अंतराल से 6 वक्त देना।
2. पुरानी अवस्था में बीमारी दुरुस्त होने को वक्त लग रहा हो तो दवाईयों की मात्रा कम वक्त हफ्ते में 4 से 6 वक्त देना, आशंका होने पर 30 शक्ति की दिन में से 3 वक्त देना।

3. यदि बीमारी में प्रगति न हो रही तो दवाईयों का चुनाव गलत साबित होता है।
4. यदि पुरानी बीमारी में 2 से 4 हफ्ते उपचार करने के बाद भी प्रगति न दिखने पर दवाईयों का चुनाव गलत हो गया समझना।

दवाईयों का प्रमाण और देने का तरीका

1. अश्व का बछड़ा, शिंगरु (Foals) : 5 से 8 बूंद ग्लोब्युलस या 1 गोली।
2. अश्व का तट्टू, छोटा अश्व : 10 से 15 बूंद या 3 गोलियां।
3. बड़ा अश्व : 15 बूंदे, ग्लोब्युल या 3 गोलियां।

उच्च शक्ति की होम्योपैथिक दवाईयों की मात्रा

1. **छोटा अश्व या तट्टू** : 5 बूंद या ग्लोब्युल या 1 गोली होम्योपैथिक दवाईयाँ द्रव रुप में बनाई होती है। वह गोलियों पर डाली जाती तथा अन्य तरल पदार्थों के साथ जैसे – पानी में मिलकर दी जाती है।
2. **बड़ा अश्व** : 10 बूंद या 10 ग्लोब्यूल या 3 गोलियां।

होम्योपैथिक दवाईयों मुँह की अंदरुनी श्लेष्म से जाती है। इसलिए ज्यादा परिणाम कारक काम करती है। इसलिए द्रवरूप में या ग्लोब्युल, गोलियां इन रुपों में दवाईयाँ मुँह में से देने पर अच्छा शोषण होता है। द्रवरूप में की दवा सेब या गाजर पर डालकर दे सख्ते हो, या सिरींज में लेकर मुँह में डाल सख्ते हो, ब्रेड या रोटी के टुकडों पर डालकर भी दी जा सख्ती है। यदि इन तरीको से अश्व न खा रहा हो तो उसके खाद्य में मिलाकर हो, यदि वह कोशिश कामयाब ना हो तो सेब में गोलियां या ग्लोब्युल दबोच वह उसे खिलायें, गोलियां या होम्योपैथिक दवाईयों देते समय खाद्य खाने के पूर्व या पश्चात् 20 मिनट या चारा खाने के पूर्व या पश्चात् 5 मिनट पर देना।

होम्योपैथिक दवाईयाँ बाकी दवाईयों के साथ भी दी जा सख्ती है। लेकिन ऐलोपैथिक के **कारटीकोस्टेराईड** के साथ ना दें, क्योंकि उससे

होम्योपैथिक दवाईयों के गुण धर्म कम हो जाते हैं। लेकिन वनस्पति युक्त दवाईयों उसके विरुद्ध काम करती है। ध्यान में रखें लहसन या मिंट यह दवाईयों का असर कम करती है। इसलिए उसे साथ ना दें। लेकिन दवाईयाँ देने के 4–5 दिन बाद दे सख्ते हो, होम्योपैथि के गुण धर्म तेज सूरज की रोशनी, गर्मी, उग्र दर्प से कम हो जाती है।

होम्योपैथिक की दवाईयाँ कैसे रखें

होम्योपैथिक दवाईयाँ ठंडे, अंधेरी जगह में रखिये, तीव्र रोशनी, उग्र दर्प की संपर्क में ना आये ऐसी जगह रखें, वैसे ही इलेक्ट्रीक की चीजों के पास ना रखें, इससे यह दवा कुछ सालों तक अच्छी रहती है। द्रव्य में कुछ बाकी चीज दिखने पर वह फेक देना।

अश्व को होम्योपैथिक दवाईयों देते समय के महत्वपूर्ण सुझाव

1. होम्योपैथिक दवाईयों का इस्तेमाल करने पूर्व पशु वैद्य से बीमारी का निदान करें, बीमारी की गंभीर अवस्था हो तो होम्योपैथी या ऐलोपैथी का अच्छा उपचार करने की जरूरत होती है। यदि अपने अश्व की बीमारी के बारे में जानकारी लेनी हो तो नजदीकी पशु वैद्यक की सलाह लें।

2. नियमित रूप से जंतुनाशक दवाईयाँ यह ऐलोपैथी की इस्तेमाल करें उसके बदले में होम्योपैथिक दवाईयों का इस्तेमाल ना करें लेकिन अब्रोनॅटम–30 यह दवा ऐलोपैथी के दवाईयों के बाद देने पर फिर से जंत की शिकायत नहीं होगी। इसके लिये 15 गोलियां या दवाईयों के बूंद रोजाना एक वक्त चार हफ्ते देना। **स्पायजेलीय अन्थेलमिया** (Spigelia-30) यह दवा से यदि अश्व वर्म की प्रार्दुभाव से खुजली होने से बदन रगड रहा हो, पेट फुला हो, पैखाने होने पर यह दवा ऐलोपैथी के दवाईयों के साथ देना। इसके लिये 10–15 गोलियां या बूंद दवाई रोजाना 2 वक्त

4 हफ्तों तक देना।

अश्व को लसीकरण करने के बाद लिया जाने वाला व्यवस्थापन

बहुत समय अश्व को लसीकरण करने के बाद थकान, भूख कम लगना, बुखार आना होता है। इसलिए अश्व को कुछ दिन को आराम देना। और निचे दी हुई होम्योपैथिक दवाईयाँ देना।

1. **आर्निका मॉन्टेना–30** : यह दवा लसीकरण करने पूर्व 3 दिन पहले देने से लसीकरण करने के बाद होने वाले परिणाम नहीं होते।
   मात्रा : 10 गोलियां या दवाईयों के बूंद रोजाना एक बार देना, लेकिन जिस दिन लसीकरण है उस दिन कौई–सी भी होम्योपैथिक दवाईयाँ ना दें।
2. **थूजा आक्सीटेन्टालीस (Thuja Occidentalis-12)** : **सिलिसिया** (Silicea-12) और **सल्फर** (Sulphur-12) यह लसीकरण के दूसरे दिन देना।
3. **सिलीसिया (Silicia-200)** : यदि लसीकरण करने के पश्चात् उसकी प्रतिक्रिया (Reaction) होकर बुखार आने पर यह दवा देने पर फायदेमंद होती है।

अध्याय–24

अश्वों के आँखों की बीमारी पर होम्योपैथिक उपचार

पूरे आँखों का दाह (Opthalmia)

पूरे आँखों की दाह को **अपथालमिया** कहते हैं। इसमें आँखों के आजू बाजू की जगह श्लेष्मल पर्दा (Conjunctiva) कहते हैं। यह आँखों की अंदरुनी हिस्सा और आँखों के आजू बाजू का हिस्सा होता है। इस आँख की आजू बाजु की दाह की वजह से मवादयुक्त स्राव बहता है।

बीमारी का कारण

1. आँखों पर मार लगना यह मार लकडी, चाबुक वैसे ही आँख में जलन होने वाली चीज जाना जैसे – घास का बिज, रेती, बहुत सर्दी होना और वातावरण में बहुत सारा बदलाव होना।
2. ज्यादा उजाला सह नहीं पाता, पानी बहना, आँखों की पलकें चिपक जाती हैं। बुब्बुल को गहरा रंग आकर उस पर बारीक केशवाहीनौकी की जाली तैयार होती है। और उस जगह छोटे–छोटे व्रण तैयार होते हैं। इस वजह बीमार अपना सर हिलाता और रोशनी से दूर रहने की

कोशिश करता है। बहुत समय बुखार आता है। और आँखों से कम दिखने लगता है। आँखों पर हाथ रखने पर वह गर्म महसूस होते हैं।

होम्योपैथिक दवाईयों का उपचार

1. **आर्निका मॉन्ट (Arnica Mont-30)** : यदि बीमारी आँखों को मार लगने से हुई तो यह दवा देना।

   मात्रा : 10 ग्लोब्बुल या दवाईयों की बूंदे दिन में से 3 वक्त 3–4 दिन देना।

2. **आकोनायटम नैप (Aconitum Nap-30)** : यदि आर्निका से परिणाम न आने पर और ज्यादा ठंड की वजह होने पर यह दवा देना, यदि बहुत दाह या आँखों की केश वाहिन्या खुनभरी हो तो इस अकेली दवा से वह ठीक होती है।

   मात्रा : 10 ग्लोब्युल या दवाईयों के बूंद दिन में से 3 वक्त दुरुस्त होने तक देना।

3. **बेलाडोना (Belladona-30)** : एकोनाइट देने के बाद दाह कम होकर आँसू बहुत आ रहे हो, आँखों की पलकों को सूजन आकर वह चिपक जाती है, रोशनी नहीं देख पाना, आँखें लाल होना उस समय यह दवा अच्छी काम करती है।

   मात्रा : 10 ग्लोब्युल या दवाईयों के बूंद रोजाना 3 वक्त देना।

4. **युफ्राशिया (Euphrasia-30)** : जब नाक और आँखों से बहुत पानी जैसा स्राव बह रहा हो, और उजाले से परेशानी हो रही हो तो यह दवा अच्छा काम करती है।

   मात्रा : 10 ग्लोब्युल या दवाईयों के बूंद रोजाना 2 वक्त 2–3 दिन देना।

5. **मरक्युरीअस कोरोझीवस (Mercrious Corozeous-30)** : यदि आँखों से बहने वाला स्राव पीला होकर पंखुडिया चिपक रही हो तो और उसे सूजन हो, बुब्बुल हो गहरा रंग आया हो और उस पर व्रण हो तो यह दवा अच्छा कार्य करती है।

मात्रा : 10 ग्लोब्युल या दवाईयों के बूंद दिन में से 2–3 वक्त 2 दिन देना।

6. **काली हायड्रीओडीकम (Kali Hydriodicum-200)** : यदि बहुत आँसू बहने पर यह दवा असरदार होती है।

   मात्रा : 10 गोलियां या दवाईयों बूंद रोजाना 2 वक्त 4 दिन तक देना।

7. **सिलीसिया (Silicea-200)** : यदि आँखों का बुब्बुल सफेद होकर अंदर से मवाद युक्त स्राव बह रहा हो तो यह दवा देना।

   मात्रा : 10 गोलियां या दवाईयों के बूंद रोजाना 1 बार एक हफ्ता देना।

8. **अर्जेन्टीनम नायट्रीकम–30** : यदि मवाद युक्त स्राव बहुत बह रहा हो और कॉर्निया पर व्रण होकर सफेद होने पर यह दवा देना।

   मात्रा : 10 गोलियां या दवाईयों के बूंद रोजाना 2 वक्त एक हफ्ता देना।

9. **न्हस टॉक्सीकेनड्रान (Rhus Toxikedendrom-1M)** : पूरे आँखों का दाह, चमड़ी का दाह, मांसल हिस्से को सख्तपन, गले में दर्द होने पर यह दवा देना।

   मात्रा : 10 बूंदे दवा या गोलियां रोजाना एक वक्त एक हफ्ता देना।

10. **पलसाटीला (Pulsatilla-30)** : गहरा मवाद युक्त स्राव जो तीखा, मलाई जैसा हो आँखों के पर्दे चिपक रहे हो, आँखों की नसे मोटी होने पर यह दवा देना।

    मात्रा : 10 गोलियां या दवाईयों के बूंद रोजाना 2 वक्त एक हफ्ता देना।

11. **हिपर सल्फुरीस (Hepar Sulfurus-200)** : बहुत मवाद युक्त स्राव होने पर कम शक्ति का देने पर स्राव बड़ाकर और ज्यादा शक्ति के स्राव रोककर कम करती है।

    मात्रा : 10 गोलियां या दवाईयों के बूंद रोजाना 2 वक्त एक हफ्ता देना।

12. **केंनाबीस इन्डीका (Canabis Indica-30)** : यदि आँखों का कॉर्निया मोटा होकर उस पर सफेद पर्दा आकर आँखों की पलकों को सूजन आने पर यह दवा देना।

    मात्रा : 10 बूंदे दवाईयों या गोलियां या रोजाना 2 वक्त देना।

13. **सल्फर (Sulphur-30)** : बीमारी फिर से ना होने के लिये यह देना।

    मात्रा : 10 बूंदे दवा या गोलियां रोजाना 2 वक्त 4 से 7 दिन देना।

14. आँखों की अच्छी तरह जाँच कर अंदर घाँस का बीज, घाँस, गंदगी या दूसरी कोई चीज आँखों में गई तो आँखें अच्छी तरह साफ कर लें, और अंदर की चीज निकालकर ग्लिसरीन की बूंदे या सेलेड का तेल डालें।

पिरीऑडीकल आपथालमिया

यह आँखों की खास बीमारी है। और वह बार–बार होती है। इसमें जवान अश्व 3 से 6 साल की उम्र हो उनको यह ज्यादाकर होती है। सही उपचार ना करने पर आँखों को मोतीबिंदू (केटारेक्ट) होता है।

बीमारी का लक्षण

इस बीमारी में लक्षण हर समय सरीके नहीं रहते। शुरुआत में आसु बहना, आँखों की पुतली सिकुड जाना, आँख की दर्द की वजह बाजु की आँखों में दर्द होना उस वजह गर्दन उस दिशा में मोडना, रौशनी सह नहीं पाना, पलकों को सूजन आना, आँसू बहना, आँखों पर मोटा पर्दा शीशे जैसे रंगो का होता है। कुछ केसेस में आँखें धुंधली होती है। नीला रंग आता है, कुछ समय लाल, पीले, हरे रंगों की जाली आती है। यह पहले दो–तीन बार बीमारी आने पर होता है। आँखों का आकार बदलता है। यह रोग एक आँखों को हुआ तो दूसरी आँख को भी होता है। यह बीमारी होने पर दुरुस्त होने के पश्चात् कुछ ना कुछ बेकार परिणाम छोड़ जाती है।

होम्योपैथिक दवाईयों का उपचार

1. **युफ्रासिया (Euphrasia-30)** : इस बीमारी पर यह बहुत अच्छी दवा है।

   मात्रा : 10 गोलियां या दवा कें बूंद रोजाना 2–3 वक्त 8–10 दिन देना।

2. **ऑकोनायटम नैप (Aconitum Nap-30)** : और बेलाडोना (Belladona-200) यह दोनों दवाईयों एक घंटे की अंतराल से उलटा पलटाकर देना। ऐसी हर एक की 4 मात्रा देना।

3. **काली बायक्रोमिकम (Kali Bichromicum-200)** : यदि स्राव सख्त और चिपचिपा और पीले रंग का हो तो यह दवा देना।

   मात्रा : 10 गोलियां या दवाईयों की बूंदे रोजाना 2 वक्त एक हफ्ता देना।

4. **कोनियम (Conium-30)** : यदि रोशनी से ज्यादा तकलीफ हो रही हो और बहुत आसुवों का बहाव हो, आँखों के मांसल हिस्से को दुबलापन और पक्षाघात होने पर यह दवा देना।

   मात्रा : 10 गोलियां या दवा की बूंदे रोजाना 2 वक्त 1 हफ्ता देना।

5. **ग्राफाईटस् (Graphitess-6)** : रोशनी सह न पाना, कृत्रिम रोशनी, आँखों से स्राव बहना, ऐसे समय यह दवा देना।

   मात्रा : 10 गोलियां या दवा के बूंद रोजाना 3 वक्त एक होफ्ता देना।

6. **कैलकेरिया कार्ब्रोनिका (Calcaria carbonica-30)** : जब आँखों की पुतली फैल जाती है, उजाला सह नहीं पाना, आँखों से पानी बहना, अच्छी रोशनी होने पर भी कम दिखाई देना ऐसे समय यह दवा देना।

   मात्रा : 10 गोलियां या दवाईयों के बूंद रोजाना 2 वक्त देना।

7. **कॉस्टीकम (Causticum-30)** : जब आँखें धुंधली, आँखों की पुतली सिकुड़ गयी हो, पलकों को सूजन हो तो यह दवा देना। यह लोशन

की रुप में बाहर से लगने इस्तेमाल कर सख्ते हैं, इसके लिये 3 ट्रीचूरेशन के एक अंस पानी में मिलाकर आँखों के लिए इस्तेमाल करें।

8. **कैनाबिस इंडीका (Canabis Indica-30)** : यदि आँखों के कॉर्निया का हिस्सा धुंधला दिख रही हो तो यह दवा देना।

मात्रा : 10 गोलियां या दवाईयों के बूंद रोजाना 2 वक्त देना।

9. **हिपर सल्फ्युरीस (Hepar Sulfurus-6)** : यदि आँखों की पलके रात के समय चिपक रही हो, और बुब्बुल पर बूंदे होने पर यह दवा देना।

मात्रा : 10 गोलियां या दवाईयों के बूंद रोजाना 2 वक्त देना।

10. **नायट्रम मुरियाटीकम (Nitrum Muriaticum-30)** : आँखों से बहने वाला स्राव पानी जैसा पलके खुलने में तकलीफ होने पर यह दवा देना।

मात्रा : 10 गोलियां या दवाईयों के बूंद रोजाना 2 वक्त देना।

11. **पलसाटीला (Pulsatilla-30)** : आँखों पुतली फैल जाना, सिकुड़ जाना ऐसा अलट–पलटकर होता है। किनारे लाल रंगों के होते हैं। और गाढ़ा पीला स्राव आँखों के कोने से बहता है। इस पर यह दवा असरदार है।

12. **नायट्रम मुरियाटीकम (Nitrum Muriaticum-30)** : आँखों से बहने वाला स्राव पानी जैसा और पलके खुलने परेशानी हो तो यह देना।

मात्रा : 10 गोलियां या दवाईयों के बूंद रोजाना 2 वक्त देना।

13. **सिलिशिया (Silicia-200)** : जब आँखों की अंदरुनी हिस्से के किनारो पर व्रण होकर आँखों का सफेद हिस्सा लाल होता है तो यह देना।

मात्रा : 10 गोलियां या दवाईयों के बूंद रोजाना 1 वक्त 1 हफ्ता देना। बाद में 1 एम शक्ति की 1 मात्रा हफ्ते में इस तरह देना।

14. **सल्फर (Sulphur-30)** : इस बीमारी के कोई सी भी अवस्था में बीच–बीच में देना।

मात्रा : 10 गोलियां या दवाईयों के बूंद हर रोज रात में बाकी दवा देते समय अलटा पलटा कर देना।

गलाऊकोमा–हायट्रोप्थालमिया–काविबंदू (Glauoma-Hydrophthalmia)

इसमें आँखों के सभी हिस्से फैल जाते हैं। और आँखों का आकार बढ़ जाता है। ऐसे अक्सर अश्वों में कभी–कभी होता है।

लक्षण

आँखों का पूरा हिस्सा बड़ा होता है। इस वजह आँखें खोलने या बंद करने से तकलीफ होती है, आँखों की खून की नसे फैलने से सूजन आती है। और वह हिस्सा दर्द देता है।

होम्योपैथिक दवाईयों का उपचार

1. **अपिस मेल (Apis mel-30)** : इस दवा से सूजन भरे हिस्सों से द्रव खींच लिये जाते हैं। और सूजन कम होती है। आँखों पर आने वाला दबाव कम होता है।

   मात्रा : 10 गोलियां या दवाईयों के बूंद दिन में से 3 वक्त 4 दिन देना।

2. **ऑसमियम (Osmium-6)** : आँखों के अंदरुनी हिस्से पर दबाव बढ़ता है। दर्द होता है, आसू बहना कम होता है।

   मात्रा : 10 गोलियां या दवाईयों के बूंद रोजाना 3 वक्त 4 दिन तक देना।

3. **फायसोस्टिमा (Physostigma-6)** : यदि आँखों में से बहुत आँसू आ रहे हो और मांसल हिस्से को पक्षापात हो, बुब्बुल सिकुड गया हो और रोशनी से परेशानी हो रही तो यह दवा अच्छा काम करती है।

मात्रा : 10 गोलियां या दवाईयों के बूंद रोजाना 3 वक्त 4 दिन तक देना।

3. **फायसोस्टिग्मा (Physostigma-6)** : यदि आँखों में से बहुत आँसू आ रहे हो और मांसल हिस्से को पक्षाघात हो, बुब्बुल सिकुड़ गया हो और रोशनी से परेशानी हो रही तो यह दवा अच्छा काम करती है।

   मात्रा : 10 गोलियां या दवाईयों के बूंद रोजना 2 वक्त 1 हफ्ता देना।

4. **जेलसेमियम (Gelsemium-200)** : आँखों की पलके मोटी होना, मांसल हिस्सा फैलना या सिकुड़ना, आँखों के सभी हिस्से दाह होने पर यह दवा असरदार है।

   मात्रा : 10 गोलियां या दवाईयों के बूंद रोजाना 1 वक्त 1 हफ्ता देना।

5. **फॉस्फोरस (Phosphorus-200)** : रेटीना, बीच–बीच में सूजन हो तो यह दवा देना।

   मात्रा : 10 गोलियां या दवाईयों के बूंद रोजाना 2 वक्त 1 हफ्ता देना।

केराटायटीस (Keratitis)

केराटायटीस याने बुब्बुल के पारदर्शक पर्दे का दाह, यह ज्यादाकर **कनजन्काटायव्हाके** साथ होता है। इसके दो प्रकार होते हैं। 1. मवाद युक्त; 2. बूंदे युक्त

मवाद तरीकों में व्रण कॉर्नियो के ऊपरी हिस्से नजर आते हैं। और बुब्बुलपर सफेद पर्दा आता है। और बुंदे युक्त तरीकों रक्तवाहिनया स्पष्ट रूप से दिखती है।

लक्षण

आसुओं के साथ दर्द होना, आँख चिपक जाना, उजाले से परेशानी होना।

होम्योपैथिक दवाईयों का उपचार

1. **आरुममेटालिकम (Aurum metalicum-30)** : रक्तवाहिन्या केरायटीस जिसमें उजाले से परेशानी होती है, उसमें यह दवा अच्छा काम करती है।

   मात्रा : 10 गोलियां या दवाईयों के बूंद दिन में से 2 वक्त 1 हफ्ता देना।

2. **कॉली बायक्रोमिकम (Kali Bichromicum-6)** : व्रण चिपचिपा, रस्सी जैसा, पीला स्राव बहता है, दर्द होता है।

   मात्रा : 10 गोलियां या दवाईयों के बूंद दिन 2 वक्त 5 दिन तक देना।

3. **कोनियम (Conium-30)** : बुब्बुल पर व्रण होना, दर्द होना, आँखों के मांसल हिस्से को पक्षाघात होना ऐसे में यह दवा देना।

   मात्रा : 10 गोलियां या दवाईयों के बूंद दिन में से 2 वक्त 1 हफ्ता देना।

4. **सिलिसिया (Silicea-200)** : इसका उपयोग व्रण, खरोच, या जख्मों से निशान हो तो नष्ट होती है। और आँखों पर का पर्दा कम होता है।

5. **अर्जेन्टम नाईट्रीकम (Argentum Nitricum-30)** : इसका लोशन मिलता है, तीव्र असह्य व्रण होकर मवाद बहने पर, सूजन होने पर, श्लेष्मा को दाह होने पर यह दवा देना।

   मात्रा : 10 गोलियां या दवाईयों के बूंद रोजाना 4 वक्त 5 से 10 दिन देना।

आँखों के बुब्बुल पर पर्दा आना (Corneal Opacity)

बार–बार आँखों को केरायटीस (बुब्बुल का दाह) होने पर, उस पर सफेद पर्दा आना, आँखों का दाह या जख्म होने से ऐसा होता है।

लक्षण

आँखों के बुब्बुल पर पर्दा आने से कम नजर आता है, आँखों पर अनियमित रूप से सफेद लाल पर्दा आने से वह रंग–बिरंगा दिखता है। यदि मार लगा हो तो उसके परिणामस्वरूप आँखों पर सफेद पर्दा आता है।

होम्योपैथिक दवाईयों का उपचार

1. **सिलीसिया (Silicea-200)** : इस दवा से बुब्बुल पर आया सफेद पर्दा हटाने मदद होती है।

   मात्रा : 10 गोलियां या दवाईयों के बूंद हफ्ते में एक बार ऐसा 4 हफ्ते देना।

2. **अर्निकामॉन्ट (Arnica Mont-30)** : यदि बीमारी मार लगने से हुई तो यह दवा अच्छा काम करती है।

   मात्रा : 10 गोलियां या दवाईयों के बूंद रोजाना 1 वक्त 3 दिन देना।

3. **कैल्केरिया कार्बोनिका–200** : यदि व्रण के साथ आँखों के बुब्बुल पर रंग बिरंगी जाली आई तो यह दवा देना।

   मात्रा : 10 गोलियां या दवाईयों के बूंद रोजाना 1 वक्त 1 हफ्ता देना।

4. **कैल्केरिया फ्लोअरिका–30** : इनमें आँखों के बुब्बुल पर पर्दे के साथ आँखों के श्लेष्मल हिस्से का दाह और रक्तवाहिनो की जाली फैलने से वह लाल चिपचिपा दिख रहा हो तो यह दवा देना।

   मात्रा : 10 गोलियां या दवाईयों के बूंद रोजाना 2 वक्त 1 हफ्ता देना।

5. **कॉस्टीकम (Causticum-30)** : आँखों के बुब्बुलर पर्दा आने के साथ, पलको में सूजन होना, मोती बिंदू की आशंका होने पर यह दवा देना।

   मात्रा : 10 गोलियां या दवाईयों के बूंद रोजाना 2 वक्त 1 हफ्ता देना।

6. **कैनाबिस सटायव्हा (Canabis Sativa-6)** : आँखों के बुब्बुल के पर्दे के लक्षणों साथ सांस लेने में तकलीफ और पेशाब करने में तकलीफ और पेशाब में श्लेष्मा और मवाद की पेशीया आने पर यह दवा देना।

   मात्रा : 10 गोलियों या दवाईयों के बूंद रोजाना 3 वक्त 3 दिन देना।

मोतीयाबिंद (Cataract)

इसमें आँखों की अपारदर्शकता आँखों को धुंधलापन होता है। दोनों में से एक या दो न एक साथ हो सख्ते हैं। ज्यादाकर इसमें आँखों के भिंगो पर परिणाम होता है। अपारदर्शकता पूरी या अधूरी हो सख्ती मोतीयाबिंद जख्म होने पर जल्दी होता है। भिंगो का मोती बिंदू धीरे–धीरे होता है। यह बड़े जानवरों में होता है। यह दुरुस्त होना मुश्किल होता है। उच्च प्रति की एन्टी ऑक्सीडन्ट यदि शुरुआत की अवस्था में देने पर यह दुरुस्त हो सख्ता है।

लक्षण

सफेद भूरे रंगो का अपार दर्शक पर्दा आँखों के पुतली के पीछे दिखता है। यह पुतली को फैलाकर देखने पर अच्छी तरह नजर आता है।

होम्योपैथिक दवाईयों का उपचार

1. **सिलीसिया (Silicea-200)** : इस दवा से पर्दा पिघल जाता है। और व्रण, खरोंच कम होते है। इसलिए यदि मोतीयाबिंद के साथ व्रण, खरोंच हो तो यह दवा असरदार है।

   मात्रा : 10 गोलियां या दवाईयों के बूंद हफ्ते में एक बार चार हफ्ते देना।

2. **अर्जेन्टम नाईट्रकम (Argentrum Nitricum-30)** : यदि तीव्र मार लगने से जख्म हो तो और साथ ही जीवाणु का संसर्ग हो तो यह दवा देना।

3. **नायट्रम मुरियाटीकम (Nitrum Muriaticum-200)** : जिन मोतीयाबिंद की केसेस में तरक्की धीमी गति से हो, बीमार दुबला होता है, बहुत प्यास लगना, पुरानी गुर्दे की बीमारी हो तो यह दवा देना।

   मात्रा : 10 गोलिया या दवाईयों के बूंद रोजाना 2 वक्त एक हफ्ता देना।

4. **नॉपथालीन (Naphthaline-6)** : बुब्बुलपर पर्दा आना, नेत्र पटलों पर दाह होना? इस पर यह दवा असरदार है।

   मात्रा : 10 गोलियां या दवाईयों के बूंद रोजाना 2 वक्त एक हफ्ता देना।

5. **फॉस्फोरस (Phosphorus-200)** : आँखें बहुत सफेद होना, आजु बाजु का हिस्सा सुजन भरा होना, जिगर के कार्य में बदलाव होने पर यह दवा देना।

   मात्रा : 10 गोलियां या दवाईयों के बूंद रोजाना 1 वक्त 1 हफ्ता देना।

आयरायटीस, आँखों के बुब्बुलका दाह (Iritis)

आँखों के बुब्बुल के दाह को आयरायटीस कहते है। इसका परिणाम कोरायड और सिलीयरी हिस्से को हो सख्ता है। यह बीमारी ज्यादाकर जहरीले पदार्थ या रोगजन्तु से पैदा होती है। इन जन्तुओं से पैदा होने वाला जहर खून में बहने पर होता है। जैसे – जीवाणू जन्य बीमारी वैसे ही बारबार होने वाला आपथालमिया भी वजह होता है।

बीमारी के लक्षण

बुब्बुल का रंग बदल जाता है। ज्यादातर गहरा पीला दिखता है। इसमें पूरे आँख को दाह होता है। अकवस हुमर का अपारदर्शकपन आता है। आँखों के भिंग तथा आयरीस एक दूसरे को चिपक जाते है। यह बीमारी बार–बार आने वाली आँखों के दाह जैसी बार–बार होती है।

होम्योपैथिक दवाईयों का उपचार

1. **कॅनाबरीस (Canabaris-6)** : शुरुआत के दाह के बाद आँखों को लाल रंग आता है। वैसे ही मुँह के अंदरुनी हिस्सा और गला लाल होकर व्रण आते हैं। तब यह दवा इस्तेमाल करना।

   मात्रा : 10 गोलियां या दवाईयों के बूंद रोजाना 2 वक्त 5 दिन देना।

2. **युफ्राशिया (Euphrasia)** : यह सबसे अच्छी दवा होकर इससे दर्द कम होता है। और आँखों का हिस्सा साफ करता है। आँसू तीव्र, तिखे, जहाल, मोटे क्रिम जैसे हो तो काम करती है।

   मात्रा : 10 गोलियां या दवाईयों के बूंद दिन में से 3 वक्त 5 दिन देना।

3. **मरक्युरीअस कोरोझीव्हस (Mercurious Corrossivous-6)** : यदि रात के समय बहुत दर्द हो, साथ ही खून का पैखाना, आँखों से बहने वाला स्राव पतला, तीव्र, तिखा, जहाल हरे रंगो का होने पर यह दवा देना।

   मात्रा : 10 गोलियां या दवाईयों के बूंद दिन में से 3 वक्त 3 दिन देना।

4. **न्हस टॉक्सीकोडेनड्रॉन (Rhus Toxicodendrom-30)** : यदि आँखों की पलकों को सूजन हो और यदि दमट हवामान में ज्यादा वक्त रहने से यह परिस्थिति हो तो इस दवा का चुनाव करें।

   मात्रा : 10 गोलियां या दवाईयों के बूंद रोजाना 3 वक्त 5 दिन देना।

आँखों के बुब्बुल को हुय गहरी जख्म (Blunt Trauma of the eye ball)

कई भारी चीजों से एकाएक ठोसा, तड़ाखा बैठकर आँखों के बुब्बुल को जख्म होना, ऐसा बहुत समय होता है।

बीमारी के लक्षण

छोटे–छोटे खून की बूंदे जख्मों के हिस्से और आँखों के पर्दे के नीचे मौजूद होते है। वैसे ही आँखों के गहरे हिस्से जमा हुये पाये जाते हैं। अति तीव्र जख्म होने पर बुब्बुल फटा नजर आता है।

होम्योपैथिक दवाईयों का उपचार

1. **अर्निका मॉन्ट (Arnica Mont-30)** : जख्म होने तुरन्त यह दवा इस्तेमाल करें।

   मात्रा : 10 गोलियां या दवाईयों के बूंद रोजाना 2 मात्रा 3 घंटों की अंतराल से देना।

2. **हायपेरीकम (Hypericum-1M)** : यदि बहुत बड़ी जख्म होकर मांसल हिस्से और आँखों के मज्जातंतुवों को मार लगने से दर्द होने पर यह दवा देना।

   मात्रा : 10 गोलियां या दवाईयों के बूंद रोजाना 4 वक्त 3 दिन देना।

3. **लेडम पालूस्टरे (Ledum Palustre-200)** : यदि आँखों को जख्म हुई जगह गर्म, फुले वाली और आँखों के आस–पास का हिस्सा सख्त हुआ हो तो यह दवा देना।

   मात्रा : 10 गोलियां या दवाईयों के बूंद रोजाना 4 वक्त 3 दिन देना।

4. **सिम्फायटम ऑफिसिनाले (Symphytum Officinale-12)** : यदि आँखों के आस–पास का हिस्सा नर्म और खरौचायुक्त हो तो **आर्निका–30 + लेडम पालुस्टरे–30** के साथ देना।

   मात्रा : सभी के 10 गोलियां या दवाईयों के बूंद रोजाना 3 वक्त 5 दिन देना।

5. **युफ्रासिया लोशन (Ephrasia Lotion)** : बहुत आँसु बहने पर यह लोशन बीमार आँख में डालें।

मात्रा : रोजाना 3 वक्त 3 से 5 दिन तक डालें।

6. **कैलेन्डुला + हायपरिकम लोशन** डालें साथ ही मुँह से दवा देना। लोशन बनाते समय 1 :10 इस प्रमाण में।

मात्रा : रोजाना 2 से 3 वक्त दुरुस्त होने तक देना।

कजंक्टिवाइटिइस (Conjunctivitis)

आँखों के ऊपरी पलक और अंदरुनी दाह को कजंक्टिवाइटिइस कहते है। यह आँखों को हुई जख्म या आँखों में गई चीजो से होता है।

बीमारी के लक्षण

आँखों की पलकों को सूजन आती है। आँसू बहते हैं, रोशनी से परेशानी, आँखें खोलना या बंद करने में पेरशानी, आँखों के बुब्बुल का पर्दा धुंधली और अस्पष्ट दिखायी देता है। तीव्र अवस्था में बुखार आता है। बहुत समय नाड़ी की गति, सांस की गति बढ़ जाती है। परिस्थिति कठिन होन पर श्लेष्मा या पुयुक्त चीज आँखों के किनारे जमा होती है। बुब्बुल का पर्दा अपारदर्शक होता है। और रक्तवाहिनो की जाली आँखों पर स्पष्ट रूप से दिखाई देती है।

होम्योपैथिक दवाईयों का उपचार

1. **ॲकोनायटम नॅपालीस (Aconitum Nepalis-6)** : शुरुआत की अवस्था में ज्वर हो तो यह दवा देना।

   मात्रा : 10 गोलियां या दवाईयों के बूंद हर घंटे 4 वक्त देना।

2. **बेलाडोना (Belladona-1M)** : यदि जानवर शीघ्र ही गुस्से में आ रहा हो, भावना विवश हो, आँखों की पुतली फैल जाये, नाड़ी की गति बढ़ जाना, चमड़ी गर्म, चमकदार होकर पसीना आने पर यह दवा देना।

   मात्रा : 10 गोलियां या दवाईयों के बूंद 2 घंटों की अंतर से 4 मात्रा देना।

3. **युफ्रासिया (Euphrasia-6)** : बहुत आँसू बहना, रोशनी में आँखें बंद होना ऐसे समय यह दवा देना।

मात्रा : 10 गोलियां या दवाईयों के बूंद दिन में से 3 वक्त 2 दिन देना।

4. **मरक्युरीअस सॉल्सुबिलीस (Mercurious Solubilus-30)** : मवादयुक्त स्राव हरे रंगो का हो, लाल का बहाव, पतली और चिपचिपी पैखाने हो तो यह दवा देना।

   मात्रा : 10 गोलियां या दवाईयों के बूंद दिन में से 3 वक्त 2 दिन देना।

5. **नक्स व्होमिका (Nux Vomica-6)** : यदि इस बीमारी की वजह जख्मों से हो तो यह दवा देना।

   मात्रा : 10 गोलियां या दवाईयों के बूंद दिन में से 3 वक्त 2 दिन देना।

6. **अर्निका मॉन्ट (Arnica Mont-30)** : यदि इस बीमारी की वजह जख्मों से हो तो यह दवा देना।

   मात्रा : 10 गोलियां या दवाईयों के बूंद 2 घंटो की अंतराल से 4 वक्त देना।

7. **हापरेकम (Hypericum-1M)** : बहुत दर्द और आँखों की नसे फुले वाली हो तो यह दवा देना।

   मात्रा : 10 गोलियां या दवाईयों के बूंद 2 घंटो की अंतराल से 4 वक्त देना।

8. आँखों में डालने के लिये हापरेकम और कॅलेन्डुला का लोशन लगाने पर आँखों का दर्द और आँसू बहना कम होता है। लोशन 1 : 10 प्रमाण में तैयार करें, वैसे ही युफ्रासिया आँखों का लोशन दिन में से 3 वक्त बहुत आसु आने पर देना।

अध्याय–25

अश्वों के जख्म, अपघात से हुई हानि, गलू, सायनस, भगेंद्र पर होम्योपैथिक उपचार

अश्व को जख्म होना, अपघात से मार लगना, गलू, सायनस, भगेंद्र होते है। जख्मा अलग–अलग तरीको के होते है। खुले, ऊपरी हिस्से, बंद या अंदर से होते है। ऊपरी मार लगने से जख्म, खरोच, कटने से, गुम चोंट, बारीक सुराग होता है, होम्योपैथिक दवाईयों से सभी तरीकों के जख्म तुरन्त और अच्छा उपाय कर सख्ते हो।

खरोच, घुप से काली हुई चमड़ी, आँखों से मार लगकर हुई जख्म, खुरी में चीज जाना, यह सभी दर्द युक्त जख्म होते हैं। बहुत सारे जख्मों में शुरुआत में रक्तस्राव होता है। बाद में अंदर से मवाद की अवस्था हो सख्ती है। यदि जख्म बहुत बड़ी गहरी हो तो बुखार आता है। जख्म बड़े और गहरे होकर उसमें से रक्तस्राव होने से यदि जानवर लंगडाकर चल रहा हो तो पशुवैद्यक की सहायता लेना। क्योंकि ऐसे केसेस में धनुर्वात हो सख्ता है। पशुवैद्य की सहायता मिलने तक **अनिकीमॉन्ट–30** देने से धक्के से बचाव होता है।

ताजे जख्म, मार लगकर हुये जख्म

शरीर मान लगने से जाते जख्म होते हैं। चमड़ी, मांसल हिस्सा, कटने से यह होता है। हुये वाला नुकसान कारणों पर निर्भर होता है। जैसे–फटना, नुकीली हत्यार चुभना, गुमचोंट, खरोच ई. रक्तस्राव पर से जख्म ताजा होने का अनुमान निकाल सख्ते। जख्म गहरी हो तो मांसल हिस्सा, टेन्डट के हिस्से का समावेश होता है। जख्म होने पर जीवाणु का संसर्ग होता है। इसलिए जख्म दुरुस्त होने में देरी होती है। और बाकी दुष्परिणाम होते है। जैसे – रक्त विषबाधा।

होम्योपैथिक दवाईयों का उपचार

1. **अर्निका मॉन्ट (Arnica Mont-30)** : शुरुआत में यह दवा देना यह अच्छा काम करती है। एकायक होने वाली जख्म या अश्व पर लगायी खोगीर की वजह से हुई जख्मों पर यह उपयुक्त है। यदि जख्म आँख पर हुई तो द्रावण 1 : 30 प्रमाण में बनाकर जख्मों का हिस्सा धोना, इससे वह हिस्सा नर्म होता है। इससे धक्के से बचाव होता, जख्म हुई जगह पर सेंकने का काम करता है। इसका इस्तेमाल शल्य चिकित्सा के पूर्व या पश्चात् कर सख्ते है। मुँह से अलग–अलग शक्ति की दवा दें सख्ते।

   मात्रा : 10 गोलियां या दवाईयों के बूंद रोजाना एक वक्त 7 दिन देना।

2. **कैंलेन्डूला मदर टिंक्चर (Calendulla)** : जख्म साफ करने हेतु या मुँह से लेने के लिये 30 शक्ति का इस्तेमाल करें, यह दवा असाध्य, प्रखर, तीव्र, सख्त जख्म जो कटने पर होती है। उसमें यह अच्छा काम करता है। यदि जख्म बहुत खराब हुये हो तो **कैलेन्डुला** का लोशन शुद्ध पानी 1 : 10 प्रमाण में (1 भाग कैलेन्डुला और 10 भाग पानी) लेकर बनायें, और जख्म धोना यदि जख्म पॉव पर हुई हो तो कैलेन्डुला लोशन से धोकर कैलेन्डुला ऊपर से भी लगायें, पेट में भी इसकी मात्रा दें सख्ते हो।

मात्रा : 10 गोलियां या दवाईयों के बूंद दिन में से 2–3 वक्त 4 दिन देना।

3. **हायपरेकम परफोरॅटम (Hypericum Perforatum-30, 200, 1000)** : यदि जख्म कटैहुई, दर्दभरी, नुकीली चीजों से हुई मज्जारज्जु को बाधित जिसे 'नर्व्ह अर्निका' कहते हैं। ऐसी हो तो यह दवा असरदार होती है। वैसे ही यदि जख्म होकर अंदरुनी हिस्से बहुत रक्तस्राव हुआ हो तो वह ऊपर से नजर नहीं आता खून इकट्ठा जमा हो जाता है उसे **'टिम्याटोमा'** कहते है। उसी तरह मांसल हिस्सा कटने पर भी यह उपयुक्त है।

मात्रा : 10 गोलियां या दवाईयों के बूंद रोजाना 2 वक्त 10 दिन देना।

4. **लेडम पालुस्ट्रे (Ledum Palustre-30)** : यदि जख्म तीक्षण चीजों से या जहरिले किटक काटने से हो, इंजेक्शन की वजह वह हिस्सा सख्त, दर्दयुक्त सूजन भरकर अंदर मवाद हो तो इस दवा का इस्तेमाल करें, यदि लक्षण गर्मी से ज्यादा और ठंड से कम हो रही तो लेडमपाल + झायपरिकम इस्तेमाल करने पर कम होता है। धर्नुवात भी नहीं होगा, जख्म गहरी हो तो यह अच्छा काम करता है। कौन–सी भी जख्म होने पर ऊपर से शहद लगाने से वह प्रतिजैविक का काम और दाह कम करता है।

मात्रा : 10 गोलियां या दवाईयों के बूंद रोजाना 2 वक्त 10 दिन देना।

5. **बेलीस पैरेनिस (Bellis Parenis-30)** : मार लगने से, जहरीले किटक काटने से हो, इंजेक्शन की वजह वह हिस्सा सख्त, दर्दयुक्त सूजन भरकर अंदर मवाद हो तो इस दवा का इस्तेमाल करें, यदि लक्षण गर्मी से ज्यादा और ठंड से कम हो रही तो **लेडमपाल + हायपरिकम** इस्तेमाल करने पर कम होता है। धर्नुवात भी नहीं होगा, जख्म गहरी हो तो यह अच्छा काम करता है। कौन–सी भी जख्म होने पर ऊपर से शहद लगाने से वह प्रतिजैविक का काम और दाह कम करता है।

मात्रा : 10 गोलियां या दवाईयों के बूंद दिन में से 2–3 वक्त देना।

संसर्ग दुषित जख्म (Infected Wounds)

1. **कैलेन्डुला ऑफिसीनैलीस (Calendulla Officinalis)** : यदि जख्म बाहर की चीजों से जैसे – रेती, किचड के संसर्ग की वजह हुई तो और संसर्ग के लक्षण दिखने पर जैसे – सूजन, गर्मपन, लालपन, दर्द वैसे ही खोगीरसे हुई धर्षण युक्त जख्म, सूजन, मांसल हिस्सा सड जाना, ऐसे में शल्यचिकित्सा करके निकाल दें, संसर्ग हुआ हिस्सा गहरा हो साथ ही बुखार, ज्यादा सूजन और दर्द हो, जख्म पुराने होकर मवाद बह रहा हो तो यह दवा अच्छी काम करती है।

   मात्रा : 10 गोलियों या दवाईयों के बूंद रोजाना 2–3 वक्त 4 दिन देना।

2. **अकोनायटम नैप (Aconitum Nap-30)** : जब अति तीव्र, जोरो का दाह हो तो यह दवा देना।

   मात्रा : 10 गोलियां या दवाईयों के बूंद रोजाना 2–3 वक्त 4 दिन देना।

3. **बेलाडोना (Belladona-30)** : यदि दाह जन्य परिस्थिति से बहुत दर्द और मांसल हिस्सा बहुत गर्म होकर अश्व बेचैन हो रहा तो यह दवा देना।

   मात्रा : 10 गोलियां या दवाईयों के बूंद दिन में से 4 वक्त 3 दिन देना।

4. **हिपर सल्फुरीस (Hyper Sulfurus-30)** : यदि दाह जन्य परिस्थिती से, ऊपरी हिस्से खरोंच, मवाद की अवस्था गहरी हो गई हो और आजू–बाजू का हिस्सा सूजन भरा, बुखार हो, लिम्फ गठीयों को सूजन, खाना ना खाना, ठंडी और दबाव देने से लक्षण वैसे ही गर्मी में लक्षण कम दिखाई देने पर यह दवा देना।

   मात्रा : 10 गोलियां या दवाईयों के बूंद 1 वक्त 2–3 दिन देना।

गलू अबसेस (Abscess)

यदि जख्मों में जीवाणु का संसर्ग हुआ और ऊपरी हिस्सा दुरुस्त हुआ हो अंदर मवाद अवस्था हो और गलू होना, बुखार आना, ऊपरी हिस्से गलू होने पर उसे चाकू से काटकर मवाद बाहर निकालें और साफ करें, दवाईयों का उपचार करें।

होम्योपैथिक दवाईयों का उपचार

1. **ऑकोनायटम नैप (Aconitum Nap-30)** : यह दवा बीमारी के शुरुआत में जब दाह होकर गलू होते हैं। उस वजह बुखार आता है। उस समय यह दवा इस्तेमाल करें।

   मात्रा : 10 गोलियां या दवाईयों के बूंद हर 4 घंटे बाद दाह कम होने तक या अबसेस पूरी तरह दुरुस्त होने तक देना।

2. **हिपर सल्फुरीस (Hepar Sulfuris-30)** : यदि गलू तैयार हो रहा तो उसके बनने की क्रिया शीघ्र होती है। अंदर मवाद तैयार होता है। पकने पर वह फट जाता है। और मवाद बहता है। ऐसे समय उसमें का पु निकालकर पानी से साफ करें, ऐसा दिन में से 1–2 बार करें।

   मात्रा : 10 गोलियां या दवाईयों के बूंद दिन में से 2 वक्त 7 दिन तक देना।

3. **सिलीसिया (Silicia-200)** : यदि गलू पुराना हो गया हो और पतला मवाद बह रहा हो तो ऐसे समय यह दवा देना।

   मात्रा : 10 गोलियां या दवाईयों के बूंद रोजाना 1 वक्त 2 से 3 हफ्तों तक देना।

4. **अर्सेनिकम अल्बम (Arsenicum Album-30)** : यदि बहुत दाह हो, गंदी बू आ रही हो, गाढ़ा मवाद हो और गलू की किनारे सख्त और दर्द युक्त हो तो यह दवा देना।

   मात्रा : 10 गोलियां या दवाईयों के बूंद रोजाना 1 वक्त दुरुस्त होने तक देना।

5. **अर्निका मॉन्ट (Arnica Mont-30)** : यदि गलू मार लगने से या जख्म होने से हुआ तो इसका इस्तेमाल अंदर से और बाहर से लगाने से गलू होना बंद होता है।

मात्रा : 10 गोलियां या दवाईयों के बूंद दिन में से 4 वक्त देना वैसे ही ऊपर लगाने हेतू 1 भाग मदर अर्निका टिंक्चर और 3 भाग पानी मिलाकर द्रावण बनाकर बाधित हिस्सों पर लगायें।

6. **स्टॉफिसाग्रीया (Staphisagria-30)** : यदि बहुत गहरे या हड्डीयों के ऊपर या खुरौके ऊपरी हिस्से को दर्द हो, दबाव देने पर प्रतिक्रिया दे रहा हो, जो अश्व हमेशा बेचैन हो, चिड़चिड़ा क्षुब्ध हो ऐसे स्वभाव के अश्व के लिये यह दवा देना। जब दबाव देने से या ठंडी चीज लगाने से ज्यादा होती, गर्म चीज लगाने, वर्जीश करने कम होता हो। इसमें इसका उपयोग अच्छा होता है।

मात्रा : 10 गोलियां या दवाईयों के बूंद रोजाना 2 वक्त 7 दिन देना।

7. **मरक्युरीअस व्हायव्हस (Mercurious Vivus-30)** : यदि मवाद गाढ़ा या पतला हो तो यह दवा देना।

मात्रा : 10 गोलियां या दवाईयों के बूंद रोजाना 2 वक्त 7 दिन देना।

8. **मरक्युरअस कोरोझीव्हस (Mercurious Corrosives-20)** : गलू में से हरे रंगों का रक्त मिश्रित स्राव बहने पर यह दवा देना।

मात्रा : 10 गोलियां या दवाईयों के बूंद रोजाना 3 वक्त 2 दिन देना।

9. **काली बायक्रोमिकम (Kali Bichromicum-30)** : पीले रंगो की तंतुमय रस्सी जैसी रकीलवाला मवाद और आने के लिये कठिन हो तो यह दवा देना।

मात्रा : 10 गोलियां या दवाईयों के बूंद रोजाना 3 वक्त 3 दिन देना।

10. **सल्फर आयोडाटम (Sulphur loditum-6)** : यदि गलू छोटा और अलग–अलग हिस्सों पर हो तो यह दवा देना।

मात्रा : रोजाना 2 वक्त 5 दिन तक देना।

11. **अनथ्रायसीनम (Anthracinum-30)** : गलू के आस–पास का हिस्सा सख्त होकर नीले रंगों का या काले रंगों का हो तो यह दवा देना।

मात्रा : रोजाना 2 वक्त 5 दिन देना।

12. **टारेनटूला क्यूबेनसीस (Tarentulla Cubensis-30)** : यदि रक्तदोष और सड़ने की क्रिया हो, भूने जैसी गलू के साथ जाम्बुना जैसा रंग और मांसल हिस्सा मृत हुआ तो यह दवा देना।

मात्रा : दो घंटों के अतर से 4 मात्रा देना।

भगेंद्र (फिस्टुला) Fistula सायनस (Sinus)

भगेंद्र याने शरीर के गहरे हिस्से से चमड़ी के ऊपर खुलने वाला एक मार्ग और सायनस याने मांसल हिस्से से गाढ़ा या पतला मवाद बहना, फिस्टुला, भगेंद्र पाईप जैसा, दर्द युक्त, नर्म हिस्सा जिसमें एक पतला पर्दा या श्लेष्मा होता है। उसमें से मवाद बहता है। यह फिस्टूला जहाँ खुलता है वहाँ एक मोटा हिस्सा नजर आता है। यह बीमारी जख्म या गलू होने के पश्चात् सही उपचार ना होने से होते है। बहुत समय वह हड्डियों से जुड़े होते है। भगेंद्र और सायनस इनके मुँह खुलने का आकार अलग–अलग होता है। वह जिस मांसल हिस्से पर खुलता है। उस पर निर्भर होता है। मुँह की जगह दोन दार, खड़बड़ी, तंतूयुक्त होती है। उसमें से आने वाला पू रक्तयुक्त और गंदी बु वाला होता है।

होम्योपैथिक दवाईयों का उपचार

1. **सल्फर (Sulphur-30)** : यह दवा पुराने केसेस में अच्छा काम करती इसलिए पुरानी केसेस में इसे पहले इस्तेमाल करें।
   मात्रा : पुरानी केसेस में इसे पहले इस्तेमाल करें।

2. **कैल्केरिया कार्ब (Calcaria Carb-30) + पलसाटीला (Pulsatilla-30) + सिलीसिया (Silicia-30)** : यह दवा ऊपरी दवा देने के बाद देना। सिलीसिया और सल्फर कुत्तों के आँखों को हुये भगंदर पर अच्छा काम करता है। **पलसाटीला–30** अश्वों लाल ग्रंथियों के भगेंदर पर अच्छा काम करती।

मात्रा : 10 बूंदे या गोलियां दिन में से 2 वक्त 7 से 10 दिन तक बीमारी दुरुस्त होने तक देना।

3. **सिलीसिया (Silicia-200)** : यह दवा पुराने केसेस में जिसमें आने वाला मवाद पतला और हरे रंगों का होता है। और साथ ही तंतू युक्त पदार्थ तैयार हो तो यह अच्छा काम करती है।

   मात्रा : 10 गोलियां या दवाईयों के बूंद रोजाना 1 वक्त 7 दिन देना। पुराने बीमारी में सुबह–शाम 7 दिन देना।

4. **हिपर सल्फुरीस (Hypar Sulfurus-200)** : यदि सायनस में दाहजन्य स्थिति और स्पर्श करने पर संवेदनशील होने पर देना।

   मात्रा : 10 गोलियां या दवाईयों के बूंद 2 घंटे की अंतर से 4 मात्रा।

5. **मरक्युरीअस सॉल (Mercurious Sol-30)** : यदि सायनस में से हरा, पतला मवादयुक्त रक्तस्राव संवेदनशील होने पर देना।

   मात्रा : रोजाना 3 वक्त 3 दिन देना।

6. **काली बाय क्रोमिकम (Kali Bichromicum-30)** : गाढ़ा मवाद रस्सी समान, पीले रंगो का और बाहर निकलने कठिनाई हो तो देना।

   मात्रा : रोजाना 3 मात्रा 4 दिन देना।

7. **कैल्केरिया फ्लोरीका (Calceria Florica-30)** : यदि सायनस खुलने की जगह सख्त हो, किनारों ऊपरी और हो, सूजन, और आने वाला मवाद गाढ़ा पीले रंगो का हो तो यह दवा देना।

   मात्रा : दिन में से 2 मात्रा 7 दिन तक देना।

8. सायनस का कैलेन्डुला और हापरिकम से धोकर साफ करें।

आँखों के जख्म (Eye Injuries)

आँखों को जख्म होने बहुत सारी वजह होती है। जैसे – तीक्ष्ण हथियार, चीज, तारों का फेन्सींग ऐसी चीजे आँखों को लगने से आँखों के बुब्बुल का पारदर्शक पर्दा, पलकों के अंदरुनी हिस्सा बाधित होता है। जख्म गुमचोंट या ऊपर से लगने से होते हैं।

होम्योपैथिक दवाईयों का उपचार

1. **कॅलेन्डुला, आर्निका,** हायपरेकम सभी के 10 बूंदे 250 मिली गुनगुने पानी में मिलाकर उस पानी से आँख दिन में से 3–4 बार धोना।
2. **अर्निका मॉन्ट (Arnica Mont-30)** : इसकी वजह से झटका नहीं बैठता और जख्म दुरुस्त होने की प्रक्रिया में सुधार आता है।

   मात्रा : पहली मात्रा 15 गोलियां या दवाईयों के बूंद बाद में की मात्रा 3 घंटो बाद देना।
3. **हायपेरीकम परफोरॅटम (Hypericum Perforatum-6)** : मज्जातंतुओं को लगा मार? जख्म अच्छे होते हैं।

   मात्रा : 10 गोलियां या दवाईयों के बूंद रोजाना 4 वक्त 2–3 वक्त देना।
4. **हिपर सलफ्युरीस (Hepar Sulfuris-30)** : यदि आँखों की जख्म ठीक तरह दुरुस्त ना हो, दाह के साथ मवाद हो रहा हो तो यह दवा देना।

   मात्रा : 10 गोलियां या दवाईयों के बूंद रोजाना 4 वक्त 2–3 वक्त देना।
5. **लेडम पाल (Ledum Pal-6)** : जख्म गहरी हो तो हायपेरीकम के साथ मिलकर देने से दर्द और बाकी दुष्परिणाम ठीक होते हैं।

   मात्रा : 10 गोलियां या दवाईयों के बूंद 1 घंटों की अंतराल से 4 मात्रा देना।

स्नायु, मांसल हिस्सों के जख्म (Muscle Injuries)

यदि मांसल हिस्सा बहुत खिंचा, तनावयुक्त हो जैसे–प्रतिशक्षण देते समय या बांधकर रखे समय अयशस्वी प्रयास करने से मांसल हिस्सो के तंतूमय हिस्सा फट जाता है।

लक्षण

फटे हुये, तनाव युक्त मांसल हिस्से को सूजन आती है। मांसल हिस्से के अंदरुनी भाग में रक्तस्राव होता है। उस जगह दबाने पर यह मालूम पड़ता है। जख्म हुये मांसल हिस्सों में दर्द होता है। उस वजह अश्व लंगडाता और हाथ लगाने नहीं देता।

होम्योपैथिक दवाईयों का उपचार

1. **अर्निका मॉन्ट (Arnica Mont-30)** : शुरुआत की अवस्था में देने पर सुधार आता है।

   मात्रा : 10 गोलियां या दवाईयों के बूंद रोजाना 3 वक्त 3 दिन देना।
2. अश्व को पुरी तरह आराम देना।
3. यदि अश्व सेह सक रहा हो तो बाधित हिस्सो को ठंडे पानी से धोना, याद रखे पानी बहुत ठंडा नहीं होना चाहिये।
4. **रुटा ग्राव्हीओलन्स (Ruta Graveolens-6)** : मांसल हिस्से लिगामेंट और टेंन्डन्ड को मार लगने पर यह इस्तेमाल करें।

खुरों के जख्म (Hoof Injuries)

लात मारते समय काचने या किसी सख्त चीजो पर लगने से वैसे ही नाल मारते समय गलती से किला चुभना वैसे ही नुकीला फत्तर, कंकर ई. चीज खुरों के निचले हिस्से चुभना, उस वजह अंदर जख्म होकर मवाद होता है, बहुत दर्द होता है और अश्व लंगडाता है। पाँव गर्म होते है। हाथ दबा के देखने पर वहाँ का सख्तपन महसूस होता है। ठीक ईलाज ना करने पर मवाद बहने लगता है।

होम्योपैथिक दवाईयों का उपचार

1. **आर्निका मॉट (Arnica Mont-30)** : शुरुआत की अवस्था में देने पर बहुत फायदेमंद होती है। किला निकलने पर अर्निका लोशन लगाये,

मवाद हुआ तो निकाल देना, अर्निका और ॲकोनाइट के रोजाना 3 मात्रा देना।

2. **इकायनेशिया परफ्युरीया (Echineca Perfurea-6)** : संसर्गजन्य जख्म जैसे – करोच, खुरों को मार लगकर सूजन भरना, इन पर यह असरदार है।

   मात्रा : 10 गोलियां या दवाईयों के बूंद रोजना 2 वक्त 10 दिन देना।

गुमचोंट (Contusion)

चमड़ी पर खरोच आये बीना हुई जख्म (Brutse) चमड़ी के अंदरुनी हिस्से मांसल भाग की हानि होना इसे गुमचोंट कहते हैं।

कारण

नीचे गिरना, लकड़ी से पिटना, ठोसा लगाना, धक्का मारना, सिंगो से टकराव यह बैलों में होता है।

लक्षण

बाधित हिस्से पर सूजन आती है। नर्म होता है, ध्यान ना देने पर अंदर मवाद होता है।

होम्योपैथिक दवाईयों का उपचार

1. **आर्निका मॉट (Arnica Mont-30)** : 10 गोलियां या दवाईयों के बूंद रोजाना 3 वक्त 3 से 5 दिन देना। और अर्निका लोशन में कपड़ा भिगोकर सूजन भरे हिस्सो पर लगाना, सूजन कम होने तक यह दोहराना।

दाह, सूजन, अरक्तता (Inflammation)

दाह सूजन, अरक्तता यह एक खराब हुये हिस्से की जख्म भरने की क्रिया है। संसर्गजन्य वजह गंभीर हो सख्ती है।

लक्षण

दाहजन्य परिस्थिति की चार अवस्था होती है।

1. गर्म, 2. लालपन, 3. सूजन, 4. दर्द, गर्मपन यह तुरन्त पहचाना जाता।

सूजन यह वजह और दाह की जगह पर निर्भर होती है। यह मांसल हिस्से स्पष्ट रुप से दिखती है। क्योंकि उस जगह खून का ज्यादा प्रवाह होता है। दर्द मज्जासंस्थावो के नुकसान पर निर्भर होती है। पुरानी दाहजन्य परिस्थिति यह उस जगह पर होने वाली क्षोभ, अंगार उस पर निर्भर होती है। इस अवस्था के बाद कृत्रिम मांसल हिस्सा तैया होता दाहजन्य अवस्था दवाईयों के उपचारों से दुरुस्त होती है। लेकिन ध्यान न देने पर वह हिस्सा सड़ जाता है।

होम्योपैथिक दवाईयों का उपचार

1. **ॲकोनायटम नैप (Aconitum Nap-30)** : सभी तरीकों की शुरुआत की अवस्था में काम करती है, लेकिन जब दाहजन्य अवस्था पूरी होती जब वह उपयुक्त नहीं होती, मानसिक धक्के में अच्छा काम करती है।

   मात्रा : 10 गोलियां या दवाईयों के बूंद दो घंटों की अंतराल से 4 मात्रा।

2. **बेलाडोना (Belladona-1M)** : दाहजन्य अवस्था में बहुत गर्मी होने पर बाधित हिस्सों की चमड़ी चिकनी हो, आँखों के बुब्बुल फैले हो, नाड़ी के नब्ज बढ़ जाने पर यह दवा देना।

   मात्रा : 10 गोलियां या दवाईयों के बूंद दो घंटों की अंतराल से 4 मात्रा देना।

3. **फेरम फॉस्फोरिकम (Ferrum Phosphocium-30)** : यदि दाह रक्तवाहिनों के सीमित क्षेत्र में हो, रक्त संचय हो तो यह दवा देना।

   मात्रा : 10 गोलियां या दवाईयों के बूंद दो घंटों की अंतराल से 4 मात्रा देना।

4. **कैन्थेरीस (Cantharis-6)** : यदि दाह हुये हिस्सों पर पानी भरी हुई फुंसी आई हो, बहुत दर्द होना, अंगार, पेशाब करते समय अंगार हो रही तो यह दवा देना।

   मात्रा : 10 गोलियां या दवाईयों के बूंद 2 घंटों की अंतराल से 4 वक्त देना।

5. **न्हस टॉक्स (Rhus Tox-1M)** : फुंसियों में पानी भरा हो, फुटा हो ऐसे समय यह दवा देना।

   मात्रा : 10 गोलियां या दवाईयों के बूंद 2 घंटों की अंतराल से।

6. **सिलीसिया (Silicia-200)** : यदि दाहजन्य अवस्था पुरानी हो, मांसल हिस्सा बना हो तो इस दवा से वह कम होता है।

   मात्रा : 10 गोलियां या दवाईयों के बूंद रोजाना 1 वक्त 7 दिन देना।

7. **हिपर सलफ्युरीस (Hepar Sulfuris-200)** : दुर्लक्षीत अवस्था में मवाद बना हो तो यह दवा देना।

   मात्रा : 10 गोलियां या दवाईयों के बूंद रोजाना 2 वक्त देना।

8. **ग्राफाईटस् और थिओसिनामीन (Graphitis and Thiosianamine-30)** : इस दवा से बाधित हिस्सा नर्म होता है। और फायब्रस हुआ मांसल हिस्सा कम हो जाता है।

   मात्रा : 10 गोलियां या दवाईयों के बूंद रोजाना 1 बार कम होने तक देना।

व्रण, क्षत, अल्सर (Ulser)

व्रण, क्षत याने जख्म जिसमें की मांसल पेशियों का नुकसान हुआ होता है। वह ऊपरी और गहरे भी हो सख्ते हैं। ज्यादाकर यह दुरुस्त होने की संभावना कम होती है। अल्सर में मृत पेशी होते है। जिसका मज्जारज्जूवो से संबंध टूट जाता है। इस जगह खून का कम होने कारण अल्सर होता है।

बीमारी के लक्षण

व्रण में से एक नमुने का स्राव बहता है। दुय्यम जीवाणु के संसर्ग से वह मवाद युक्त होता है। व्रण, क्षत यह ज्यादाकर गोल आकारों में होते हैं। वह चमड़ी की जगह से थोड़ी उभरे होते है।

होम्योपैथिक दवाईयों का उपचार

1. **मरक्यूरीअस सॉल (Mercurious sol-30)** : जीन व्रणो से लंबे बारीक रकीलयुक्त हरे रंगों का पू निकलता है। व्रण अनियमित आकार में होते हैं।

   मात्रा : 10 गोलियां या दवाईयों के बूंद दिन में से 3 वक्त 4 दिन देना।

2. **कैलकेरिया सल्फूरीका (Calcaria Sulphurica-6)** : व्रण पर पीले रंगो की पापुद्रा होती है। और अंदर से निकलने वाला मवाद स्राव सफेद रंगों का मलाई जैसा होता है।

   मात्रा : 10 गोलियां या दवाईयों के बूंद दिन में से 3 वक्त 4 दिन तक देना।

3. **अन्थ्रासिनम (Anthracinum-30)** : व्रण में से निकलने वाला स्राव गंदी बू युक्त होता। व्रण की आजूबाजू अंगार होती है। चमड़ी काली और सख्त होती है।

   मात्रा : 10 गोलियां या दवाईयों के बूंद दिन में से 3 वक्त 3 दिन देना।

4. **ईकायनासिया (Echinacia-30)** : व्रणो के साथ लिम्फ ग्रंथियाँ बड़ी हो, अच्छी होकर बार–बार होने पर यह दवा देना।

   मात्रा : 10 गोलियां या दवाईयों के बूंद दिन में से 3 वक्त 3 दिन देना।

5. **फ्लुरीक ॲसीड (Fluoric Acid-3)** : जिस व्रण के किनारे लाल रंगों के होते है। और उसे आजू–बाजू फुंसी साथ ही खुजली और गंदी बू वाला पासीना होता है। ऐसे समय इसका प्रयोग करें।

   मात्रा : 10 गोलियां या दवाईयों के बूंद 3 घंटों की अंतराल से 4 मात्रा देना।

6. **नायट्रीक ॲसिड (Nitric Acid-200)** : यदि व्रण ऊपरी हिस्से हो रक्तस्राव हो रहा हो, संवेदनशील हो, बहुत सारे किनारे होने पर इस दवा का इस्तेमाल करें।

   मात्रा : 10 गोलियां वा दवाईयों के बूंद रोजना 1 वक्त एक हफ्ता देना।

7. **हिपर सल्फुरिस (Hepar Sulfurus-200)** : स्पर्श करने पर बहुत संवेदनशीलता बतलाता, गंदी बू आना तथा तीव्र केसेस में खून आता है। पुराने व्रण दुरुस्त होते है, लेकिन बहुत खुजली होती है।

   मात्रा : 10 गोलियां या दवाईयों के बूंद 2 घंटों की अंतराल से 4 मात्रा देना।

8. **सिलिसिया (Silicea-200)** : व्रण पुराने और बहुत गहरे होने पर भगेंद्र होने की संभावना हो तो यह दवा देना।

   मात्रा : रोजाना 3 मात्रा 5 दिन तक देना।

9. **गनपाऊडर (Gun Powder-6)** : काले व्रण गन शॉट सरीके दिखते जख्म खुली होती है। तब यह दवा देना।

   मात्रा : रोजाना 3 मात्रा 5 दिन तक देना।

10. व्रण के ऊपरी हिस्से कैलेण्डूला लोशन और शहद लगायें।

जलना, भूनना (Burns and Scalds)

जलना, भूनना इस वजह से बहुत सारे जख्म होते है। वह चमड़ी के कोने से हिस्सों पर और कितने गहरे यह महत्त्वपूर्ण है। यदि बहुत ज्यादा भूना गया हो तो समस्या गंभीर होती है।

होम्योपैथिक दवाईयों का उपचार

1. **आकोनायटम नैप (Aconitum nap-30)** : यह दवा झटका रोकती है। वैसे ही डर और दुःख कम करती है।

   मात्रा : हर दो घंटे बाद 4 मात्रा देना।

2. **अर्निका मॉन्ट (Arnica Mont-30)** : यह दवा जितनी जल्दी दे सख्ते हो उतनी जल्दी देना।

   मात्रा : हर 2 घंटों बाद 4 मात्रा देना।

3. **कैन्थारीस (Cantharis-30)** : फुन्सी, बहुत दर्द, चमड़ी गर्म होना और उस पर सूजन होना।

   मात्रा : हर 2 घंटों बाद 4 मात्रा देना।

4. **अर्टिका युरेन्स (Urtica Urens-30)** : कम भूनना, फुन्सी में पानी भरना, खुजली होना इन पर असरदार है।

   मात्रा : 10 गोलियां या दवाईयों के बूंद 3 घंटों की अंतराल से 4 वक्त देना।

5. **ॲपीस मेल (Apis mel-30)** : चमड़ी की अंदरुनी हिस्से सूजन होती है। लक्षण कम होने पर बहुत समय रहती है।

   मात्रा : 2 घंटों की अंतराल से 4 मात्रा देना।

6. भुनेवाल जगह पर कैन्थारीक, अर्टीकायुरेन्स और ॲपीस मेल मरहम लगायें, वैसे ही कैलेण्डुला लोशन का भी इस्तेमाल करें, रोजाना शहद लगाने पर जले वाला हिस्सा नर्म होता है।

अध्याय–26

अश्वों के मांसल और हड्डियों की बीमारी पर होम्योपैथिक उपचार

स्नायुबंध, अस्तीबंध खिंचा या तनाव भरा (Pulled Legament & Tendon)

जानवरों की बहुत निगरानी रखने पर भी वह कुछ ना कुछ वजह से जैसे प्रशिक्षण दौरान या पॅडलॉक में घुमते समय अनावधान से जख्म होना, पैरों में मोंच, स्नायुबंध, अस्तिबंध, खींचे जाना इस वजह बहुत दर्द होता और अश्व लंगड़ाता है।

होम्योपैथिक दवाईयों का उपचार

सबसे पहले अश्व को आराम दें और जख्मी हिस्सो पर ठंडा पानी डालें, या बर्फ का पानी डालें।

1. **अर्निका मॉन्ट (Arnica Mont-30)** : यह दवा अस्थी और मांसल हिस्सों में आई बाधावों को दूर करता है।

मात्रा : 10 गोलियां या दवाईयों के बूंद दिन में से 1 वक्त 2–3 दिन देना।

2. **ब्रायोनिया अल्बा (Bryonia alba-30)** : इस दवा का इस्तेमाल मोंच, जोड़ों का घुटना, तनाव आना या खिंचे जाना इस वजह कमजोर होना, साथ ही जोड़ों पर सूजन भरना इन पर असदार है।

   मात्रा : 10 गोलियां या दवाईयों के बूंद रोजाना 1 वक्त 5 दिन देना।

3. **न्हस टॉक्स (Rhus tox-12)** : इसका उपयोग सभी मांसल हिस्से या अस्तीबंधों में तान तनाव, मोच, जोडों का छुटना, जोड़ों में बिघड़ाव होने से ज्यादा लंगड़ना, लेकिन हलचल होने पर सुधार होता है। ऐसे अश्व को बहुत प्यास लगती है। तीव्र केसेस ज्यादा काम, जो प्रशिक्षण ना दिये अश्व को दिया जाता, उस पर असरदार है। इस दवा का इस्तेमाल तीव्र और पुराने दोनों केसेस में किया जाता है। तीव्र केसेस में जिस अश्व को प्रशिक्षण ना देकर ज्यादा काम लिया जाने पर किया जाता है।

   मात्रा : 10 गोलियां या दवाईयों के बूंद दिन में से 2–3 वक्त 4 हफ्ते देना।

4. **सिलीसिया (Silicia-12) + न्हस टॉक्स (Rhus tox)** : यह दोनों मिलाकर देने से अस्तीबंध और स्नायुबंध मजबूत होते हैं।

मोंच, लवक (Sprain), तान, तनाव (Strain)

स्नायुबंध, मांसल हिस्सा और अस्थीबंध इसके तंतू, फेसीया इन्हें ज्यादा तनाव देना, खिंचे जाना, मोच, स्प्रेन और स्ट्रेस कहते हैं।

कारण

पाँव गलत गिरना, पाँव फिसलना, मोच आना, जोड़ों पर ज्यादा तनाव है।

बीमारी के लक्षण

हलचल करते समय या दबाव देने पर दर्द होना, दाह होना, सूजन आना, बांधीत हिस्सा गर्म होना, ज्वर आना।

होम्योपैथिक दवाईयों का उपचार

1. जिस पाँव को व्याधी हुई हो उसे आराम देना, उससे दर्द नहीं होता, और दाह कम होता।
2. **अर्निका मॉन्ट (Arnica mont-30)** : इसका इस्तेमाल अंदर से और बाहर से लगाने इस्तेमाल कर सख्ते हो, ऊपर लगाने हेतू अर्निका लोशन में कपड़ा भिगोकर बाधित हिस्से पर बांध देना, और अंवर से लेने के लिये 10 गोलियां या दवाईयों के बूंद 2–3 वक्त 5 से 7 दिन तक देना।
3. **न्हस टॉक्स (Rhus tox-30)** : मांसल हिस्सा खिंचा जाने पर हुये सभी परिणामों पे इसका इस्तेमाल आंदर लेने हेतू और ऊपर से लगाने के लिये करें। ऊपर से लगाने हेतू मुलद्रव्य 1 : 20 इस प्रमाण में तैयार कर बाधित हिस्सों पर लगाकर दिन में से 2–3 वक्त रगडे। अदंर से लेने के 10 गोलियां या दवाईयों के बूंद दिन में से 3 वक्त 5 से 7 दिन तक देना।

स्नायुबंध का दाह (Tendinitis) और स्नायुबंध पर के सख्त आवरणों का दाह (Tendivagintis)

स्नायुबंध तथा उसकी ऊपर की सख्त आवरणों के दाह को **टेन्डनायटीस** और टेन्डनोव्ह जायनायटीस कहते हैं। स्नायुबंध के जख्म के संसर्ग होने पर उसे स्नायुबंध दाह और उसके ऊपरी सख्त आवरणों को संसर्ग होने पर स्नायुबंध के आवरणों का दाह कहते हैं। इन दोनों दाह होने पर समस्या गंभीर होती है। क्योंकि इसका इलाज बहुत शांतिपूर्ण तरीके किया जाता है। क्योंकि दुरुस्ती के लिये कुछ हफ्तें या महीने लगते हैं। इसके

लिए अश्व को आराम की सख्त जरुरत होती है। क्योंकि उस पर दबाव आने पर बहुत खतरों की परिस्थिति हो सख्ती है। स्नायुबंध खराब होकर बीमारी पुरानी हो सख्ती है। दुरुस्त होने पर भी बहुत।

होम्योपैथिक दवाईयों का उपचार

1. **सिम्फायटम ऑफिसिनाले (Symphytum Officinale-30)** : इस दवा से सभी प्रकार के जख्म, मार लगना, इन पर उपयुक्त है। मोच, लचक भरना, हड्डियाँ टूट जाना, इन पर प्रभावी काम करती है। इस दवा से स्पष्ट, ठाम, निश्चित प्रकृति बिघाड़ न हुये मांसल और अस्ती संस्थाओं के बीमारी, जहाँ स्पष्ट निदान करना मुमकीन नहीं होता, ऐसी अवस्था में इसका अच्छा उपयोग होता है।

   मात्रा : 15 गोलियां या दवाईयों के बूंद रोजाना 2 वक्त 2 से 3 हफ्ते देना।

2. **ॲपीस मेलेफिका (Apis Melificia-6)** : यदि स्नायुबंध को बहुत दाह हुआ हो, अश्व स्पर्श भी ना करने दें, अस्तीबंधों के ऊपरी हिस्सा गर्म होकर सूजन भरा हो तो यह दवा देना। यह दवा ज्यादाकर अश्व को बेचैन अवस्था में इस्तेमाल करें, बुखार होने पर भी यह दवा देना।

   मात्रा : 15 गोलियां या दवाईयों के बूंद रोजाना 2 वक्त 2 से 3 वक्त कुछ दिन देना।

3. **ब्रायोनिया अल्बा (Bryonia alba-12)** : यह अस्तीबंध और स्नायुबंध खिंचे जाने पर या स्नायुबंध के ऊपरी हिस्से दाह होना इन पर असरदार है।

   मात्रा : 15 गोलियां या दवाइयों के बूंद रोजाना 2–3 वक्त कुछ दिन देना।

4. **सिलिसिया (Silicia-12)** : इस दवा से स्नायुबंध तथा अस्तीबंध को सुस्थिती में रखकर लचीलापन देती है। अगले नुकसान से सुरक्षित रखता है। यह दवा जख्म, लंगडना वैसे ही अस्ती मांसल संस्था के सभी बीमारियों पर अच्छा काम करती है।

मात्रा : 10 गोलियां या दवाईयों के बूंद रोजाना 2 वक्त 5 दिन देना।

5. **कैल्शियम फ्लोराटम (Calcium Flouratum-12)** : यह दवा शरीर में कैल्शियम का रुपांतरण नियमित रुप से करती, हड्डीयों, स्नायुबंध, अस्तीबंध, मांसल हिस्सों को मदद करती है। इसलिए अश्व की पुरानी बीमारी में यह असरदार होती है।

नेव्हीकुलार बीमारी (Navicular Disease)

खुरों के जोड़, नेव्हीकुलार हड्डी गहरी डिजीटल फ्लेक्झर स्नायुबंध यह सभी अश्व को चलने को मदद करने वाले हिस्से होकर इसका उपयोग स्नायुबंध केप्पी और चौकट का काम करती, नेव्हीकुलार बीमारी, कुदी मारने वाले, बहुत काम करने वाले, भागने वाले अश्व को महत्त्वपूर्ण है। इस बीमारी में कठिन जगह से चलते समय संवेदशीलता बढ़ती है। धीरे चलने पर अच्छा लगता है।

होम्योपैथिक दवाईयों का उपचार

1. **ब्रायोनिया अल्बा (Bryonia alba-30)** : यह दवा शुरुआत की तीव्र अवस्था में देना।

   मात्रा : 10 गोलियां या दवाईयों के बूंद दिन में से 2–3 वक्त 10 दिन देना।

2. **कैल्शियम फ्लोरायटम (Calcium Floratum-6)** : यदि बीमार हिस्सा अस्तीबंध और मांसल हिस्सा कमजोर हुआ तो देना, यह दवाई ज्यादा दी तो अच्छा, उस वजह दात की शिकायते, पसीना आना, थकान कम होती है। यदि X-ray निकालकर हड्डीयों की कमजोरी या अस्तीबंधों की खराबी बतला रहा हो तो यह दवा देना।

3. **रुटा ग्रॅव्हीओलन्स (Ruta Graveolens-30)** : यह दवा यदि बीमारी की वजह ज्यादा कम करने से हो जैसे – विव्हरी का काम या सख्त जमीन पर का काम बार–बार लगाने से हुई तो देना।

   मात्रा : 15 गोलियां या दवाईयों के बूंद रोजाना 2 वक्त 5 से 7 दिन देना।

4. **रस टॉक्स (Rhus tox-12)** : यह दवा ऊपर दिये जैसी काम करती है। बहुत काम करने पर थकान आना, जैसे – घुडसवारी, कुदी मारना, पाँव मोड़ने में तकलीफ पाँव सख्त हो जाते हैं। लेकिन थोड़े चलने पर सुधार आता है। पैर मोड़ते समय लचीलापन के साथ तड़ा गिरने जैसी आवाज आती है। इसलिए **रुटा ग्रॅव्हीओलॅन्स** और रस टॉक्स एक के बाद दूसरा देने पर अच्छा उपयोग होता है।
5. **सिलीसिया (Silicia-12)** : होम्योपैथी दवाईयों का उपचार करते समय आख़िरी मात्रा सिलीसिया की देने पर उपयोग होता है।
मात्रा : 10 गोलियां या दवाईयों के बूंद रोजाना 2 वक्त आख़िरी मात्रा कहके देना। इससे खुरों की बीमारी ठीक होती है।

जोड़ो का दाह, जोड़ो का दर्द (Arthritis)

जोड़ों के हिस्से के दाह को **आरथ्रायटीस** कहते हैं। उस वजह पैर मोड़ना, लचीलापन में बाधा आती है। दाह हुये वाले जोड़ो को सूजन आती है। गर्म होना, दर्द होना, लंगड़ना शुरु होता है। यदि दाह बहुत ज्यादा हो तो बुखार आता है। और उसकी सेहत खराब होती है। दाह हुआ जोड स्पर्श करने नहीं देता, अश्व नाराज रहता है, बेचैन, गुस्से में रहता है। ऐसे अश्व की अच्छी निगरानी रखनी होती है। नहीं तो वह लात मारता या काटता।

होम्योपैथिक दवाईयों का उपचार

1. **ॲपीस मेलीफिका (Apis melifica-6)** : यदि जोड़ों की सूजन गर्म हो, जहरीला किटक काटने की वजह हो तो यह दवा देना।
मात्रा : 15 गोलियां या दवाईयों के बूंद रोजाना 2–4 वक्त 4 दिन देना।
2. **लेडम पालूस्ट्रे (Ledum Palustre-30)** : यदि जोड़ों के दाह में सूजन ना हो, ठंडे पानी से स्प्रे करने पर कम हो रहा तो यह दवा दें। अश्व जैसा घुमाये वैसा घुमाने दे रहा हो तो इस दवा का गुण

आता है।

मात्रा : 15 गोलियां या दवाईयों के बूंद रोजाना 2–4 वक्त 4 दिन देना।

3. **थूजा ऑक्सीडेंटाकलीस (Thuja Occidentalis-30)** : अश्व को जोड़ों का दर्द तीव्र स्वरूप में हो वह अलग–अलग जोड़ों को हो, सूजन कम हो मगर आवाज आ रहा हो, धीमी गति से घुमाने पर या गर्मी से कम हो रहा हो।

मात्रा : 10 बूंदे या गोलियां रोजाना 2 हफ्तों तक देना।

आरथ्रोसिस (Arthrosis)

जोड़ों की बीमारी बहुत दिन की पुरानी हुई और जोड़ों में का द्राव कम हो उसका परिणाम आथ्रोसीस होने में होता है। इसमें जोड़ों के हिस्सों में कार्टीलेज में कृत्रिम जैसी चीज तैयार होती है। उस वजह जोड़ों का लचीलापन कम होता है। और उसकी कार्य करने की क्षमता कम होती है। खेल कुद में इस्तेमाल कि जाने वाले अश्वों में, यह बीमारी ज्यादा होती है। ज्यादाकर पिछले पैरों के घुटने में होता है। उसे स्थावीन कहते है। यदि ज्यादा हड्डीयों का हिस्सा पहले, दूसरे या तीसरे फॅलेंक्स पर ज्यादा हड्डीयों का बढ़ाव हो तो उसे रिंगवोन कहते है। पुराना आरथ्रोसिस यह तीव्र से कम दर्द युक्त होता है। होम्योपैथी से आथ्रोसिस दुरुस्त नहीं होता, लेकिन उसे मदद करके लक्षण कम करता है। इसलिए अश्व को सहते हुये परिस्थिति में रखें, यह मांसल अस्ती संस्था के रोग ना होने हेतु सबसे अच्छा है।

स्पाव्हीन (Spavin)

यह एक अश्व में की बीमारी है। इसमें उसे पिछले पैरों घोटे के सांधों नाजुक सूजन आने से वह लंगडाता है। उसके आजू बाजू दूसरी हड्डी तैयार होती है। इसलिए जोड़ों का कार्य बिगड़ता है। उससे रुकावट आकर दर्द होता है। जानवर लंगडाता है। यह बीमारी कम ज्यादा होता है। उसका पैरकम लंबान पर गिरता है, जाँच करने पर घोटो का लचीलापन कम

होने का अनुमान मिलता है।

होम्योपैथिक दवाईयों का उपचार

1. **हारपागोफायटम प्रोकुमबेन्स (Harpagophytum Procunbens -30)** : स्पायनल के जख्मों पर यह दवा कामयाब साबित हुई है।
   मात्रा : 15 गोलियां या दवाईयों के बूंद रोजाना 2–3 वक्त दो हफ्ते देना।
2. **हेकला लाव्हा (Hekla lava)** : यह बोनास्पिहीन जिसमें हड्डी की ज्यादा बढ़ौती होती, उसके लिये यह दवा अच्छी होती, इससे पुराने जोड़ों के दर्द, संवेदनशील स्थिति में उपयुक्त है।
   मात्रा : 10 गोलियां या दवाईयों के बूंद रोजाना 1 वक्त 2 से 3 हफ्ते देना।

रिंग बोन (Ring Bone)

आरथ्रायटीस और आरथ्रोसीस में पहले, दूसरे या तीसरे फॉलेक्स की ऊपर बढ़े हड्डीयों के रिंगबोन कहते है।

होम्योपैथिक दवाईयों का उपचार

1. **सिमफायटम ऑफिसिनाले (Symphytum Officinale-30)** : थोड़ा लंगड़ापन या हरदम का, या चलने में फर्क होना तब यह दवा देना।
2. **हारपोगोफायटम प्रोकुमबेन्स (Harpogophytum Procumbens -30)** : यदि दोनों पैरों का रिंग बोन होने पर यह दवा देना, कभी दाहिना या कभी बायें पैरों पे लंगड़ने पर इसका इस्तेमाल करें।
   मात्रा : 10 गोलियां या दवाईयों के बूंद रोजाना 2–3 वक्त दो हफ्ते देना।

बरसायटीस (Bursitis)

बरसायटीस में जोड़ों को जुडने वाले हिस्सो को स्नायु को सूजन आती है। हाथ का दबाव देने पर इसका अनुमान होता है। इसमें पतला, चिपचिपा द्राव होता है, इस वजह जानवर लंगडाता नहीं इसलिए फिक्र की बात नहीं।

होम्योपैथिक दवाईयों का उपचार

1. **ॲपीस मेलिफिका (Apis Melifica-30)** : फिर से स्राव जमा होने की क्रिया रुक जाती है।
   मात्रा : 10 गोलियां या दवाईयों का बूंद रोजाना 3 वक्त 2 दिन देना।

लमिनिटिस (Liminitis)

लमिनिटिस याने लॅमिनि का दाह (लॅमिन यह एक पतला आवरण होता है, कॅफीन बोन और हुफ वॉल के बिच में होता है)। वह हुफवॉल से टूट जाता है। बाद में की अवस्था में यह स्थिति जानलेवा हो सख्ती क्योंकि कॅफिन की हड्डी खुरोसे घुट जाती, याने की खुरोके कॅप्सुल खुरोसे अलग हो सख्ते, तीव्र अवस्था होने पर अश्व लेट जाता है। लमिनिटिस यह एक धोकादायक और बार–बार होने वाली बीमारी है। यह ज्यादाकर अश्व के खाने में फर्क से होती, ज्यादा प्रोटीन, ठंड काल में ताजी घास खाना, **कडधान्य,** ज्यादा खाने को देने से लमिनिटिस होता है। ऐसा होने पर खाद्य में बदलाव करके, बाहर **चराने** ना छोड़े।

होम्योपैथिक दवाईयों का उपचार

होम्योपैथी की दवा बाकी दवाईयों के साथ उसे मदद करने हेतु इस्तेमाल करते है। वैसे ही पुराने लमिनिटिस का तीव्र अवस्था में रुपांतर होने पर रोक लगाया जा सख्ता।

1. **नक्स वोमिका (Nux vomica-6)** : यह शुरुआत की अवस्था में की अच्छी दवा है, बाद में खून की बढ़ौती के उपचार करें।

मात्रा : 10 गोलियां या दवाईयों के बूंद दिन में से 5 वक्त 3–4 दिन देना।

2. **अर्टिका युरेन्स (Urtrica Urens-12)** : इस दवा से शरीर में बुरी खराब करने वाली चीजें जमा नहीं होने दिये जाते, वैसे ही पाचन सुधारता है, पेशाब में से सभी बेकार चीजें निकाले जाते।

   मात्रा : 10 गोलियां या दवाईयों के बूंद रोजाना 2 वक्त देना।

3. **जिन्कगो बिलोबा (Ginkgo Biloba-6)** : ऊपरी दवा देने के बाद यह दवा देना, खून का प्रभाव बढ़ाने और नुकसान करने वाले जहरीले पदार्थ निकालने काम आती है।

   मात्रा : 10 गोलियां या दवाईयों के बूंद रोजाना 2 वक्त देना।

4. **कैल्शियम फ्लोराटम (Calcium Flouratum-6)** : लमिनिटिस की शुरुआत की अवस्था में दिखने पर उसकी अगली अवस्था होने पर रोक लगाता उसी के साथ मांसल हिस्सों के पेशियों की बढ़ाव के लिये उपयुक्त।

   मात्रा : 10 गोलियां या दवाईयों के बूंद रोजाना 1 वक्त 4 हफ्ते देना।

5. **नक्स वोमिका (Nux Vomica-30)** : इसका उपयोग ज्यादा की मदद के लिये थंडकाल में चराने छोड़ने पूर्व देना।

   मात्रा : 10 गोलियां या दवाईयों के बूंद रोजाना 1 वक्त 2 से 3 हफ्ते देना।

दूसरे तरीकों में यदि लमिनिटिस अन्न का रुपांतरण करने के तरीके में दोष हो तो यह दूसरे प्रकार का समझना, वह दावाब क्रिया बढ़ने से होती है। खुरों पर गिरने वाले ज्यादा दबाव ऐसे अक्सर सख्त रास्तो पर की घुड़ सवारी, ऐसे केसेस में (Trauma) अघात महत्त्वपूर्ण होता है। इसके लिये नीचे दिये गये उपचार करें।

i. **आर्निका मॉन्ट (Arnica Mont-30)** :

   मात्रा : 10 गोलियां या दवाईयों के बूंद दिन में से 3 वक्त 5 से 7 दिन देना।

ii. **अर्टिका युरेन्स (Urtic Urens-12)** : और जिन्कगो बिलोबा–7 यह ऊपरी तरह इस्तेमाल करें।

तीसरे तरीकों लमिनिटिस विषबाधा से होता है, इसमें जहरीली वनस्पति खाने में आती है। अंदर भी खाद्य की वजह हुये लॅमिनायटीस की तरह उपचार करें, बहुत समय लमिनिटिस गर्भपात होने पश्चात् झार रहने की वजह होता, वैसे ही अन्न की रुपांतरीत क्रिया में बिगडावा आने का कारण हो इसलिए एलोपैथिक के उपचार के साथ नीचे दिये गये होम्योपैथिक उपचार करें।

iii. **पायरोजेनियम (Pyrogenium-30)** : और लैकेसिस (Lachesis-30)

मात्रा : 10 गोलियां या दवाईयों बूंद रोजाना 5 वक्त 1 दिन देना।

iv. **अर्निका मॉन्ट (Arnica Mont-30)** : यदि लमिनिटिस जन्म देने के बाद गर्भाशय की अंदरुनी हिस्से में हो तो यह देना।

मात्रा : 10 गोलियां या दवाईयों के बूंद रोजाना 3 वक्त 7 दिन देना।

थ्रश इन द फ्रॉग ऑफ द फुट (Thrush in the Frog of the Foot)

अश्व में यह बीमारी अक्सर होती है। साफ–सुथरा अश्व न रखने पर यह होती है, भिगी जगह रखना, उसकी विष्टा पर रखना, उसके खुरो का फ्रॉग नर्म हो जाता और उसमें से गंदी बु, मवाद बहना, जीवाणु का संसर्ग होने पर धीरे–धीरे वह टुट जाता है, खुरो में से गंदी बू युक्त स्राव निकलना सही उपचार ना करने पर पुरे खुरो का नुकसान होता है।

होम्योपैथिक दवाईयों का उपचार

1. **सिलीसिया (Silicea-12)** : यह बाधित हिस्सा अच्छा सुधारने मददगार होता है।

   मात्रा : 10 गोलियां या दवाईयों के बूंद रोजाना 3 वक्त 7 से 10 दिन देना।

2. **कैलेण्डुला** और **आर्निका** का द्रावण में कपास भिगोकर खुरों के गड्डो में बहुत समय रखें।

3. **टिंक्चर सल्कूरीस (Tinture Sulfuris)** : यह अच्छा काम करता है।

   मात्रा : 6 बूंदे सुबह शाम बीमारी ठीक होने तक देना।

4. **फॉस्फोरीक ॲसीड (Phospheric Acid)** : पहली दवा का असर ना हो तो दें।

   मात्रा : 6 बूंदे सुबह–शाम बीमारी ठीक होने तक देना।

5. **स्क्विला (Squilla-30)** : यदि इस बीमारी में बुखार या दाह हो।

   मात्रा : 6 बूंदे सुबह–शाम बीमारी ठीक होते तक देना।

6. **अर्सेनिकम अल्बम (Arsenicum Alb-30)** : यदि स्राव, बहुत गंदगी, बू हो, पैरो के खुर बहुत गर्म, दर्द युक्त हो, लंगड रहा हो तो देना।

   मात्रा : 6 बूंद दवा दिन में से 3 वक्त देना।

संधिवात, न्हुमैटिझम (Rheumatism)

संधिवात में जो अश्व अभी अच्छा हुआ हो लेकिन एका एक पाँव से या दोनों पाँव से लंगडाता है, कुछ केसेस में आराम हो तो भी दर्द होता है। हलचल करने पर दर्द होता है।

होम्योपैथिक दवाईयों का उपचार

1. **ब्रायोनिया (Bryonia-30)** : यदि बीमारी की अवस्था हलचल करने पर बढ़ती हो, हलचल करने अश्व टाल रहा हो, और पैर नीचे करके खड़ा हो तब इस दवा का इस्तेमाल करना।

मात्रा : 10 गोलियां या दवाईयों का बूंद रोजाना 2 वक्त देना।

2. **ऱ्हस टॉक्स (Rhus tox-3)** : अश्व को आराम करने से ज्यादा हो, हलचल कठिन हो, जोड़ों पर सूजन स्नायुबंध या मांस पेशियों का लचीलापन कम हो तो यह दवा देना।

   मात्रा : 10 गोलियां या दवाईयों के बूंद दिन में से 2 वक्त देना।

3. **अकोनाईट (Aconite-30)** : संधीवात के झटको में बुखार आया हो चमड़ी गर्म और सुखी हो, प्यास लग रही हो, तो यह दवा देना।

   मात्रा : 10 गोलियां या दवाईयों के बूंद हर 2 घंटो बाद दिन में से 2 वक्त देना।

4. **नक्स वोमिका (Nux Vomica-30)** : यदि कमर, कटि प्रदेश में सख्तपन आया हो, अश्व दोनों पैर फैलाकर खडा हो रहा हो और उसी तरह चल रहा हो तो यह दवा देना।

   मात्रा : 10 गोलियां या दवाईयों के बूंद रोजाना 2 वक्त देना।

फाउंडर (Founder)

इस संधिवात की कल, दाह, अस्तीबंध, स्नायुबंध, मांसल हिस्सा, हड्डीयों की नोके ज्यादा हो, पाचन में अयोग्य और गर्म खाना ज्यादाकर कॉर्न देना और कम वर्जीश, कम काम करने वाले अश्व को हमेशा खिंचतनाव करना, गर्म हवा से ठंड हवा में ले जाना यह बीमारी बुखार से शुरुआत होती है। अश्व गुंगी में रहता है। कुछ खाता नहीं, हलचल नहीं कर सख्ता, पैर घिसीटते चलता, दर्द होता, बड़े कष्ट पूर्वक हलचल की कोशिश करता है।

होम्योपैथिक दवाईयों का उपचार

1. **ॲकोनाईटम नेप (Aconitum nep-30)** : यदि दाह होकर, सांस लेने में तकलीफ हो, गर्म हो, नाड़ी की गति ज्यादा हो यह दवा देना।

   मात्रा : 10 गोलियां या दवाईयों के बूंद 1–2 घंटो बाद देना।

2. **व्हराट्रम अल्बम (Veratrum alb-30)** : अश्व को बहुत वर्जीश देने के बाद ऐसा होन पर यह दवा देना।

मात्रा : 10 गोलियां या दवाईयों के बूंद 1–2 घंटो बाद देना।

3. **अर्सेनिकम अल्बम (Arsenicum alb-30)** : यदि यह बीमारी गर्म, खराब खाद्य, ठंडा पेय देने से हुई तो देना।

   मात्रा : 10 गोलियां या दवाईयों के बूंद 1–2 घंटों बाद देना।

4. **न्हास टॉक्स (Rhus tox-30)** : यदि पैरों में बहुत दर्द हो और हलचल करने में बहुत तकलीफ हो तो यह दवा देना।

   मात्रा : 10 गोलियां या दवाईयों के बूंद रोजाना 3 वक्त वैसे ही उसके पैर न्हस टॉक्स द्रावण से रोजाना 2 वक्त धोना।

पुराना लमिनिटिस (Chronic Laminitis)

पुराने लमिनिटिस पहचानने मुश्किल होता है, उसके पैरो में कुछ बदलाव आने पर वह पहचाना जा सख्ता।

बीमारी के लक्षण

शुरुआत में पहचानने जैसे कोई लक्षण नहीं होते। सिर्फ बीमार हिस्सा गर्म लगता है। उस पर मारने पर दर्द होता है। और पैर ऊपरी और खिंच लेता है। हलचल कम हो जाती, एड़ी पर चलने की कोशिश करता है। अश्व के खुरो का निचला हिस्सा चपकीला या बहिर्गोल होता है। खुरो कें ऊपरी पापुद्रा तुट जाता है। उस वजह नाल मारते समय तकलीफ होती है।

होम्योपैथिक दवाईयों का उपचार

1. **अर्निमा मॉन्ट (Arnica mont-30)** : यह एक अच्छी दवा है। वैसे ही पैरो पर सटीकी गदी वाला कपड़ा लेकर अर्निका लोशन में भिगोकर बांध दें, अश्व को कुछ खिलाऐं जैसे–कुट, लगदा, अंबोण, हारा चारा ई.।
2. अश्व को कुछ समय के लिये आराम देना।

सायनोव्हायटीस (Synovites)

जोड़ो के अंदर के सायनोव्हीयल पर्दे के तीव्र दाह को सायनोव्हायटीस कहते हैं।

कारण

संधीवात का ज्वर, बहुत सर्द या गर्म तापमान में रहना, पाँव में लचक, सख्त रास्तो पर घर्षण होना।

बीमारी के लक्षण

लंगडना, जोड़ो में सूजन, गर्म होकर दर्द होना, जैसे–जैसे बीमारी बढ़ते जाये वैसे ही लिम्फ द्राव बाजू में फेका जाता है। और जोड़ों का आकार मोटा होता है। या दूसरे बाजू के पर्दों के साथ चिपक जाते हैं। इस वजह जानवरों को झुकना कठिन हो जाता है, हड्डीयों की बढ़ने की वजह से जोड़ों की हलचल नहीं हो पाती।

होम्योपैथिक दवाईयों का उपचार

1. **आकोनायटम नैप (Acontium nap-30)** : इसकी वजह दाह कम होता है। गाढ़े द्रव से प्रतिकार करता है। जोड़ों को सुरक्षित रखता है।
2. **ब्रायोनिया अल्बा (Bryonia alba-30)** : यह दवा मुख्य लक्षण कम होने पर, सुजन और थोड़ा लंगडापन रहने पर देना।

   मात्रा : 10 गोलियां या दवाईयों के बूंद रोजाना 2–3 वक्त 5–7 दिन देना। वैसे ही बाधित हिस्सा रोजाना 3 वक्त आधे घंटों की अंतराल से पानी से धोना वह सुकने पर 1 भाग अर्निका और 12 भाग पानी लेकर उस जगह को रगडे।

क्विटर (Quiter)

इसमें मवाद से बहने वाली नलियाँ (सायनस) पैरों में होती है। वह खुरौकें कोरोनट हिस्से जहाँ खुर बालो वाले हिस्से में मिलते हैं। वहाँ पर अंदर के हिस्से खुलते।

कारण

खुरों में किला जाना, नाल बिठाते समय कीलें से जख्म होना, तीक्ष्ण चीज खुरो में जाना उस वजह दाह, मवाद युक्त चीज तैयार होती खुरो से बाहर निकलने मुश्किल जाता है। और ऊपरी हिस्से सरक जाती है। और कोरोनेट में खुलती है। क्वीटर हरसमय घट्टे पड़ने के बाद खुरों के तले जख्म होने पर होता है।

लक्षण

लंगडना, पैरों में टाच का हिस्सा, कोरोनेट के हिस्से गर्मी और दर्द होता और उनमें से द्रव निकलता है। जाँच करने पर भगेंद्र जैसी सुरागे खुरो की अंदरुनी हिस्से दिखते हैं।

होम्योपैथिक दवाईयों का उपचार

1. कॅलेण्डुला लोशन सायनस के हिस्से जोरो से अंदर डालें, दिन में से 2 वक्त करे, वह जगह साफ करें।
2. **सिलीसिया (Silicea-30)** : 10 गोलियां या दवाईयों के बूंद दिन में से 3 वक्त 7 दिन देने पर अच्छा परिणाम मिलता है।

अध्याय–27

अश्वों के सांस मार्ग की बीमारी होम्योपैथिक औषधो उपचार

अश्व में श्वसन संस्था की बीमारी की प्रवृत्ति ज्यादातर होती है। क्योंकि अश्व को हरदम अनुकूल परिस्थितियों में नहीं रखा जाता। अश्व की सेहत के लिये अच्छी ताजी हवा, की जरुरत होती है, फंगस के स्पोअर्स, अमोनिया की भाप यह सांस मार्ग के लिये जहरीले होते हैं। सही वातावरण ना रखने पर सांस मार्ग के ऊपरी हिस्सा नाक, **सायनुसेस, फॅरिन्कस** इन पर जल्दी असर होता है। उसी के साथ कभी हवा की नली, **ट्रॅकिया, ब्रोन्काय,** और फेफडो को इस बीमारी का संसर्ग होता है।

बीमारी के कारण

जीवाणु विषाणु, ठंडी/दमट जगह रखना ई.

लक्षण

नाक में से स्राव बहना, खाँसी, दम लगना।

होम्योपैथिक दवाईयों का उपचार

जीवाणु जन्य बीमारी के लिये प्रतिजैविक इस्तेमाल करें, क्षार युक्त इट चाटणे हेतू रखें, उस वजह श्लेष्मल पर्दे अच्छा काम करने से कफ छुट जायेगा।

होम्योपैथिक के तत्वोनुसार प्रतिकार शक्ति बढ़ाना और श्लेष्मल पर्दों की सफाई बढ़ाएें जिस वजह सेहत रक्षण में खबरदारी ली जाऐं। बीमारी के समय अश्व से कोई काम ना लेना।

कोल्ड कैटरर्ह, कोरायझा, हुज या कॉमन ठंडी (Cold, Catarahh, Coryaza, Hoose, Common cold)

सांस मार्ग की अलग–अलग हिस्सो को हुये बीमारी या बदलाव को ऐसा नाम दिया जाता, लापरवाही करने पर फेफड़ो और बाकी हिस्सो को बाधा हो सख्ती है। कैटरर्ह होने पर जब ही जाँच करें, नहीं तो इसके आगे बुरे परिणाम होते हैं। कोरायझा में नाक में के श्लेष्मल हिस्से को दाह होता है। यह ठंड से या दमट हवामान से होती है।

कारण

तापमान में अचानक बदलाव, गर्म हवा में ठंडा पानी पिलाना, पसीना आने पर वह ना सुखाना उस पर ठंडा पानी मारना।

बीमारी के लक्षण

बार–बार छींकना, घोघरा आवाज, नाक और आँखों में पानी बहना, गले में खर्राशी, गले के गाठीयों की सूजन, खाना पानी लेने में तकलीफ होती है। भूख कम लगना, बुखार कॅन्ट्राव्हा में खाँसी, नाक में से स्राव बहता है। गले में खर्राश होकर दर्द होता है।

होम्योपैथिक दवाईयों का औषधो उपचार

1. **आकोनाईट (Aconite-30)** : बीमार में जब थर्राहट, कंपन, नाड़ी की गति बढ़ना, आँख और नाक को दाह, थोड़ा–सा बुखार।

मात्रा : 10 गोलियां या दवाईयों के बूंद दिन में से 3 वक्त 2 से 3 दिन देना।

2. **युफ्रेसिया ऑफिसिनाले (Euphrasia Officinale-6)** : तीव्र, तीखे आँसू बहाना, आँखों में श्लेष्मल का दाह होता है। पलकें चिपक जाती हैं। यह गाढ़े श्लेष्मा की वजह होता है।

3. **ॲलीयम सेपा (Allium sepa-6)** : स्राव सौम्य पानी जैसा बहना, आँखें लाल, आँसू बहना, उजालें से संवेदनशील ऐसे में यह देना।

4. **हिपर सल्फुरीस (Hepar Sulfuris-200)** : नाक में व्रण होना, स्राव गाढ़ा होना, मवाद युक्त गंदगी, दर्द, चिड़चिड़ापन होता ऐसे में यह दवा देना।

5. **नायट्रम मुर (Nitrum mur-1M)** : स्राव सफेद रंगों का अल्बुमीन के साथ, सर्दी होना।

   मात्रा : 10 गोलियां या दवाईयों के बूंद हर 2 घंटे बाद 4 मात्रा देना।

6. **डलकॉमरा (Dulcamara-30)** : यदि वजह ठंडी, दमटपन होना।

   मात्रा : 10 गोलियां या दवाईयों के बूंद दिन में से 3 वक्त 2 दिन देना।

7. **बेलाडोना (Belladona-12)** : नाड़ी की गति बढ़ना, कमजोरी, नाक में से आने वाला स्राव पतला, गले में खाँसी होना।

   मात्रा : 10 गोलियां या दवाईयों के बूंद दिन में से 2 वक्त 2–3 दिन देना।

8. **मरक्युरस सॉलबिलस (Murcurious Solubilis-30)** : यदि नाक में से आने वाला स्राव गाढ़ा गंद्दी बू वाला, आँखें चिपक गयी हो गर्दन की गठीयाँ सख्त हो गले में खर्राश, निगलने में तकलीफ हो, तो यह देना।

9. **अर्सेनिकम अल्बम (Arsenicum album-30)** : यदि लक्षण ठंड से हो, ठंडा पानी पीने से हो, बाद में बहुत कम गर्मी में हो, कमजोरी, नाक में से आने वाला स्राव पतला, दाहयुक्त, सांस लेने में तकलीफ, पाँव में सूजन और भूख कम लगना, पैखाने होना तो यह दवा देना।

मात्रा : 10 गोलियां या दवाईयों के बुंद रोजाना 2 वक्त 2–3 दिन देना।

10. **ब्रायोनिया अल्बा (Bryonia alba-12)** : सांस लघु हो, दर्द हो, चक्कर और खाँसी हो, हलचल ना कर रहा हो तो यह दवा देना।

    मात्रा : 10 गोलियां या दवाईयों के बूंद रोजाना 2 वक्त 2–3 दिन देना।

11. **सल्फर (Sulphur-30)** : यदि ऊपरी दवा से फर्क पड़ रहा हो, फिर से ना हो इसा हेतु यह दवा देना।

    मात्रा : 10 गोलियां या दवाईयों के बूंद रोजाना 1 बार 2 दिन देना।

12. **हायड्रास्टासीस (Hydrastasis-30)** : स्राव कॅटान्हापर सौम्य हो तो यह दवा देना।

    मात्रा : रोजाना 3 वक्त 2 दिन देना।

13. **काली बायक्रोमिकम (Kali Bichromicum-200)** : पुराना स्राव, गाढ़ा हो बहने में कठिन हो तो यह दवा देना।

    मात्रा : 10 गोलियां या दवाईयों के बूंद रोजाना 2 वक्त 5 दिन देना।

14. **मरक्युरीअस डलसीस (Mercurious Dulcis-6)** : गले में परेशानी, नाक में से हरे रंगों का स्राव बहना।

15. **सिलिसिया (Silicia-200)** : स्राव पतला भूरे रंगों का, नाक के पर्दों का आजू–बाजू का हिस्सा सड जाना, नाक की अंदर पपड़ी पकडत्रना।

16. **घाँस और उसके पोलन से मिलाया गया–30** : यदि इस बीमारी का कारण परागकण हो तो यह दवा देना।

    मात्रा : 10 गोलियां या दवाईयों के बूंद रोजाना 2 वक्त 7 दिन देना।

खाँसी (Cough)

सांस मार्गों की सभी बीमारियों में खाँसी होती जैसे – गले का, सीने का, **हायड्रोथोरॅक्स, ब्रोकन विण्ड,** नाक का दाह, क्षय, निमोनिया, प्ल्युरसी ई. ऊपरी सभी में सही इलाज ना करने पर खाँसी होती है।

कारण

ठंड, धुल बाकी कुछ चीजे सांस मार्गों की ऊपरी हिस्से जाना, बहुत सारे संसर्गजन्य बीमारियों में खाँसी होती है।

होम्योपैथिक दवाईयों का उपचार

1. **आकोनाईट (Aconite-30)** : यदि खाँसी दाह युक्त, सुखी बार–बार आ रही हो तो यह दवा देना।

   मात्रा : 10 गोलियां या दवाईयों के बूंद रोजाना 2–3 वक्त 2 दिन देना।

2. **बेलाडोना (Belladona-30)** : एका एक आने वाली सूखी खाँसी, सुबह या रात में ज्यादा होने वाला, गले में खर्राश, निगलने में तकलीफ हो खाँसी पुरानी हो तो यह दवा देना।

   मात्रा : 10 गोलियां या दवाईयों के बूंद रोजाना 2–3 वक्त 2 दिन देना।

3. **ॲपीस मेलीफिका (Apis Melifica-30)** : यदि **बेलाडोना** काम ना कर रहा हो, **लॉरीन्स** के दाह से हो, सांस लेने में तकलीफ, दर्द होना, और चिपचिपा स्राव होने पर यह दवा देना।

4. **अर्सेनिकम (Arsenicum-12)** : सूखी खाँसी शाम या रात में आ रही हो, खाने के बाद पानी पीने पर, चढ़ाव चढ़ने पर, ठंडी हवा से संपर्क, सांस लेने में तकलीफ, पतला स्राव नाक में से आना, ऐसे में यह दवा देना।

5. **डलकामारा (Dulcamara-12)** : यदि खाँसी ठंड की वहज से हो, नाक में से स्राव बहना तब यह दवा देना।

   मात्रा : 10 गोलियां या दवाईयों के बूंद दिन में से 3 वक्त देना।

6. **नक्स वोमिका (Nux Vomica-12)** : खाँसी सुखी हो, जोरों से एका एक झटके से आना, खाने के बाद या वर्जीस के बाद ज्यादा होने पर,

अन्न पचन की क्रिया में बिगडाव जीव्हा खराब होना, मुँह को गंदी बू, भूख कम ज्यादा होना, मलबद्धता, अंर्तघटन होने पर यह दवा देना।

मात्रा : 10 गोलियां या दवाईयों के बूंद रोजाना 2 वक्त देना।

7. **ब्रायोनिया अल्बा (Bryonia alba-30)** : यदि खाँसी बहुत हफ्ते ज्यादा हो, हलचल करने पर ज्यादा होने पर यह दवा देना।

   मात्रा : 10 गोलियां या दवाईयों के बूंद रोजाना 2 वक्त देना।

8. **ड्रासेरा (Drosera-12)** : यदि खाँसी पुरानी हो, जानवर नीचे बैठने पर ज्यादा हो तो यह दवा देना।

   मात्रा : 10 गोलियां या दवाईयों के बूंद रोजना 2 वक्त देना।

9. **पलसाटीला (Pulsatilla-30)** : यदि जानवर डरपोक हो, डरा हो, खाँसी में गंदी बु हो, नाक में से स्राव बह राह हो तो यह दवा देना।

   मात्रा : 10 गोलियां या दवाईयों के बूंद दिन में से 3 वक्त देना।

10. **लायकोपोडीयम (Lycopodium-30)** : खाँसी खलबली, पानी पीने के बाद ज्यादा हो, बार–बार खाँसी हो तो यह दवा देना।

    मात्रा : 10 गोलियां या दवाईयों के बूंद हर 3 घंटे बाद देना।

11. **आमोनिया मुरियाटीकम (Ammonium Muriaticum-30)** : गले में कुछ अटके जैसा लगना, वमन करने का प्रयास करें, शरीर का मांसल हिस्सा कम दिखाई देना, और चमड़ी हड्डीयों को विष के जैसी नजर आई तो यह दवा देना।

    मात्रा : 10 गोलियां या दवाईयों के बूंद दिन में से 3 वक्त दुरुस्त होने तक दें।

12. **अश्व के खाने–पीने की व्यवस्था अच्छी रखें।**

13. **ॲन्टीमोनियम टारटारीकम (Antimonium Tartaricum-30)** : ब्रान्कीयल खाँसी के साथ पतला स्राव वह रहा हो, आवाज हो रही हो, सांस लेने में तकलीफ हो तो यह दवा देना।

    मात्रा : 10 गोलियां या दवाईयों के बूंद दिन में से 3 वक्त देना।

14. **सल्फर (Sulphur-30)** : ज्यादा दिन तक चलने वाली खाँसी, ऊपरी दवा देने से कोई फर्क नजर ना आने पर यह दवा देना।

मात्रा : 10 गोलियां या दवाईयों के बूंद दिन में से 2 वक्त देना।

15. **ईपिकाकुआना (Epicacuana-30)** : बेडका सिने में जमा होकर आवाज निकलता है। झटका आना, सांस लेने में तकलीफ हो तो यह देना।

मात्रा : 10 गोलियां या दवाईयों के बूंद रोजाना 3 वक्त देना।

16. **आयोडम (Lodum-12)** : **लॅरिन्कस और ट्रॉकीया** की खाँसी साथ ही श्लेष्म पर्दे का दाह, नाक में से गंदी बू आने वाला स्राव, लाल ग्रंथि सूजन ना होने पर भी दर्द हो तो यह दवा देना।

मात्रा : 10 गोलियां या दवाईयों के बूंद रोजाना 3 वक्त देना।

गले में खर्राश (Sore Throat) गले का दर्द

इस बीमारी में गले के ग्रंथि, जबड़ों निचली ग्रंथि या और काम की ऊपरी हिस्से में सूजन आती है। वह इतने सख्त होते ही हाथ से स्पर्श करने पर उसकी जाँच होती है। जानवर अपना जबड़ा ऊपर की ओर करता है। अन्न, पानी निगलने परेशानी होती है। तब यह दवा देना।

होम्योपैथिक दवाईयों का उपचार

1. **ॲकोनाईट (Aconite-30)** : यदि बुखार आ रहा हो, बाधित हिस्सो को दाह होना, प्यास लगना, निगलने में परेशानी ऐसे समय यह दवा देना।

मात्रा : 1. गोलियां या दवाईयों के बूंद हर 2 घंटे बुखार कम होने तक देना।

2. **बेलाडोना (Belladona-30)** : सांस लेने में तकलीफ, गले का दर्द, निगलने में तकलीफ होने पर यह दवा देना।

मात्रा : 10 गोलियां या दवाईयों के बूंद दिन में से 2–3 वक्त देना।

3. **मरक्युरीअस व्हिवस (Mercurius Vivus-12)** : मुँह में से बहुत लाल आना, गर्दन की ग्रंथियों को सूजन होकर निगलने में तकलीफ होना, यह लक्षण रात में समय ज्यादा होने पर देना।

   मात्रा : 10 गोलियां या दवाईयों के बूंद दिन में से 3 वक्त देना।

4. **लायकोपोडीयम (Lycoopodium-30)** : बीमार को बहुत पसीना आता, जबड़ो के नीचे सूजन, नाक और होठों के श्लेष्मल का परदा पीला होना, मुँह को गंदी बू आना, तब यह दवा देना।

   मात्रा : 10 गोलियां या दवाईयों के बूंद रोजाना 2 वक्त देना।

5. **स्पान्जीया (Spongia-12)** : सांस लेने में तकलीफ, खडखड आवाज करना, सर दोनों बाजुओं को हिलाना तब यह दवा देना।

   मात्रा : 10 गोलियां या दवाईयों के बूंद रोजाना 2 वक्त देना।

6. **सल्फर (Sulphur-30)** : पुरानी केसेस में बहुत सूजन हो, दर्द, निगलने तकलीफ होना उस वक्त यह दवा देना।

   मात्रा : 10 गोलियां या दवाईयाँ के बूंद रोजाना 2 वक्त देना।

नाक का कैटरर्ह (Nasal Catarah) नेसल ग्लिट (Nasal Gleet)

कॅटान्हाहल मवाद जैसा स्राव यह दाह की वजह ज्यादा दिन जाना, यह चेहरा मुँह के सायनुसेस की वजह होता है। इसे कैटरर्ह या नेसल ग्लिट कहते हैं।

लक्षण

एक या दोनों नाक के द्वारा मवाद युक्त स्राव बहता है। यह स्राव पतला श्लेष्म के साथ गाढ़ा मवाद होता, उसी के साथ नाक में सूजन, और सब **मॅन्डीबुलर लिम्फ** ग्रंथियों को सख्तपन होता है।

होम्योपैथिक दवाईयों का उपचार

1. **काली बायक्रोमिकम (Kali Bichromicum-200)** : स्राव गाढ़ा, गुठली वाला नाक से बाहर निकलने कठिन हो तो यह दवा देना।

   मात्रा : 10 गोलियां या दवाईयों के बूंद रोजाना 2 वक्त 5 दिन देना।

2. **मरक्युरीअस कोरोझीव्हस (Mercurious Corrsives-200)** : इसमें नाक की हड्डीयों का संबंध होता है। स्राव पु युक्त, हरे रंगों का कभी खून मिश्रित हो तो यह दवा देना।

   मात्रा : 10 गोलियां या दवाईयों के बूंद रोजाना 2 वक्त 4 दिन देना।

3. **हायड्रास्टीस (Hydrastis-30)** : स्राव कॅटान्हाहल मवाद युक्त ना होना।

   मात्रा : 10 गोलियां या दवाईयों के बूंद रोजाना 3 वक्त 3 दिन देना।

4. **पलसाटिला (Pulsatila-30)** : नाक में हरे रंगों की पपड़ी, सुबह की समय ज्यादा होने पर यह दवा देना।

   मात्रा : रोजाना 3 वक्त 3 दिन देना, **हायड्रास्टासीस + कालीबीज** मिलाकर देना।

5. **बालसम ऑफ पेरु (Balsom of Peru-6)** : स्राव गाढ़ा, गंदी बू वाला, बहने वाला हो तो यह दवा देना।

   मात्रा : रोजाना 3 मात्रा 2 दिन देना।

ओज़ेमा (Ozaema)

यह एक नाक के ग्लिटका तरीका होता है। इसमें ग्लिट जैसी लक्षण होती है। वैसे ही इसमें गंदी बू युक्त स्राव बहता है।

मात्रा

रोजाना 3 मात्रा 2 दिन देना।

होम्योपैथिक दवाईयों का उपचार

1. **आरुम मेटालिकम (Aurum Metallicum-30)** : बहुत गंदी बू युक्त मवाद युक्त स्राव खून के साथ बहना, नाक को सूजन, रात के समय स्राव ज्यादा होना।

   मात्रा : 10 गोलियां या दवाईयों के बूंद रोजाना 3 वक्त 4 दिन देना।

2. **असाफिडीटा (Asafaetida-6)** : बहुत गंद्दा मवाद युक्त स्राव, नाक की हड्डीयों को सडन इस पर यह दवा देना।

   मात्रा : रोजाना 3 मात्रा 4 दिन देना।

3. **मरक्युरीअस कोरोझीव्हस (Mercurious Corrosives-30)** : नाक की अंदर का पर्दा फट जाना, हरे रंगों का पतला स्राव खून के साथ बहना।

   मात्रा : रोजाना 2 मात्रा 3 दिन देना।

4. **कॅडमियम सल्फ (Cadmium Sulph-30)** : नाक का पानी पस व्रण के साथ हो तो यह दवा देना।

   मात्रा : रोजाना 3 मात्रा 3 दिन देना।

सायनुसाटायटीस (Sinusitis) Pus in the sinuses

सांस नलिका के ऊपरी हिस्से कॅटान्हाहल, दाहजन्य परिस्थितीयों में सायुनसेस का समावेश होता, पुरानी सायनुसायटीस में परिवर्तीत होता है। इसमें ग्लिट और ओज़ेमा के लिये उपचार परिस्थितिनुसार और लक्षणोनुसार करना।

लक्षण

नाक की एक और दोनों हिस्सों से मवाद युक्त स्राव बहता है। कुछ समय नाक की हड्डीयों के ऊपरी हिस्सा **मॅक्झलरी** पर सूजन आती है। रोगी हिस्सा डल होता है।

होम्योपैथिक दवाईयों का उपचार

ऐलोपैथी और शल्य चिकित्सा के साथ होम्योपैथी का उपचार करने पर अच्छा परिणाम मिलता है।

1. **हिप्पर सल्फूरीस (Hepar Sulphurs-200)** : यदि बाधित हिस्सा ठंडी हवा से संवदेनाशील हो, स्पर्ण या दाह से बहुत संवेदनशील हो तो यह दवा देना।

   मात्रा : 10 गोलियां या दवाईयों के बूंद रोजाना 2 वक्त एक हफ्ता देना।

2. **हायड्रीस्टीस (Hydrastis-30)** : नाक में से मवाद सौम्य बहना, उस समय यह दवा दिन में से 3 वक्त 6 दिन देना।
3. **मरक्युरीअस कोरोझीव्हस (Mercurious Corrosives-200)** : मवाद युक्त रक्तमिश्रीत हरे रंगों का स्राव बह रहा हो तो रोजाना 2 मात्रा 5 दिन देना।?
4. **काली बायक्रोमिकम (Kali Bichromicum-200)** : पुरानी केसेस में जिसमें गाढ़ा रस्सी जैसा स्राव बहने पर रोजाना 2 मात्रा।
5. **सिलीसिया (Silicea-200)** : पुराने केसेस में पतला सफेद स्राव जिसमें मॉक्झीलरी और नाक के हड्डीयों का हिस्सा समाविष्ट होने पर रोजाना 2 मात्रा 5 दिन देना।
6. **अर्सेनिकम अल्ब (Arsenicum Alba-1M)** : यदि स्राव तीखा, जहाल हो जिसमें नाक का हिस्सा समाविष्ठ हो, रोगी बेचैन हो, आधी रात ज्यादा हो तो रोजाना एक मात्रा 5 दिन देना।
7. **हायड्रास्टीस–6, पलसाटीला–6, काली बिचव्ह** का मिश्रण देने पर अच्छा परिणाम मिलता है। साथ ही ॲक्युपक्चर करें।

लॅरिनजायटीस (Laryngitis)

लॅरिन्स के दाह को लॅरिनजायटीस कहते हैं। इसमें श्लेष्मल स्राव बढ़ता है, सांस लेने में तकलीफ होती है। आवाज में फर्क, कठोर खाँसी, गले में सूजन, रोगी बेचैन तथा संवेदनशील होता है।

होम्योपैथिक दवाईयों का उपचार

1. **आकोनायटम नैप (Aconitum Nap-6)** : शुरुआत की ज्वर अवस्था में जिसमें नाड़ी की गति और सांस की गति बढ़ जाती तब यह दवा देना।

   मात्रा : 10 गोलियां या दवाईयों के बूंद रोजना 3 वक्त 2 दिन देना।

2. **ॲपिस मेल (Apis mel-6)** : गले में सूजन होना, फुलना तब यह देना।

   मात्रा : 10 गोलियां या दवाईयों के बूंद रोजाना 3 वक्त 2 दिन देना।

3. **बेलाडोना मेल (Belladona-200 या 1M)** : यदि सूजन फॅरिक्स तक फैली हो और निगलने परेशानी हो, आँखों के बुब्बुल फैले हो, नाड़ी की गति बढ़ने पर यह दवा देना।

   मात्रा : 10 गोलियां या दवाईयों के बूंद रोजाना 3 वक्त 3 दिन देना।

4. **मरक्युरीअस सायनाटस (Mercurious Synatus-6)** : जिव्हा के जड़ों का हिस्सा और लॅरिन्क्स का हिस्सा सफेद, खुदरीला होना, लाल होना।

   मात्रा : 10 गोलियां या दवाईयों के बूंद रोजाना 3 वक्त 3 दिन देना।

5. **स्पानजीया टोस्टा (Sporigia Tosta-6)** : बीमारी का जोर ज्यादा हो, बहुत खाँसी होने पर यह देना।

   मात्रा : 10 गोलियां या दवाईयों के बूंद रोजाना 3 वक्त 3 दिन देना।

6. **सान्वीनारीया (Sanguinarea-6)** : खाँसी, और सांस नलिका कठिन और लॅरिन्क्स फुलना ऐसे में यह दवा देना।

   मात्रा : 10 गोलियां या दवाईयों के बूंद रोजाना 3 वक्त 3 दिन देना।

ब्रोन्कायटीस (Bronchitis)

ब्रोन्कायके श्लेष्मल पर्दे की दाह को ब्रोन्कायटीस कहते है। यह तीव्र या पुराना हो सख्ता है, यह अलग से हो सख्ता या बाकी बीमारियों में होता

जीवाणुजन्य, विषाणुजन्य बीमारी के बाद में की परिणामों से होता। यह बीमारी ठंडे, सूखे हवा में रहने से होती है।

बीमारी के लक्षण

जल्दी सांस, घोघरा आवाज, असह्य खाँसी, गले के आगे सूजन।

होम्योपैथिक दवाईयों का उपचार

1. **ॲकोनायटम (Aconitum-6)** : बुखार के लक्षण, चिंता की बात।

   मात्रा : 10 गोलियां या दवाईयों के बूंद हर घंटे 4 वक्त देना।

2. **बेलाडोना (Belladona-1M)** : नाड़ी की गति बढ़ना, पसीना, आना, आँख के बुब्बुल फैल जाना, खलबली होने पर यह देना।

   मात्रा : 10 गोलियां या दवाईयों के बूंद हर 2 घंटे 4 मात्रा देना।

3. **ॲन्टीमोनियम टारटारिकम (Antimonium Tartaricum-30)** : खडबडे आवाज की खाँसी, पलमोनरी हिस्से को सूजन होने पर।

4. **ब्रायोनिया (Briyonia-6)** : खाँसी की परेशानी हलचल से और सूखी हवा में बढ़ना, प्लुरा खराब होना।

5. **डलकामारा (Dulcamara-30)** : कुंद हवा मान से या काम के बाद ज्यादा होने वाला।

   मात्रा : 10 गोलियां या दवाईयों के बूंद 3 वक्त 3 दिन देना।

6. **काली बायक्रोमिकम (Kali Bichromicum-200)** : ब्रान्कीयल नलिका में बेड का अटकना बाहर निकलने कठिन हो जाता, नाक में से स्राव बहना।

   मात्रा : 10 गोलियां या दवाईयों के बूंद रोजाना 2 वक्त देना।

7. **अर्सेनिकम आयोडाटम (Arsenicum Iodatum-6)** : पुरानी केसेस में अल्टा पलटाकर खाँसी आना।

   मात्रा : 10 गोलियां या दवाईयों के बूंद रोजाना 2 वक्त देना।

8. **ड्रासेरा (Drosera-30)** : एकायक आने वाली झटके की खाँसी।

मात्रा : 10 गोलियां या दवाईयों के बूंद दिन में से 3 वक्त 3 दिन देना।

9. **स्क्वीला (Sqilla-30)** : सर्दी, खाँसी, कफ होने पर यह देना।

   मात्रा : 10 गोलियां या दवाईयों बूंद रोजाना 3 वक्त 4 दिन देना।

10. **स्पानजीया (Spongia-30)** : अदलाव बदलाव से आने वाली खाँसी, खाने पीने पर कम होने पर, ठंडी हवा में ज्यादा होने पर यह देना।

    मात्रा : 10 गोलियां या दवाईयों के बूंद दिन में से 3 वक्त 4 दिन देना।

11. **सल्फर (Sulphur-30)** : लक्षण बार–बार ना दिखने हेतु यह देना।

    मात्रा : 10 गोलियां या दवाईयों के बूंद रोजाना 1 वक्त 5 दिन देना।

तीव्र ब्रोन्कायटीस (Acute Bronchitis)

तीव्र ब्रान्कायटीस हरदम संसर्गजन्य होता है। उसमें बुखार होता है। इसके लिये प्रतिजैविको का, **कारटीकोस्टेरायडर** का इलाज करना जरूरी होता है। साथ ही होम्योपैथिक उपचार करने पर दुरुस्ती का प्रमाण बढ़कर बीमारी जल्दी ठीक होती है।

होम्योपैथिक दवाईयों का उपचार

1. **सल्फर (Sulphur-30)** : इस बीमारी में यह दवा बहुत परिणामकारक काम करती है।

   मात्रा : 10 गोलियां या दवाईयों के बूंद रोजाना 2 वक्त 5 दिन देना।

2. **ब्रायोनिया अल्बा (Bryonia alba-30)** : यह दवा सूखी, कठिन, उचकी भरी खाँसी, दर्दयुक्त हो, इसकी वजह धूपकाले मे ठंडापन, थकान और संसर्गजन्य बीमारी बुखार के साथ होना।

3. **ड्रॉसेरा रोटून्डीफोलिया (Drosera Rotundifolia-6)** : तीव्र ब्रान्कायटीस में आच को के साथ खाँसी आना जो गले से आता है। सभी प्रकार की खाँसी पर ज्यादाकर जल्द आने वाला पीले रंगो की बेड का श्लेष्मल का हिस्सा लाल होना, इस पर प्रभावी है।

4. **फास्फोरस (Phosphorus-30)** : सांस मार्ग की सभी बीमारी पर यदि अश्व संवेदनशील हो तो यह दवा इस्तेमाल करना। इस बीमारी में खाँसी सूखी, दर्दभरी, पूरा बदन हिल रहा हो, बहुत पसीना आ रहा हो, सफेद गाढ़ा स्राव नाक में से आ रहा हो तो यह दवा देना।

5. **ईपिकाकुआना (Epicacuana-30)** : यदि खाँसी दर्द युक्त, आचकें रहित, सिकुडेपन का झटका, जल्दी थकान आना, खाँसी में जल्द पन हो, श्लेष्मल पर्दा नीले रंगो का, सांस लेने में तकलीफ, आँखें पीली, पीला बेड का नाक में से आना ऐसे लक्षण दिखने पर यह दवा देना।

   मात्रा : 10 गोलियां या दवाईयों के बूंद दिन में से 3 से 5 वक्त 10 दिन देना।

6. **अर्सेनिकम अल्ब (Arsenicum alba-1M)** : यदि स्राव तीखा, जहाल हो जिसमें नाक का हिस्सा समाविष्ट हो, रोगी बेचैन हो, आधी रात हो तो रोजाना एक मात्रा 5 दिन देना।

7. **हायड्रास्टीस–6 + पलासाटीला–6** : काली बिच का मिश्रण देने पर अच्छा मिलता है। साथ ही ॲक्युपंक्चर करें।

लॅरिनजायटीस (Laryngitis)

लॅरिन्स के दाह को लॅरिनजायटीस कहते हैं, इसमें श्लेष्मल स्राव बढ़ता है, सांस लेने में तकलीफ होती है। आवाज में फर्क, कठोर खाँसी, गले में सूजन, रोगी बेचैन तथा संवेदनशील होता है।

होम्योपैथिक दवाईयों का उपचार

1. **आकोनायटम नैप (Aconitum Nap-6)** : शुरुआत की ज्वर अवस्था में जिसमें नाड़ी की गली और सांस की गति बढ़ जाती तब यह दवा देना।

2. **ॲपिस मेल (Apis mel-6)** : गले में सूजन होना, फूलना तब यह देना।

   मात्रा : 10 गोलियां या दवाईयों के बूंद रोजाना, 3 वक्त 2 दिन देना।

3. **बेलाडोना (Belladona-200** या **1M)** : यदि सूजन फॅनिक्स तक फैली तक फैली हो और निगलने परेशानी हो, आँखों के बुब्बुल फैले हो, नाड़ी की गति बढ़ने पर यह दवा देना।

   मात्रा : 10 गोलियां या दवाईयों के बूंद रोजाना 3 वक्त 3 दिन देना।

4. **मरक्युरीअस सायटम (Mercurious Sytatus-6)** : जिव्हा का जडों का हिस्सा और लॅरिन्क्स का हिस्सा सफेद, खरबड़ा होना, लाल होना।

   मात्रा : 10 गोलियां या दवाईयों के बूंद रोजाना 3 वक्त 3 दिन देना।

5. **स्पानजीया टोस्टा (Spaongia tosta-6)** : बीमारी का जोर ज्यादा हो, बहुत खाँसी होने पर यह देना।

   मात्रा : 10 गोलियां या दवाईयों के बूंद रोजाना 3 वक्त 3 दिन देना।

6. **सान्गवीनाटीया (Sanguinara-6)** : खाँसी, और सांस नलिका कठिन और लॅरिन्क्स फुलना ऐसे में यह दवा देना।

   मात्रा : 10 गोलियां या दवाईयों के बूंद रोजान 3 वक्त 3 दिन देना।

रिकरन्ट ऐअरवे ऑबस्ट्रक्शन (Recurrent Airway Obstruction)

सांस नलिका में बार–बार रुकावट आना। पुराने सांस नलिका के रुकावट को (सि.ओ.पी.डी.) कहते है। इसमें सांस मार्गों का ना दुरुस्त होने से नुकसान होता है।

होम्योपैथिक दवाईयों का उपचार

1. **ग्रिण्डिलिया रोबस्टा (Grindelia Robusth-30)** : जब खाँसी दमे जैसी पिड़ायुक्त सांस लेना उस समय यह दवा देना। इसमें फेफडे फैल जाते हैं। इस वजह अश्व को सांस लेने में तकलीफ होती, सीने से घरघर आवाज आती है। नाक का हिस्सा फैल जाता है। खाँसी एकाएक झटके से आती, ऐसे अश्व को नीचे बांधकर रखना पसंद नहीं आता, बोलने पर कुत्ते के समान बैठता है, अश्व को घुमना पसंद आता, अच्छा साफ सुथरा खाना मालूम होता।

मात्रा : 10 गोलियां या दवाईयों के बूंद रोजाना 1 वक्त 3–4 दिन देना। बाद में ऐसा 2–3 वक्त 2–3 हफ्ते देना।

2. **टारटारस स्टिबीयटस (Tartarus stibiatus-12)** : सांस नलिका में रूकावट हो अश्व जिसे थोड़ी खाँसी, नाक का हिस्सा लाल हाना, सांस लेते समय आवाज आना, अश्व थका हुआ, कमजोर, खाँसते समय पसीने युक्त होता।

   मात्रा : 10 गोलियां या दवाईयों के बूंद रोजाना 3 वक्त 10 दिन देना।

पलमोनरी कन्जेक्शन, रक्तसंचय (Pulmonary Congestion)

इसमें फेफडे पूरे भरे हुये बड़े होते हैं, ज्यादा समय तक काम करने से यह होता है।

लक्षण

सांस में बाधा, बड़े कष्ट से लेनी पड़ती, नाक बंद होना, नाड़ी की गति बढ़ जाती है। नाक में से खून आ सख्ता, कान और पाँव ठंडे पड़ते हैं।

होम्योपैथिक दवाईयों का उपचार

1. **ॲकोनायटम (Aconitum-6)** : शुरुआत की अवस्था में देना।

   मात्रा : 10 गोलियां या दवाईयों के बूंद रोजाना 2 वक्त 2 दिन देना।

2. **आमोनियम कॉस्टीकम (Ammonioum Costimcum-6)** : गिली खाँसी, श्लेष्मायुक्त, थकान, मांसल हिस्सो में कमजोरी होने पर यह दवा देना।

   मात्रा : 10 गोलियां या दवाईयों के बूंद रोजाना 3 वक्त 3 दिन देना।

3. **बेलाडोना (Belladona-200)** : आँखों के बुब्बुल फैल जाते हैं। जल्दी भावना विवश होता, नाड़ी की गति बढ़ जाती।

मात्रा : 10 बूंद या गोलियां रोजाना 3 वक्त 3 दिन देना।

4. **फेरम फॉस (Ferrum Phost-30)** : खाँसी में खून आने पर यह देना।

   मात्रा : 10 गोलियां या दवाईयों के बूंद रोजाना 3 वक्त 3 दिन देना।

5. **व्हेराट्रम व्हीरीडे (Veratrum Vride-6)** : खून के संचय के साथ, कम पेशाब, नाड़ी की गति बढ़ना कम दाह होना।

   मात्रा : 10 गोलियां या दवाईयों के बूंद रोजाना 3 वक्त 2 दिन देना।

6. **ॲपीस मेल (Apis mail-30)** : फेफडे से लेकर लॅरिन्स तक सूजन होती है।

   मात्रा : 10 गोलियां या दवाईयों के बूंद रोजाना 2 वक्त 4 दिन देना।

फेफडो का दाह, निमोनिया (Pneumonia)

फेफडों की दाह को निमोनिया कहते हैं। खराब दूषित हवा में रहना, सांस मार्ग की बीमारी के बाद होने वाले परिणाम जैसे – **ब्रान्काइटीस, इन्फुएन्झा** और ठंडी हवा में काम करना।

बीमारी के लक्षण

थर्राना, चमड़ी गर्म होना, भूख न लगना, सांस जल्दी होना, जानवरों के बगल का हिस्सा उबाया जैसा नजर आता, पाँव ठंडे होना, नरूये फैल जाना, नाक की अंदरुनी हिस्सा बहुत लाल होना, आँखों से आसू बहना, मुँह गर्म लगना, अगले पैर फैलाये रखना, एक ही जगह खड़े रहना, खाँसी में खून की मात्रा होना।

होम्योपैथिक दवाईयों का उपचार

1. **आकोनायटम (Aconitum-30)** : बहुत बुखार होना, नाड़ी की गति बढ़ना, बहुत प्यास लगना, सांस जल्दी और जोरों से होना, चमड़ी गर्म और सुखी होना, यह दवा बीमारी के शुरुआत की अवस्था में देना।

मात्रा : 10 गोलियां या दवाईयों के बूंद रोजाना आधे घंटों की अंतर पर 6 वक्त देना।

2. **ब्रायोनिया अल्बा (Bryonia alba-30)** : यदि सांस लेने में तकलीफ हो, सांस लेते समय घरघर आवाज हो, तो यह दवा देना।

   मात्रा : 10 गोलियां या दवाईयों के बूंद रोजाना 3 वक्त 2 दिन देना।

3. **ॲन्टीमोनियम टारटारिकम (Antimonioum Tartaricum-30)** : बहुत श्लेष्मा बहना, फेसकट लाल बहाव पर यह दवा देना।

4. **फॉस्फोरस (Phosphorus-200)** : फेफडे सख्त होने पर यह दवा देना।

   मात्रा : 10 गोलियां या दवाईयों के बूंद हर 2 घंटों बाद 4 मात्रा देना।

5. **बेलाडोना (Belladona-30)** : जोरो से सांस होना, गले में घर–घर आवाज होना, सूखी खाँसी होना ऐसे समय यह दवा देना।

   मात्रा : 10 गोलियां या दवाईयों के बूंद हर 2 घंटों बाद 4 मात्रा देना।

6. **मरक्युरीअस व्हीवस (Mercurious Vivus-30)** : सूखी खाँसी के साथ बहुत स्राव बहना, सांस लेने में तकलीफ, नाडी की गति कम होना, बहुत पसीना आना तो यह दवा देना।

   मात्रा : 10 गोलियां या दवाईयों के बूंद रोजाना 3–4 वक्त देना।

7. **ईपिकाकुआना (Lpicacuana-30)** : सांस जल्द, तेजी से हो, गले से घरघर आवाज हो, आँखें लाल दाहजन्य हो तो यह दवा देना।

   मात्रा : 10 गोलियां या दवाईयों के बूंद रोजाना 3–4 वक्त देना।

8. **हिपर सल्फुरीस (Hepar Sulfuris-30)** : गहरी और लंबी सांस हो, साथ ही सिटी जैसी आवाज, श्लेष्मा युक्त स्राव, जैसे–क्षय या गलू हुआ हो।

   मात्रा : 10 गोलियां या दवाईयों के बूंद दिन में से 3 वक्त देना।

9. **न्हस टॉक्स (Rhus tox-30)** : सांस लेते समय सीना धीमे से ऊपर नीचे होना, नाक लाल दाह युक्त, स्पर्श करने पर दर्द होना, जानवर पैर फैलाकर खड़ा हो तो यह दवा देना।

   मात्रा : 10 गोलियां या दवाईयों के बूंद दिन में से 3 वक्त देना।

10. **स्क्किला (Squilla-30)** : भारी आवाज में खाँसी, सांस जल्दी, चिंता युक्त, बार–बार पेशाब करना, ऐसा होने पर यह दवा देना।

    मात्रा : 10 गोलियां या दवाईयों के बूंद दिन हर 3 घंटों बाद देना।

11. **सल्फर (Sulphur-30)** : सांस लेते समय छाती में घर–घर सूं सूं आवाज, खाँसी करने पर अच्छा लगना, सूखी खाँसी, गाढ़ा हरा श्लेष्मा होना।

    मात्रा : 10 गोलियां या दवाईयों के बूंद दिन में से 3 वक्त देना।

अश्वों का इन्फुएंन्जा (Horse Influenza)

अश्व में होने वाली यह बीमारी तीव्र, संसर्ग जन्य, स्पर्श से जल्द फैलने वाला विषाणुजन्य श्वसन संस्थाओं की बीमारी है। इसका प्रसार तुरन्त होता है। ज्यादाकर जवान जानवरों में जल्दी होता, ठंडकाल में यह ज्यादा होता है। इसके लक्षण केंटन्हा जैसी होती, जिसमें बुखार होता, पानी जैसा स्राव नाक में से बहता है। लेकिन यह स्राव तुरन्त गाढ़ा होता। कभी–कभी यह खून मिश्रित होता, आँखें अधूरे या पूरी तरह बंद हो जाती, यह दाह युक्त होती, जबड़ों के, गले के ग्रंथि या बड़ी होती। निगलने तकलीफ होती, बुखार होनी, जानवर की ताकत कम होती, थकान आती, बीमार शराब पिये इंसान की तरह फराहटकर गिर पड़ता है। या कुत्ते जैसा बैठ जाता।

होम्योपैथिक दवाईयों का उपचार

1. **ॲकोनाईट (Aconite-30)** : बीमारी की शुरुआत की अवस्था में जब दाह और ज्वर होता, सूखी खाँसी, बहुत छींक, नाक में स्राव बहना उस समय यह दवा देना।

   मात्रा : 10 गोलियों या दवाईयों के बूंद हर 3 घंटों बाद देना।

2. **मरक्युरीअस व्हायवस (Mercurious Vivus-30)** : गले में अंगार, भारी पैमाने पर लाल का बहाव, बहुत पसीना आना, आँखों में से आंसू बहना, आँखों का दर्द होना, ऐसे समय यह दवा देना।

   मात्रा : 10 गोलियां या दवाईयों के बूंद रोजाना 3 वक्त देना।

3. **बेलाडोना (Belladona-30)** : यदि आँखों के हिस्से संसर्ग हो, आँखों का दाह, निगलने में तकलीफ हो तो यह दवा देना।

   मात्रा : 10 गोलियां या दवाईयों के बूंद रोजाना 3 वक्त देना।

4. **अर्सेनिकम अल्बम (Arsenicum Album-30)** : नाक में से आने वाला स्राव खून मिश्रित, बहुत प्यास लगना, कमजोरी हो, बदन गर्म हो तो यह दवा देना।

   मात्रा : 10 गोलियां या दवाईयों के बूंद रोजाना 3 वक्त देना।

घोषणा फूटना, नाक में से रक्तस्राव (Epistaxis, Nose bleed)

नाक में से खून बहना उसे घोषणा फूटना, एपिस्टक्सीस कहते हैं।

कारण

जख्म, मार लगना, बहुत काम करना, इसमें खून लाल रंगों का और चमकीला होता है। बीमारी का संसर्ग जैसे–विषाणुजन्य बीमारी, फेफडों का दाह, नाक में व्रण इसमें खून की मात्रा कम होती है।

होम्योपैथिक दवाईयों का उपचार

1. **ॲकोनायटम (Aconitum-30)** : यदि रक्तस्राव की वजह ज्यादा काम करने से हो तो यह दवा देना।

   मात्रा : 10 गोलियां या दवाईयों के बूंद 1 घंटों की अंतराल से 4 वक्त देना।

2. **अर्निका (Arnica-30)** : मार लगने से रक्तस्राव होने पर यह दवा देना।

   मात्रा : 10 गोलियां या दवाईयों के बूंद 1 घंटों की अंतराल से 4 वक्त देना।

3. **आमोनिया कार्ब (Ammonium Carb-30)** : यह जानवर चरबीयुक्त हो तो दें।

   मात्रा : 10 गोलियां या दवाईयों के बूंद 1 घंटों की अंतराल से 4 वक्त देना।

4. **बेलाडोना (Belladona-1M)** : बुखार हो, मज्जा सस्थांओं की लक्षण होने पर यह दवा देना।

   मात्रा : 10 गोलियां या दवाईयों के बूंद रोजाना 3 वक्त 3 दिन देना।

5. **ब्रायोनिया (Bryonia-30)** : यदि रक्तस्राव सुबह की समय हो, बीमार स्वस्थ दिख रहा हो तो यह दवा देना।

   मात्रा : 10 गोलियां या दवाईयों के बूंद रोजाना 3 वक्त 3 दिन देना।

6. **चायना ऑफ (China off-30)** : भारी मात्रा में रक्तस्राव होने पर कमजोरी होने पर यह दवा देना।

   मात्रा : 10 गोलियां या दवाईयों के बूंद रोजाना 4 घंटों की अंतराल से 4 मात्रा।

7. **हमामेलीस (Hamamelis-6)** : रक्तस्राव बहुत काले रंगों का और खून गाढ़ा ना हो तो यह दवा देना।

   मात्रा : रोजाना 3 वक्त 3 दिन देना।

8. **फेरम फॉस (Ferum Phos-30)** : रात के समय बेचैन, तुरन्त डरने वाला, खून लाल रंगो का होने पर यह दवा देना।

   मात्रा : हर 3 घंटों बाद 3 मात्रा देना।

9. **ईपिकाकुआना (Epicacuana-30)** : यदि खून बहुत लाल हो, बहुत खाना, पाचन संस्थाओं में बिगड़ने होने पर यह दवा देना।

10. **फिक्स रिलीजिवोसा (Ficus Religiosa-30)** : यदि फेफडे में से रक्तस्राव हो रहा हो, श्वसन संस्था में परेशानी हो तो यह दवा देना।

मात्रा : 10 गोलियां या दवाईयों के बूंद रोजाना 4 वक्त 2 दिन देना।

प्ल्युरसी (Plurisy) फेफडों के आवरणों का दाह

सीने को मार लगना और ठंडी और दमट वातावरण में खुला रखने से विषाणु का संसर्ग होने से फेफडों के आवरणों का दाह होता है।

लक्षण

नाड़ी की गति बढ़ना, सांस लेने में तकलीफ, सूखी खाँसी, दर्द।

होम्योपैथिक दवाईयों का उपचार

1. **ॲकोनायटम नैप (Aconitum nap-30)** : शुरुआत में ज्वर होने पर देना।

   मात्रा : 10 गोलियां या दवाईयों के बूंद 1 घंटों की अंतराल से 4 वक्त देना।

2. **ब्रायोनिया (Bryonia alb-30)** : खाँसी, सूखी, आराम करने पर अच्छा लगना, हलचल करने पर परेशानी, पूरी सांस लेने में परेशानी।

   मात्रा : 10 गोलियां या दवाईयों के बूंद हर दो घंटे बाद 4 मात्रा देना।

3. **ॲपीस मेल (Apis mel-30)** : प्ल्युरल अवकाश (Cavities) में सूजन, कम गाढ़ी पेशाब।

   मात्रा : 10 गोलियां या दवाईयों के बूंद रोजाना 3 वक्त 3 दिन देना।

4. **कैन्थारीस (Cantharis-200)** : प्ल्युरल पूरा भरा हुआ, श्लेष्मा के साथ कफ बाहर आना, साथ ही खून होना, पेशाब करने में परेशानी।

   मात्रा : 10 गोलियां या दवाईयों के बूंद दिन में से 3 वक्त 3 दिन देना।

5. **गायकुम (Guaiacum-6)** : फसली का हिस्सा और जोड़ों का हिस्सा दर्द में संवेदनशील होना।

   मात्रा : 10 गोलियां या दवाईयों के बूंद दिन में से 3 वक्त 2 दिन देना।

6. **काली कॉर्डोनिकम (Kali Kardonicum-200)** : दाहिने हिस्से बहुत दर्द होना, खाँसी, सुबह की समय गला सुखना।

   मात्रा : 10 गोलियां या दवाईयों के बूंद दिन में से 3 वक्त 3 दिन देना।

7. **सेनेगा (Senega-30)** : रंध्रों में से स्राव बाहर डालना, खाँसी के समय छींक आना, ज्यादाकर बड़े जानवरों में यह होता है।

   मात्रा : 10 गोलियां या दवाईयों के बूंद दिन में से 3 वक्त 3 दिन देना।

8. **स्कवीला (Squilla-6)** : पीने के बाद खाँसी, दर्द, जो पेट के अंदर हिस्सों तक जाना, सुबह के समय पेशाब ज्यादा होना।

9. **अर्सेनिकम आयोडाटम (Arsenicum Ioditum-30)** : पुरानी अवस्था, दवाईयों के इलाज के बाद सूखी खाँसी।

   मात्रा : 10 गोलियां या दवाईयों के बूंद दिन में से 3 वक्त 3 दिन देना।

10. **सल्फर (Sulphur-30)** : प्ल्युरी से में झटके आने पर देना।

    मात्रा : रोजाना 1 समय 6 दिन देना।

11. **साग्वीनारीया (Sanguinaria-6)** : खाँसी में आने वाला रक्त का, जंगे हुये रंगों का, दाहिना आंडग कठिन होना, बुखार के बाद खाँसी आना।

    मात्रा : 10 गोलियां या दवाईयों के बूंद रोजाना 3 वक्त 3 दिन देना।

अध्याय–28

अश्व के पनसंस्थावों के बीमारी पर होम्योपैथिक उपचार

1. **कोलीक (Colic-30) पेटशुल :** अश्व में पोटशूल (कोलीक) आमतौर पर पाचनसंस्थाओं की बीमारी है। इसमें अश्व के पेट में दर्द होता है। पेट के बहुत सारे हिस्सों में दर्द होता है। जैसे – पेट, आँतों, पित्ताशय, गॉलब्लॅडर, गर्भाशय, मूत्रपिंड, पोटशूल यह लब्ज घुडसवार, पालने वाले, पशुवैद्य सबको ज्ञात है। यह बहुत चिंता युक्त बीमारी है, बाह्य अंगों पर, दर्शनी पृष्ठ भागों पर काला दिखतें।

बीमारी के लक्षणोनुसार पोटशूल तीन प्रकारों में होता है

1. **एका एक झटकों से आने वाला पोटशूल (Spasmodic colic) :** इसमें बड़े आंतों को मांसल हिस्से सिकुड़ने से एका एक झटके आते हैं। इसमें जल्द भावनावश होने वाले, चंचल स्वभाग के अश्व में मंद अश्व से यह तरीके ज्यादा होता है।
2. **पेट में वात, हवा, गैस होकर पोटशूल होना (Flatulatn colic) :** इसमें पेट में भारी मात्रा में गैस जमा होती, मलबद्धता होती और पेट में दर्द होता है।

3. **बार–बार पेट दर्द होने की प्रवृत्ति** : सभी तरीकों के एका एक होने वाली पेट दर्द होने से दर्द होता है। तुरन्त दवाईयों का उपचार करना होता है।

बीमारी के लक्षण

अश्व बेचैन होता है। पेट की और देखता है। पेट को लात मारता, पैरों के खुर घिसना, जमीन पर लेटना, पीठ रगड़ता, बहुत चिंतायुक्त, नकारार्थी दिखता, पैखाना करने की कोशिश करता लेकिन नहीं होती, संडास की जगह से गैस निकलती कभी–कभी पैखाने लगते, पेट के अंदर गडगड आवाज आती, कुछ केसेस में रक्तवाहीन्या बंद हो जाती और अश्व मर जाता।

जिस अश्व को पोटशूल होने की अशंका होती उसे खाना देना बंद करें ज्यादा पानी पिलाये, गर्म ब्लॅकेट बदन पर डालें, खुला ना छोड़े उसे जमीन पर ना लेटने दें।

1. **एकाएक झटको से आने वाला पोटशूल (Spasmodic Colic)** : आयोग्य खाद्य देने से अपचन होता या एकाएक खाद्य में बदलाव करने से, खराब खाद्य देना या बहुत देना, कमजोर अश्व वातावरण में बदलाव होने से ज्यादा तनाव होने से पेट शूल होता है। बार–बार पैखाने होना, लिद सुखी उसमें श्लेष्मा हो, चिपचिपापन, पीठ मोडना और पैखाने करने की कोशिश करना। दबाने पर कठिन लगना, खाना पानी टालना।

होम्योपैथिक दवाईयों का उपचार

1. **नक्स वोमिका (Nux Vomica-6)** : इस बीमारी में यह महत्वपूर्ण दवा है। पाचन संस्थाओं में बिगाड होने पर यह दवा देना।

   मात्रा : 10 गोलियां या दवाईयों के बूंद दिन में से 4 वक्त 5 वक्त देना।

2. **कोलोसिन्थस (Colocynths-6)** : झटके से पोटशूल में यह अच्छा काम करती, इसमें अश्व पेट को पैर मारता, दर्द एकाएक होने पर अश्व बेचैन होता नीचे लेटकर फिर से उठ बैठने की कोशिश करता, चिंतातूर, नकारार्थी दिखना, सर पेट की ओर ले जाना, लिद की गंदी बू आना, संडास पतली होने पर यह दवा देना। आराम और गर्मी देने पर, लिद निकल जाने पर अच्छा लगने पर यह दवा अच्छा काम करती है।

पेट में गैस होकर या कब्ज (Flatulant or Constipation) होने वाला पोटशूल

इस प्रकार ज्यादा खाना होने से या खाद्य में बदलाव करने से होता है। इसमें खाने के बाद तुरन्त पेट फुल जाता है। और बहुत दर्द होता है। अश्व नीचे लेटने की कोशिश करता, पाँव तानकर करकर आवाज निकालता, संडास और गैस बाहर निकलने की कोशिश करता, लेकिन वैसा नहीं होता संडास की जगह से आंते बाहर आती है।

होम्योपैथिक दवाईयों का उपचार

1. **नक्स वोमिका (Nux Vomica-6, 30)** : यदि मलबद्धता की वजह पोटशूल हुआ हो, बीमार धीरे–धीरे घुम रहा हो, एकाएक नीचे गिर रहा हो, पेट एक और या दोनों और फुल गया हो, संडास करने की कोशिश कर रहा हो, पेट में से आवाज हो तो यह दवा देना।

   मात्रा : 10 गोलियां या दवाईयों के बूंद दिन में से 3 वक्त 4 दिन देना।

2. **अर्सेनिकम अल्बम (Arsenicum album-30)** : यदि बीमारी बदहजमी की वजह, खाने में खराबी, पीने में ठंडा पानी, कब्ज होने पर यह देना।

   मात्रा : 10 गोलियां या दवाईयों के बूंद रोजाना 3 वक्त देना।

3. **ओपियम (Opium-30)** : यदि नक्स वोमिका बद्धकोष्ठता में काम नहीं कर रही, सुखी विष्ठा, सख्त, काले रंगो की, जानवार नीचे गिरकर ताना हुआ जैसे मर गया, तो यह दवा देना।

मात्रा : 10 गोलियां या दवाईयों के बूंद हर एक दो घंटों बाद जरुरतनुसार देना।

4. **कॉलचिकम (Colchicum-30)** : यदि बीमारी हरी घांस खाने से हो, बहुत गैस निकलकर, पेट फुला हो, संडास के समय आतो का हिस्सा बाहर आना जानवर पेट को पिछला पैर मार रहा हो तो यह दवा देना।

बार–बार पोटशूल होने की वृत्ति, संवेदन शिलता

यह पोटशूल ज्यादा पानी पीने से या जल्दी–जल्दी खाना खाने से होती है।

होम्योपैथिक दवाईयों का उपचार

1. **सल्फर (Sulphur-30)** : यह दवा संवेदनशील अश्व में थोड़ा–सा पोटशूल होने पर देने से अच्छा परिणाम मि़ला है। इसे प्रतिबंधात्मक रुप से भी इस्तेमाल किया जाता, ऐसे अश्व को सुबह संडास होती, पेट बड़ा होना, गंदी बु वाली गैस निकलना, ऐसे केसेस में दोपहर में कब्ज होती और दर्दयुक्त पेट होता।

   मात्रा : 10 गोलियां या दवाईयों के बूंद रोजाना 3 वक्त 2 दिन देना।

2. **चामोमिला (Chamomilla-30)** : जो अश्व नाजूक, संवेदनशील, थोड़े से बदलाव के कारण भावनिक रूप से क्षुब्ध बनता उसमें यह अच्छा काम करती। यह दवा प्रतिबंधात्मक रूप में भी दें सख्ते, ऐसे अश्व को भारी मात्रा में संडास होना, दर्द होना, बाद में कब्ज होती, यदि बीमार बेचैन होकर नीचे गिरा हो और खडे होने की कोशिश कर रहा हो, पेट फुलना, शरीर का आखरी हिस्सा ठंडा होना जैसे–कान ऐसा होने पर यह दवा देना।

   मात्रा : 10 गोलियां या दवाईयों के बूंद 1–3 घंटों की अंतराल से कम होने तक देना।

3. **कॅन्थारीस (Cantharis-30)** : पेशाब रुक जाने पर परेशानी होना, पेशाब करने की कोशिश कर रहा हो, थोड़ी–थोड़ी पेशाब हो, ऐसे समय यह दवा देना इसमें फर्क ना होने पर **हायोसायनस** दवाई देना।

अतिसार, संग्रहणी अधिक विरेचक (Diarrhoea, Super purgation)

अतिसार, संग्रहणी, अधिक विरेचक बहुत सारी बीमारी में होती, गलत खाद्य, खाद्य में बदलाव, असमतोल, ठंडी चीजें या विरेचक दवाईयाँ लेने से होती।

बीमारी के लक्षण

पानी जैसी पतली, श्लेष्मायुक्त, चिपचिपी, अलग–अलग रंगों की संडास होना, बहुत परेशानी से संडास होना, गैस होना, पेट फुलना, अश्व पेट की और देखता है। यदि बहुत सारी पानी संडास द्वारा गया हो तो शरीर की गर्मी कम होती।

होम्योपैथिक दवाईयों का उपचार

1. **सल्फर (Sulphur-30)** : विशिष्ठ कारणों बिना, प्रतिजैविको की अति उपयोग से हुई गंदी बु भरी, गैस आने वाली, पतली संडास होना, जिस वजह अश्व को बांधकर रखी हुई जगह संडास से भरी हुई, अश्व के पैर और संडास की जगह विष्ठा से भरी होना, लाल हुई, अश्व वह जगह रगड रहा हो तो यह देना।

   मात्रा : 10 गोलियां या दवाईयों के बूंद दिन में से 1 बार देना।

2. **अर्सेनिकम अल्बम (Arsenicum album-30)** : जब संडास थोड़ी मात्रा में, सड़े हुये अंडों के बु तरह हो, अधूरा पचा अन्न होना, चिपचिपी हो, संडास की जगह लाल होना, वह जगह अश्व घिसना, कारण दूर करके जैसे – अन्न में फंगस होना, खराब खाना या ज्यादा खाना ना देना।

   मात्रा : 10 गोलियां या दवाईयों के बूंद दिन में से 2 वक्त देना।

3. **मरक्युरीअस कोरोसिव्स (Mercurious Corosives-200)** : संडास चिपचिपी, खूनभरी होना, शाम के वक्त परिस्थिति ज्यादा होना, लाल बह रही हो तो यह दवा देना।

   मात्रा : 10 गोलियां या दवाईयों के बूंद हर 2 घंटों बाद 4 वक्त देना।

4. **नक्स वोमिका (Nux Vomica-30)** : ज्यादा खाने से, न पाचन होने वाला खाद्य खाना, संडास के समय पोटशुल हो तो यह दवा देना।

   मात्रा : 10 गोलियां या दवाईयों के बूंद हर 2 घंटों बाद वक्त देना।

5. **कॉलीसिन्थस (Colicynthus-30)** : बहुत दर्द, संडास खाये हुये अन्न की पानी की चिपचिपी जेली जैसी संडास होना, ऐसे में यह दवा देना।

   मात्रा : 10 गोलियां या दवाईयों के बूंद हर आधे घंटों बाद 4 वक्त 4 घंटों की अंतराल से देना।

6. **पोडोफायलम (Podophyllum-30)** : पुरानी पेचिश पानी जैसी पतली गंदी संडास, संडास की जगह बाहर आना, अक्सर ऐसा जवान जानवरों में हुआ तो यह दवा देना।

   मात्रा : 10 गोलियां या दवाईयों के बूंद दिन में से 3 वक्त देना।

7. **चायना ऑफ (China Off-30)** : पुरानी पेचिश में, बदन का पानी का अंश कम होना, कमजोरी आने पर यह दवा देना।

   मात्रा : 10 गोलियां या दवाईयों के बूंद दिन में से 3 वक्त 3 दिन देना।

8. **डलकामारा (Dulcamara-200)** : ठंड हवा से संडास लगने पर हरे रंगों की चिपचिपी संडास होने पर यह दवा देना।

   मात्रा : 10 गोलियां या दवाईयों के बूंद हर 2 घंटे बाद 4 मात्रा देना।

9. **क्रोटन टिगलिनम (Croton Tiglinum-30)** : पानी जैसी, तीव्र और जोरो से बाहर फेके जाने वाली संडास हो तो यह दवा देना।

मात्रा : 10 गोलियां या दवाईयों के बूंद 4 घंटों की अंतराल से दिन में से 3 वक्त देना।

10. **काब्रोव्हीजीटॅबीलीस (Carbovegetablilis-30)** : यदि संडास बहुत गंदी बु युक्त सड़नें वाली होने पर यह दवा देना।

    मात्रा : 10 गोलियां या दवाईयों के बूंद 4 घंटों की अंतराल से दिन में से 3 वक्त देना।

11. **चामोमिला (Chamomilla-30)** : यदि पेट फुला हो, हरे रंगों की संडास होकर, रात में बेचैनी हो तो यह दवा देना।

    मात्रा : 10 गोलियां या दवाईयों के बूंद 4 घंटों की अंतराल से दिन में से 3 वक्त देना।

12. **पल्साटिला (Pulsatilia-30)** : यदि संडास बार–बार हो, और गैस हो रही हो, पेट फुल जाना, खाना बंद होना, ऐसे समय यह दवा देना।

    मात्रा : 10 गोलियां या दवाईयों के बूंद दिन में से 3 वक्त 4 वक्त देना।

डिसेंन्ट्री, खून की संडास (Dysentry)

यह बीमारी खराब खाद्य खाने से, ज्यादा काम करने से डिसेंन्ट्री के लिये अनुकूल परिस्थिति प्रवृत्त करती। इसमें का तीव्र प्रकार जवान जानवरों में तथा पुराना प्रकार बुजुर्ग जानवरों में पाया जाता है।

बीमारी के लक्षण

चारा न खाना, पेट में दर्द, पेट को लात मारना, संडास चिपचिपी, गंदे बु वाली, श्लेष्मा चरबीयुक्त खून के साथ होता है।

होम्योपैथिक दवाईयों का उपचार

1. **ॲकोनायटम नॅप (Aconitum nap-30)** : शुरुआत में ज्वर की अवस्था में यह दवा देना।

मात्रा : 10 गोलियां या दवाईयों के बूंद हर घंटे 3 मात्रा देना।

2. **मरक्युरीअस कोरोझीव्हस (Mercurious Corrosives-30)** : लाल का बहाव, विष्ठा में खून युक्त श्लेष्मा होना, ऐसे समय यह दवा देना।

   मात्रा : 10 गोलियां या दवाईयों के बूंद रोजाना 3 वक्त 2 दिन देना।

3. **ईपिकाकुआना (Ipicacuana-30)** : विष्ठा में चरबीयुक्त पदार्थ होना।

   मात्रा : 10 गोलियां या दवाईयों के बूंद हर 3 घंटों बाद 4 वक्त देना।

4. **अर्सेनिकम अल्बा (Arsenicum alba-1M)** : बीमार बेचैन हो, खूनभरी पानी जैसी पतली संडास हो तो यह दवा देना।

   मात्रा : 10 गोलियां या दवाईयों के बूंद हर 2 घंटों बाद 4 वक्त देना।

5. **कोलोसिन्थस (Colosynthus-30)** : पोटशूल का दर्द, अतितीव्र बेचैन अवस्था, पेट फुल जाना, ऐसे में यह दवा देना।

   मात्रा : 10 गोलियां या दवाईयों के बूंद हर 2 घंटों बाद 4 वक्त देना।

6. **फॉस्फोरिक ॲसीड (Phosphoric acid-30)** : जवान जानवरों में अति तीव्र लक्षणों में यह दवा देना।

   मात्रा : 10 गोलियां या दवाईयों के बूंद हर 2 घंटों बाद 4 वक्त देना।

7. **अलोज (Aloes-200)** : जेली जैसी संडास, संडास की जगह खून बहना, संडास करते समय दर्द, पेट में गैस होना, यकृत की जगह पेट सख्त होना, इसमें **ॲलोज–200 + पोडोफायलम–200** + मिलाकर दिन में से 3 वक्त 3 दिन देना।

8. **कॅन्थारीस (Cantharis-30)** : संडास करते समय कुंथना, साथ ही श्लेष्मा और खून जा रहा हो, पेशाब करते समय परेशानी होना बूंद से खूनभरी पेशाब होने पर यह दवा देना।

   मात्रा : 10 गोलियां या दवाईयों के बूंद हर 3 घंटो बाद 4 मात्रा देना।

मलावरोध–बद्धकोष्टता (Constipation)

अश्वों में मलावरोध, बद्धकोष्टता और पेट में दर्द ना होने पर भी होना यह आम बात है। यह परिस्थिति गलत तरीकों का अन्न खाने से होती है। वैसे ही खाने के बाद तुरन्त खोगीर लगाने से, पिछले पेट के हिस्से दर्द होने पर भी मलावरोध होता है। यह विकार बाकी बीमारियों से भी होता है। गलत व्यवस्थापन इसका मुख्य कारण है। अश्व को खराब खुराक, पीने को कम पानी देना, इसलिए अश्व को पाचक खाना देना चाहिये। उसमें जवस का अंश मिलाना ताकि आंतों की हलचल तेज हो जाती। मलावरोध होने पर उसका पेट बड़ा होता है। उसका बर्ताव खराब हो जाता है।

बीमारी के लक्षण

बहुत कुंथना, कठिन रूप में लिद, जैसे श्लेष्मा चिपका हो, बहुत समय उसमें खून की मात्रा भी होती है। तीव्र केसेस में बुखार भी होता है। आँखों के किनारे लाल हो जाते हैं। नाड़ी की गति बढ़ जाती है।

होम्योपैथिक दवाईयों का उपचार

1. **नक्स वोमिका (Nux Vomica-30)** : यह दवा आंतों के, पाचन संस्थाओं के सभी बीमारी में दी जाती, ज्यादातर जब पाचन के लिये अयोग्य खाद्य खाने पर हुई बीमारियों पर, पैखानों में यह असरदार दवा है।
2. **ग्राफाईटस (Graphites-30)** : इसकी वजह आंतों की हलचल बढ़ जाती है। यह दवा धीमी गति से काम करती, जो अश्व ऐदी, अलसी लेकिन लालची स्वभाव का होता, दूसरे को खाने को देने पर द्वेष करता, और बार–बार चमड़ी की बीमारी का शिकार होता। ऐसे समय यह दवा अच्छा कार्य करती।
3. **सल्फर (Sulphur-6)** : यह दवा **नक्स वोमिका** के साथ देने से अच्छा कार्य करती, पेट दबाने पर संवेदनशील होता। वैसे ही पोटशूल

जैसी लक्षण दिखने पर यह दवा इस्तेमाल करना।

4. **आलुमिना (Allumina-200)** : यदि संडास की जगह से खून आ रहा हो, बहुत कुंथना, पेशाब करते समय परेशानी होना ऐसे में यह दवा देना।

   मात्रा : 10 गोलियां या दवाईयों के बूंद रोजाना 3 वक्त 3 दिन देना।

5. **ब्रायोनिया (Bryonia-6)** : लिद बड़े आकार में, सख्त खूनभरी होना, जवान जानवरों में ऐसा होने पर यह दवा देना।

   मात्रा : 10 गोलियां या दवाईयों के बूंद रोजाना 3 वक्त 3 दिन देना।

6. **मॅग्नेशिया मुरियाटिका (Magnesia Muriatica-6)** : यकृत का कार्य ठीक ना होना, जिव्हा पीले रंगों की होना, कौल (Jaundice) बीमारी के लक्षण दिखने पर यह दवा देना। वैसे ही विष्टा जल्द चूर्ण होने वाली होना।

   मात्रा : दिन में से 3 वक्त 3 दिन देना।

भूख ना लगना, कम लगना (Anorexia, Lack and Appetite)

भूख ना लगना या कम लगना यह बीमारी नहीं है। लेकिन बहुत सारी बीमारी में यह एक लक्षण है। इसे पहले पहचानना चाहिये, कुछ समय कुछ बीमारी ना होने पर भी ऐसा होता है। यह बीमारी ना होने पर भी उसका काम पर असर होता है। यह किस बीमारी का लक्षण है। उसकी जाँच करवाकर उपचार करने चाहिए।

होम्योपैथिक दवाईयों का उपचार

1. **नक्स वोमिका (Nux Vomica-6, 30)** : इसकी वजह कम हुये वाली भूख बढ़ जाती है। पाचन संस्थाओं में सुधार आता है।

   मात्रा : 10 गोलियां या दवाईयों के बूंद रोजाना 3 वक्त 3 दिन देना। इसी के साथ अच्छा खाना जैसे – बीट, गाजर, गन्ना, सेब इनकी वजह पाचन संस्थाओं की आवश्यक जीवन सत्त्व पा सख्ते हो।

2. **अल्फा अल्फा (Alfa-Alfa-Q)** : इसकी वजह भूख बढ़ती है, अन्न का पाचन होता, अन्न में की सभी तत्त्व चूस लिये जाते हैं।
3. **अनाकारडीयम (Anacardium-30)** : यदि दूसरे उपचारों से यह बीमारी ना ठीक होने पर यह दवा देना।

   मात्रा : 10 गोलियां या दवाईयों के बूंद दिन में से 3 वक्त 3 दिन देना।
4. **अर्सेनिकम अल्बा (Arsenica alba-1M)** : जब कम पानी की प्यास लगती उस समय यह दवा देना।

   मात्रा : रोजाना 1 बार 1 हफ्ता देना।
5. **व्हीटामीन बी–12 (Vitamin B-12)** : इसकी वजह भूख फिर से लगना शुरु होना।

   मात्रा : रोजाना 3 वक्त 3 दिन देना।
6. **चायना ऑफ (China off-30)** : पेट फुले जैसा, कमजोरी, पेट फूलना हलचल करने पर कम हो रही तो यह दवा देना।

   मात्रा : 10 गोलियां या दवाईयों के बूंद हर 3 घंटों बाद 4 वक्त देना।

आपचन (Indigestion)

आपचन, अन्न में बदलाव होना, ज्यादा खाना, आयोग्य खाना, इस वजह होता।

लक्षण

चमड़ी भडक होती हड्डीयों को चिपक जाना, भूख कम लगना, या ना लगना।

होम्योपैथिक दवाईयों का उपचार :

1. **एन्टीमोनियम क्रुडम (Antimonium Crudum-30)** : यदि भूख कम हुई हो, चमड़ी भडक होकर, पानी जैसी पतली संडास, बहुत पानी पीना ऐसे समय यह दवा देना।

   मात्रा : 10 गोलियां या दवाईयों के बूंद रोजाना 2 वक्त देना।

2. **ईपिकाकुआना (Ipicacuana-30)** : खाद्य खाने की इच्छा ना होना, या अन्न की उलटी होना, संडास हरे रंगों की और बू युक्त होना।

   मात्रा : 10 गोलियां या दवाईयों के बूंद रोजाना 2 वक्त देना।

3. **नक्स वोमिका (Nux Vomica-30)** : यदि जाड़े के दिनों में अपचन होना, मलबद्धता, जानवर सुंद होकर एक ही जगह घंटों खड़े रहना ऐसा होने पर इसका इस्तेमाल करें।

   मात्रा : 10 गोलियां या दवाईयों के बूंद रोजाना 2 वक्त देना।

4. **अर्सेनिकम अल्बम (Arsenicum album-30)** : यदि अपचन बहुत समय का हो, चमड़ी सख्त, संडास लगना ज्यादाकर पतली या खुनमिश्रित होने पर यह दवा देना।

   मात्रा : 10 गोलियां या दवाईयों के बूंद रोजाना 2 वक्त देना।

5. **चायना (China-30)** : जवान जानवरों को काम लगाने पर, दुबला, भूख कम होने पर यह दवा देना।

   मात्रा : 5 गोलियां या दवाईयों के बूंद रोजाना 3 वक्त कम होने तक देना।

6. **सिलिसिया (Silicea-30)** : यदि जानवर को थोड़े काम से ही बहुत पसीना आ रहा हो तो यह दवा देना।

   मात्रा : 5 गोलियां या दवाईयों के बंद रोजाना 3 वक्त कम होने तक देना।

7. **सल्फर (Sulphur-30)** : यह दवाई बाकी दवाईयों के साथ बीच–बीच में देना।

   मात्रा : 5 गोलियां या दवाईयों के बूंद रोजाना 3 वक्त कम होने तक देना।

मुँह आना (Stomatitis)

मुँह के अंदरुनी हिस्से दाह के स्टोमॅटायटीस कहते हैं। यह बहुत वजह से होता, इसके लिये अंदर के और बाहर की बीमारी कारणी भूत होती।

लक्षण

मुँह के अंदरुनी हिस्सा लाल होता है, सूजन और दर्द होना, श्लेष्मल हिस्सों पर व्रण होना, उसमें से मवाद युक्त पदार्थ बहना, उसी के साथ छोटे जीवाणुओं का संसर्ग होता है।

होम्योपैथिक दवाईयों का उपचार :

1. **बेलाडोना (Belladona-200)** : लाल न लगना, मुँहमे का शलेष्मल पर्दा लाल चमकिला होना, आँखों की पुतली फैल जाना, चमड़ी गर्म होना ऐसा हो तो देना।

   मात्रा : 10 गोलियां या दवाईयों के बूंद हर 2 घंटों बाद 4 वक्त देना।

2. **मरक्यूरीअस सॉलूबिलस (Mercurious Solubills-30)** : धागों जैसी मवाद युक्त लाल बहने पर यह दवा देना।

   मात्रा : 10 गोलियां या दवाईयों के बूंद रोजाना 3 वक्त 2 दिन देना।

3. **नायट्रीक ॲसीड (Nitric acid-200)** : मुँह के अंदरुनी हिस्से श्लेष्मल पर्दों पर खुदरीले व्रण होना।

   मात्रा : 10 गोलियां या दवाईयों के बूंद दिन में से 3 वक्त 2 दिन देना।

4. **बोरॅक्स (Borax-30)** : पानी भरी फुंसी, फुटै हुये फुंसी होने पर देना।

   मात्रा : 10 गोलियां या दवाईयों के बूंद दिन में से 3 वक्त 2 दिन देना।

5. **न्हस टॉक्स (Rhus tox-200)** : विष्टा लाल होना, उस पर बारीक फुंसी आना ऐसी होन पर यह दवा देना।

   मात्रा : 10 गोलियां या दवाईयों के बूंद हर 2 घंटे बाद 4 वक्त देना।

6. **लॅकेसिस (Lachesis-200)** : गले में सूजन, सांस लेने में तकलीफ होना। नाक में से खून बहने पर यह दवा देना।

   मात्रा : 10 गोलियां या दवाईयों के बूंद हर घंटे 4 वक्त देना।

7. **मरक्युरस सायनाटस (Mercurious Cynatus-30)** : यदि दाह गले तक गया हो श्लेष्मल हिस्सा सफेद रंगों का हो गया हो तो यह दवा देना।

   मात्रा : 10 गोलियां या दवाईयों के बूंद रोजाना 3 वक्त 3 दिन देना।

8. **कॉली क्रोनिकम (Coli Chrnicum-30)** : मुँह के दाह के साथ, पेट और यकृत के विकार हाने पर यह दवा देना।

   मात्रा : 10 गोलियां या दवाईयों के बूंद रोजाना 3 वक्त 3 दिन देना।

आतों का दाह (Enteritis)

अन्ननलिका के आँतों के दाह को इन्टेरायटीस कहते हैं। यह तीव्र या पुराना हो सख्ता है। अयोग्य खाना या पेंट में जन्त होने के कारण होता है।

लक्षण

आँतों का दाह धीरे–धीरे शुरु होता है। बेचैनी, चमड़ी खडबड़ी दिखना, चारा न खाना, थर्राना और कंपन, दर्द यह बीमारी के तीव्रता पर निर्भर होता, बहुत समय मलबद्धता हो सख्ती, लेकिन जब दाह ज्यादा होता उस समय संडास लगती, बहुत तीव्र होने पर जानवर आड़ा लेट जाता है।

होम्योपैथिक दवाईयों का उपचार :

1. **आकोनायटम (Aconitum-30)** : शुरुआत की ज्वर अवस्था में जब जानवर थर्राता और बेचैन रहता है।

   मात्रा : 10 गोलियां या दवाईयों के बूंद हर घंटे 4 वक्त देना।

2. **मरक्युरीअस कोरोझीव्हस (Mercurious Corrosives-30)** : चिपचिपा श्लेष्मा, खून युक्त संडास, प्यास लगना, ठंडा पसीना।

   मात्रा : 10 गोलियां या दवाईयों के बूंद दिन में से 4 वक्त देना।

3. **अर्सेनिकम अल्बम (Arsenicum album-30, 1M)** : पानी जैसी संडास, बेचैनी, कभी पानी पीने की इच्छा, कान और पैर ठंडे होना।

   मात्रा : 10 गोलियां या दवाईयों के बूंद हर घंटो बाद 4 वक्त देना।

4. **कोलोसिन्थस (Colocyenths-30)** : बहुत दर्द, बीमार लेट जाता, सर पेट की और ली जाता, पतले गंदी बदबूदार संडास होने पर यह देना।

5. **क्रोटोनटिग्लीनम (Croton Teglinum-30)** : आंतों की दाह की वजह पानी जैसी, जोरो से फेके जाने वाली संडास होने पर देना।

   मात्रा : 10 गोलियां या दवाईयों के बूंद रोजाना 4 वक्त 3 घंटों बाद 1 दिन देना।

6. **सल्फर (Sulphur-30)** : पुरानी केसेस, मुँह और ओठों का श्लेष्मा लाल होने पर देना।

   मात्रा : 10 गोलियां या दवाईयों के बूंद रोजाना 3 वक्त 2 दिन देना।

7. **नक्स वोमिका (Nux Vomica-30) या ओपियम (Opium-6)** : यदि बीमारी ठीक होने पर भी आँतों में मलबद्धता हो तो यह दवा देना।

   मात्रा : 10 गोलियां या दवाईयों के बूंद रोजाना 3 वक्त 2 दिन देना।

8. **कॅन्थारीस (Cantharis-30) या हायोसायमस (Hyocymus-6)** : यदि पेशाब रुक गई हो तो यह दवा देना।

   मात्रा : 10 गोलियां या दवाईयों के बूंद रोजाना 3 वक्त 2 दिन देना।

9. **आर्निका (Arnica-30)** : बीमारी बहुत दुराग्रही हो, गंदी बू हो, कम मात्रा में श्लेष्मा युक्त संडास हो तो यह दवा देना।

   मात्रा : 10 गोलियां या दवाईयों के बूंद दिन में से 3 वक्त 2–3 दिन देना।

जंन्त (Worms)

जंन्तों का प्रादुर्भाव अकसर अश्वों में पाया जाता, परिपूर्ण खाद्यान्न ना देने पर यह होता है। जंन्त के बहुत सारे प्रकार हैं। जब तक वह ज्यादा पैमाने पर नहीं होते जब तक परेशानी नहीं होती, जंन्त में अर्थवर्म, 5 से 7 इंच तक होते हैं। चमड़ी खराब और चिपक जाना, पेट बड़ा होना, इन पर एलोपैथी के जंन्तनाशक दवाईयाँ अच्छा काम करती है। उसी के साथ

होम्योपैथिक दवाईयों का इस्तेमाल करने पर जंन्तों से होने वाले दुष्परिणाम टाल सख्ते हो।

होम्योपैथिक दवाईयों का उपचार

1. **सिना (Cina-30)** : यदि जन्त गिर रहे हो, संडास की जगह बहुत खुजली हो, जानवर खुजाने का प्रयास कर रहा हो तो यह दवा देना।
   मात्रा : 10 गोलियां या दवाईयों के बूंद रोजाना 3 वक्त देना।
2. **सल्फर (Sulphur-30)** : जंत गिर रहे हो, लेकिन संडास गाढ़ी हो।
   मात्रा : 10 गोलियां या दवाईयों के बूंद रोजाना 3 वक्त देना।
3. **मरक्युरीअस सॉल्यूबीलीस (Mercurious Solubilis-30)** : जानवरों के बगल का हिस्सा बहुत नीचे ऊपर हो रहा हो, बहुत जंन्त हो, संडास की जगह दर्द हो और वह जगह नाजुक हो तो यह दवा देना।
   मात्रा : 10 गोलियां या दवाईयों के बूंद रोजाना 2 वक्त देना।

यदि ऑसकैरीस, छोटे काले, लाल जंत बड़े पैगामे में हो, तो नीचे दी गई होम्योपैथिक दवाईयों का इस्तेमाल करें।

1. **सिना (Cina-30)** : लक्षण और दवाईयों की मात्रा ऊपर दिखाई जैसी देना।
2. **डिजीटालीस (Digitalis-30)** : यदि जानवर दुबला हो रहा हो, संडास हो रही हो तो यह दवा देना।
   मात्रा : 6 बूंद दवा रोजाना 2 वक्त देना।
3. **स्ट्रॉमोनियम (Stramonium-30)** : यदि अश्व पिछला हिस्सा रगड रहा हो तो यह दवा देना।
4. **अर्सेनिकम अल्बा (Arsenicum alba-30)** : इसकी एक या दो मात्रा से बहुत सारा लाभ होता है।

अध्याय–29

अश्वों के चमड़ी के बीमारियों पर होम्योपैथिक उपचार

अश्व को चमड़ी के बहुत सारी बीमारियाँ होती, लेकिन दाकी बीमारियों की तुलना में इसे गंभीर पूर्ववात से नहीं देखा जाता। यह सभी चमड़ी की बीमारियाँ अंदरुनी और बाहरी कारणों की वजह होती है।

चमड़ी की बीमारियाँ बहुत प्रकारों में स्पष्ट रूप से दिखती है। जैसे – ऊपर पपड़ी बनना, गठिया, छोटा पतला टुकड़ा, टुकड़े होकर गिरना, खुजली होना, खुजली यह परोपजीवी जंतु, संसर्गजन्य बीमारी या संवेदनशीलता (एलर्जी) इसमें अलावा मौसम में बदलाव, भावनिक परिस्थितियों का दबाव, बहुत समय चमड़ी की अच्छी निगरानी रखने पश्चात् भी चमड़ी की बीमारी होती है।

होम्योपैथिक दवाईयों का उपचार

1. **सल्फर (Sulphur-30)** : यदि चमड़ी की बीमारी सूखी, छोटी–छोटी भागों में, छपाके जैसी, फैलने वाली, बहुत खुजली होना, चमड़ी पर निशान पड़ना, गर्म होना ऐसे में उसे ना धोना वरना परिस्थिति बिगड़

सख्ती। इस पर सल्फर का मरहम लगायें, इस वजह खुजली और दाह कम होता है। थोड़ी वर्जीस और गर्मी से कम होती है।

मात्रा : 10 गोलियां या दवाईयों के बूंद रोजाना 1 वक्त 5 से 7 दिन देना।

2. **सिलिसिया (Silicea-30)** : यह दवा पुरानी मवाद युक्त चमड़ी की बीमारी जिसमें चमड़ी मोटी होती, मोटा थर जमा होना, उस पर दरारे होना, खुजली कम होती लेकिन संसर्ग हुई जगह के बाल निकल जाते हैं। यह ज्यादाकर गर्दन या क्रुप पर होता। अश्व शांतिपूर्व रहता है। लेकिन संसर्ग हुये हिस्से को धीमें–धीमें खुजली करता है। यह बीमारी गीली जगह बढ़ जाती है। वर्जीस और गर्म हवा में सूखी जगह पर कम होती।

गोल निशान, रिंगवर्म (Ring Worm)

रिंगवर्म यह स्पर्श से फैलने वाली संसर्गजन्य बीमारी है। रस्सी से सिली हुई जगह, अश्व के तबेले में उनकी रहने की जगह होती, उनके स्पर्श से बीमारी का फैलाव होता है। गोल निशान चमड़ी के ऊपरी हिस्से बहुत सारे होते वह चाँदी के रंगों के होते हैं। लेकिन उस जगह के बाल निकल जाते हैं। छोटे–छोटे टुकड़ों में गिरकर पड़ते हैं। यदि उनसे घर्षण हुआ तो दुय्यम जीवाणु का संसर्ग होता है।

बीमारी के लक्षण

शुरुआत में अंगार होती, खुजली शुरु होती, जख्म होते, वह शरीर के किसी भी हिस्सों पर होते और आजु–बाजू फैल जाते हैं। जब वह गहरी जगह होते तब छोटे–छोटे मावाद युक्त बालों के जड़ों केन्द्र बनाते हैं। वहाँ पर चट्टे और पपड़ी तैयार होती।

कोंडा, डॅनड्रफ (Dandruff)

चमड़ी पर पपड़ी जैसा कोंडा होने को डॅनड्रफ कहते हैं। खाद्य पदार्थ लेने में दोष, फंगस या परोपजीवी इसकी वजह हो सख्ती।

बीमारी के लक्षण

चमड़ी पर खपली के साथ खुजली होती। जहाँ पर लंबे बाल होते वहाँ पर यह ज्यादा होती है। जैसे – गर्दन के आयाल के नीचे, चमड़ी सूखी और सख्त बन जाती है।

होम्योपैथिक दवाईयों का उपचार

1. **सल्फर (Sulphur-30)** : बीमार युक्त चमड़ी गर्म, गंदी बू होना।
   मात्रा : 10 गोलियां या दवाईयों के बूंद रोजाना 3 वक्त एक हफ्ता देना।
2. **अर्सेनिकम अल्बम (Arsenic album-200)** : यह दवा नर्म चमड़ी के अश्वों जिसकी मानसिख्ता बेचैन होती, प्यास लगे तो यह देना।
   मात्रा : 10 गोलियां या दवाईयों के बूंद रोजाना 1 बार 2 हफ्ते देना।
3. **कॉली सल्फुरीकम (Kali Sulphuricum-30)** : यदि इस बीमारी के साथ आंतों के श्वसन संस्थाओं के विकार हो और एक्झीमा हो तो यह दवा देना।
   मात्रा : 10 गोलियां या दवाईयों के बूंद दिन में से 2 वक्त 1 हफ्ता देना।
4. **लायकोपोडीयम (Lycopodium-200)** : यदि चमड़ी मोटी हो, सूखी होकर सिकुड़ गई हो तो यह दवा देना।
   मात्रा : 10 गोलियां या दवाईयों के बूंद रोजाना 2 वक्त 1 हफ्ता देना।
5. **नायट्रम मुरीयाटीक (Nitrum Muriaticum-200)** : जिस वक्त चमड़ी की बीमारी में चमड़ी चिकनी, तैल युक्त बन जाती उस समय यह दवा देना।

मात्रा : 10 गोलियां या दवाईयों के बूंद दिन में से 2 वक्त 1 हफ्ता देना।

स्विट इच और एलर्जीक चमड़ी की प्रतिक्रिया

एलर्जी यानि बीमारी प्रवणता, संवेदनशीलता यह परिस्थिति कुलीफाईड चिलटे या जहरीले कीटाणु काटने से अतिसंवेदनशील आती, यह सभी उम्र की अश्वों को होता है।

लक्षण

बहुत खुजली होना, खुजली करने से बाल निगल जाते, और दुय्यम गिर जाती और अत्यंत तीव्र अवस्था में चमड़ी गेंडे जैसी दिखती। यह दुम की निचले हिस्से होता, वैसे ही पिछला हिस्सा कानों को भी होता।

होम्योपैथिक दवाईयों का उपचार

1. **एपीस मेलिफिका (Apis melifica-30)** : यदि बीमारी की अवस्था तीव्र हो, खुजली, स्पर्श करने पर संवेदनशील होना ऐसे समय यह अच्छा काम करती। बीमार हिस्सा बहुत लाल, गर्म, सूजनयुक्त हो तो उस पर भी यह दवा असरदार है। इसमें अश्व परेशान और बेचैन होता, संवेदनशील होता। ऐसे केसेस गर्मी में ज्यादा और ठंडी में कम होता है।

2. **रस टॉक्स (Rhus tox-30)** : यदि बीमार हिस्सा रगड रहा हो, खुजली कर रहा हो तो यह शानदार दवा है। घिसने की वजह पीले रंगो के कंकर दाह हुये जगह पर तैयार होते हैं। बहुत आसु बहाता, कुछ बड़ी फुसियां होती उसमें पानी या तरल पदार्थ होता है। चमड़ी बहुत लाल होती, यह बीमारी ठंड की जगह ज्यादा होती, गर्मी या वर्जीस करने पर कम हो तो यह दवा अच्छा काम करती।

   मात्रा : 10 गोलियां या दवाईयों के बूंद रोजाना 3–4 वक्त 7 दिन देना।

3. **अर्टिका युरेन्स (Urticaurenus-30)** : यदि अश्व को वनस्पति की संवेदनशील (एलर्जी) हो तो उसकी चरने की जगह में बदलाव करें। धोने की चीजों की एलर्जी, खॉज कोई ली जैसी खुजली, पुरल सुंई के आकार से बंदा रुपयों की आकारो तक मधुमक्खी की पोले जैसी आकारों में छपाके जैसे हजारों मच्छरों ने काटा हो, आँखों में सूजन, खुरो के कारोनरी का हिस्सा भी सूजन भरा होता, उस वजह अश्व लंगडाता है।

   मात्रा : 15 गोलियां या दवाईयों के बूंद रोजाना 2–3 वक्त 3–4 हफ्ते देना।

4. **हिपर सल्फुरीस (Hepar Sulfuris-30)** : यदि इक्झीमा सर के ऊपर या पैरों पर हुआ हो, गंदी पू युक्त स्राव निकल रही हो, मोटी खपली, कंकर जमा हो, बहुत खुजली हो तो यह दवा देना। अश्व हाथ लगाने भी नहीं देता क्योंकि चमड़ी के चट्टे घिसने दर्द होता और अश्व बहुत संवेदनशील होता। इसलिए इसके ऊपर अर्निका लोशन का कॅलेण्डुला, ग्राफाईडस, अर्निका मिलाया हुआ मरहम लगायें।

   मात्रा : 10 गोलियां या दवाईयों के बूंद रोजाना 2–3 वक्त 7 दिन देना।

5. **अर्सेनिका अल्बा (Arsenica alba-30)** : यह एक प्रमुख दवा है। कम शक्ति से शुरुआत कर बढ़ायें।

   मात्रा : रोजाना 1 वक्त 10 दिन देना।

6. **सोरायनम (Psorinum-30)** : यह सल्फर की लक्षणों जैसा होने पर देना। ठंडे पानी की वजह ज्यादा हो रहा हो तो यह दवा देना।

   मात्रा : रोजाना 1 वक्त 10 दिन देना।

7. **सल्फर आयोडाटम (Sulphur lodaum-6)** : पुरानी केसेस में जिन केसेस में दुय्यम संसर्ग होने पर यह देना।

   मात्रा : रोजाना 3 मात्रा 1 हफ्ता देना।

8. **मेझेरियम (Mezereum-30)** : ध्यान न दिये गये केसेस में बाधित हिस्सो के किनारे खपल्या हो तो देना।

मात्रा : रोजाना 3 मात्रा 2 दिन देना, बाद में रोज एक मात्रा 5 दिन तक देना।

ग्रिझी हिल (Greasy Heel)

वंग लगाये जैसी एडी यह बीमारी एक्झिमा जैसी पिछले पैरों पॅस्टर्टन (टांग) इस हिस्सो पर होने वाली चमड़ी की बीमारी है। ज्यादाकर यह ठंडकाल के मौसम में होती है। ज्यादा गीला हिस्सा अस्वच्छ हिस्सो से होता, होम्योपैथिक दवाईयाँ देते समय रोगी हिस्सो पर मरहम या क्रिम लगायें।

होम्योपैथिक दवाईयों का उपचार

1. **जिंकम मेटालिकम (Zincum Metalicum-30)** : यदि पिछली पैरों का पॅस्टर्न, जोड़ो के आजू–बाजू सूजन और उस पर ज्यादा खुजाने से सख्त पापुद्रा, कवच बना हुआ, वह जगह अश्व काटने का प्रयास कर रहा हो तो यह देना।

   मात्रा : 10 गोलियां या दवाईयों के बूंद रोजाना 2 वक्त 7 दिन देना।

2. **ग्रेफाइट्स (Graphits-30)** : यदि ग्रिझी हिल में चमड़ी सूखी हो, दाह होना, खुजली होना, सूखी खपली उसकी निचली हिस्से तेल जैसी चीज हो, ऐसे केसेस में यह अच्छा काम करती। इस तरह की इक्झीमा आँखों के पीछे, लालची किस्म के अश्वों में होता है।

   मात्रा : 10 गोलियां या दवाईयों के बूंद रोजाना 2–3 वक्त 7 से 10 दिन देना।

3. **ॲन्टिमोनियम क्रुडम (Antimonium Crudum-30)** : जब एक्झिमा के साथ खराब पाचन, छोटी फुंसी जिसमें पीला द्रव भरा हो ऐसा चमड़ी पर पाया जाना, चमड़ी सख्त जल्दी नहीं फटने वाली, स्पर्श करने पर सिंगो जैसी लगने वाली, खुजली स्पर्श ना करने देने वाली पॅस्टरन हिस्से पर होती है। अश्व असंतुष्ट और बेचैन होता है।

   मात्रा : 10 बूंदे गोलियां या दवाईयों के बूंद रोजाना 2 वक्त 1 हफ्ता देना।

4. **थ्युजा ऑक्सीडेंटालीस (Thuja Occidentalis-30)** : यह दवा अंदर और बाहर के लिये इस्तेमाल करते है। यदि नीले या भूरे रंगों की अनैसर्गिक बढ़ौती जिसे थोड़ा स्पर्श करते ही उसमें से गंदी बु वाला स्राव बह रहा हो तो यह दवा देना।

   मात्रा : 10 गोलियां या दवाईयों के बूंद दिन में से 3 वक्त वैसे ही मुलार्क से उसे दिन में से 2 वक्त सफाई करें।

5. **सिकेल कॉरनुटम (Secale Cornutum-30) और अर्सेनिकम (Arsenicum-30)** : पानी भरी जैसी सूजन या कालेव्रण जिसमें गंदी बु युक्त स्राव होने पर यह दवा अलटा पलटाकर इस्तेमाल करें।

6. **मरक्युरीअस व्हायव्हस (Mercurious Vivus-30)** : जब बहुत छोटे व्रण उसमें से गाढ़ा स्राव आ रहा हो, स्पर्श करने पर रक्तस्राव हो रहा हो तो यह देना।

   मात्रा : 10 गोलियां या दवाईयों के बूंद रोजाना 2 वक्त देना।

7. **सल्फर (Sulphur-30)** : पैर साफ सुथरे रहने हेतु यह दवा हफ्ते में एक बार एक मात्रा देना। पैर साफ धोना।

फंगस की वजह होने वाली चमड़ी की बीमारी (Fungal Skin Disorer)

फंगस कि वजह होने वाली चमड़ी की बीमारी में गोल आकारों के छपके आते, उस पर के बाल निकल जाते, यह धीरे–धीरे बढ़ता, कुछ समय बाद उस पर गठियाँ, फ्लेक्स और खपलीयाँ नजर आती है।

होम्योपैथिक दवाईयों का उपचार

1. **ॲलीयम सटायव्हम (Allium Sativum-30)** : यह दवा ॲलोपैथिक दवाईयों के साथ देने से बीमारी जल्दी ठीक होती है।

   मात्रा : 10 गोलियां या दवाईयों के बूंद रोजाना 3 वक्त 3–4 हफ्ते देना।

2. **सल्फर (Sulphur-30)** : यह दवा चमड़ी की बीमारी के विरुद्ध शक्ति निर्माण करती।

   मात्रा : 10 गोलियां या दवाईयों के बूंद रोजाना 3 वक्त 7–10 दिन देना।

3. **ईकानेसिया क्रिम ऊपर की और** से लगाऐं, इसकी वजह चमड़ी अच्छी होती और प्रतिकार शक्ति बढ़ जाती है।

अर्टिकेरीया (Articaria)

यह एक एलर्जिक (संवेदनशील) परिस्थिती है। इसमें सूजन आती और वह हिस्सा धीरे से ऊपर आता है, मधुमक्खी काटने पर दिखने जैसा होता। ऐसा एका एक होता, चीनी बर्तनो के ऊपर की नक्काशी जैसा दिखता।

लक्षण

नक्काशी जैसी हिस्सा तैयार होता, गर्म और मोटा होता, खुजली होती, यह सभी कौन और किसने काटा इस पर निर्भर होता है।

होम्योपैथिक दवाईयों का उपचार

1. **अर्टिका युरेन्स (Urtica Urens-30)** : गर्म हिस्सा, खुजली युक्त मोटा फुला हुआ हो, पेशाब में यूरीक एसीड का प्रमाण ज्यादा हो तो यह देना।

   मात्रा : 10 गोलियां या दवाईयों के बूंद रोजना 3 वक्त 3 दिन देना।

2. **अॅपीस मेल (Apis mel-30)** : सूजन गर्म और मोटी, उसमें पतला तरल होने से फुला हो, पेट मोटा होना।

   मात्रा : 10 गोलियां या दवाईयों के बूंद रोजाना 3 वक्त 3 दिन देना।

3. **अॅन्टीमोनियम क्रुडम (Antimonium Crudum-30)** : बहुत खुजली होना, छोटी–छोटी बूंदे होने पर।

   मात्रा : 10 गोलियां या दवाईयों के बूंद 3 घंटों की अंतराल से 4 वक्त देना।

4. **ॲन्टीपायरीन (Antipyrene-6)** : फूला हुआ हिस्सा, एक–एक होना।

मात्रा : 2 घंटों की अंतराल से 4 मात्रा देना।

5. **नायट्रम मुर (Nitrum mur-200)** : इसमें बाल निकल जाते, पेशाब बढ़ जाती है।

मात्रा : 3 घंटों की अंतराल से 4 मात्रा देना।

6. **फ्रगारीया (Frugara-6)** : इस एलर्जी में दाह के पट्टे होकर पूरे शरीर पर सूजन आती है।

मात्रा : 3 घंटों की अन्तरों से 4 मात्रा देना।

7. **अस्टाकस फ्लुव्ह (Astacus fluv-30)** : इसमें यकृत की शिकायतें, कौल (Jaundice) और सर्व्हायकल लिम्फ ग्रंथियों को सूजन आती।

मात्रा : रोजाना 3 मात्रा 3 दिन देना।

डरमाटाइटीस (Dermatitis)

इसमें चमड़ी के डरमीस और इपीडरमीस का दाह होता है। यह जीवाणु, विषाणु, प्रोटोझुवासे होता है। उसी तरह एलर्जी अश्वों में होती वह सौम्य या सौम्य इंच की लक्षणों इसमें होती।

लक्षण

शुरुआत में हिस्सा लाल होना (इरिथमिया) होता, रक्तवाहिनो पर जख्म और सूजन होती, मांसपेशियों का दाह नजर आता है।

होम्योपैथिक दवाईयों का उपचार

1. **अर्सेनिकम अल्बम (Arsenicum album-1M)** : सूखी चमड़ी के हिस्से का दाह, प्यास लगना, बेचैनी यह लक्षण रात के समय ज्यादा होना।

मात्रा : रोजाना 1 मात्रा 10 दिन देना।

2. **न्हस टॉक्स (Rhos tox-1M)** : लाल हुये हिस्सों पर फुंसी, सख्त होना।

   मात्रा : रोजाना 3 मात्रा 2 दिन देना।

3. **ॲन्टीमोनियम टारटारीकम (Antimonium Tartaricum-30)** : फुंसी होने की प्राथमिक अवस्था, साथ ही सांस मार्ग की परेशानी होना।

   मात्रा : रोजाना 2 मात्रा 3 दिन देना।

4. **थ्यूजा (Thuja-200)** : बीमारी की पुरानी अवस्था, जिसमें चमड़ी मोटी होती।

   मात्रा : रोजाना 1 मात्रा 2 हफ्ते देना।

एक्ने (Acne)

बालों के जड़ों में संसर्ग का दुष्परिणाम होना और विशिष्ट कारण ना होने के प्रकार अश्वो में पाना, दबाव होने की जगह जख्म होना जैसे – खोगरी के निचले हिस्सा।

लक्षण

शुरुआत में छोटी गठलीयों होती, उसमें मवाद भर जाता, बाजु वाले बालों के जड़े प्रसार होता।

होम्योपैथिक दवाईयों का उपचार

1. **हिप्पर सल्फुरीस (Hepar sulfuris-200)** : जिस समय लक्षण पेचिदा नहीं होती उस समय यह देना। बार–बार देना, ज्यादा शक्ति की देना।

2. **सल्फर आयोडाटम (Sulphur Iodatum-6)** : ऐकने के साथ ही एक्झीमा होना, चमड़ी लाल होना ऐसे में यह दवा देना।

   मात्रा : रोजाना 2 मात्रा 1 हफ्ता देना।

3. **अर्सेनिकम अल्बा (Arsenicum alba-1M)** : यदि चमड़ी सूखी, खुजली, जानवरों को बार–बार प्यास लगना, बेचैनी होने पर यह दवा देना।

मात्रा : रोजाना 3 मात्रा 10 दिन तक देना।

4. **सिलिसिया (Silicea-200)** : पसीना जल्दी आना, जख्म गहरे हो चमड़ी के निचले हिस्सों तक गई होने पर यह देना।

मात्रा : रोजाना 1 मात्रा 2 हफ्ते देना।

5. **काली ब्रोमॅटम (Kali Bromatum-6)** : कंधों का हिस्सा जो शरीर को जुड़ा होता, उस जगह जख्म होना, उस जगह की संवेदना कम होना उस वजह दर्द ना होने से ऐसी समय यह दवा देना।

मात्रा : रोजाना 2 मात्रा 1 हफ्ता देना।

6. **लेडम (Ledum-6)** : आकने के साथ यदि मुँह पर इक्झेमा हुआ हो और उस जगह की खुजली गर्मी में बढ़ जाना, तब यह दवा देना।

मात्रा : रोजाना 2 मात्रा 1 हफ्ता देना।

7. **ॲन्टीमोनियम क्रूडम (Antimonium Crudum-6)** : मस्से जैसी होकर चमड़ी सूखी, सख्त, पपड़ी होने पर यह दवा देना।

मात्रा : रोजाना 2 मात्रा 5 हफ्ता देना।

8. **हायड्रोकोटाईल (Hydrocotyle-6)** : बारीक फुंसी या सीने के हिस्सों ज्यादा होने पर साथ ही कोंडा और खुजली होने पर यह दवा देना।

मात्रा : रोजाना 2 मात्रा 1 हफ्ता देना।

मायकोटीक डरमाटायटीस (Mycotic Dermatitis)

अश्वों में यह स्पर्श करने से होने वाली बीमारी है। यह विशिष्ट प्रकारों के फंगस की वजह होती है। इसमें चमड़ी पर छोटी गठियाँ आती, व्रण होना, ऐसा अक्सर पैरों के निचले हिस्से होता, यह स्पर्श से होती या जानवरों को इस्तेमाल की गई आवाजों से होती है।

लक्षण

पैरों के चमड़ी पर जगह–जगह समूह के साथ छोटी गठियाँ आती, उस पर खपली होकर उसमें से पु बहता, यह हिस्सा दर्दहीन होता है।

होम्योपैथिक दवाईयों का उपचार

1. **सेपिया (Sepia-30)** : यदि यह फंगस की वजह हुआ हो तो उस पर यह अच्छा काम करती।

   मात्रा : रोजाना 1 मात्रा 1 हफ्ता देना।
2. **बॅसिलिनम (Bacilinum-1M)** : यह अच्छा दवा है, दूसरी दवाईयों के साथ देना।

   मात्रा : हफ्ते में 1 मात्रा 3 हफ्ते देना।
3. **अर्सेनिकम अल्बम (Arsenicum album-1M)** : यह अच्छी दवा है। दूसरी दवाईयों के साथ देना।
4. **कॅलकेरिया लोडिया (Calcaria lodia-200)** : यदि ग्रंथियों पर सूजन हो, तो यह दवा देना।

   मात्रा : रोजाना 1 मात्रा 5 दिन देना।
5. **सिलिसिया (Silicea-200)** : यदि गठियों से मवाद आ रहा हो व्रण धीरे से दुरुस्त हो रहा हो तो यह दवा देना।

   मात्रा : रोजाना 1 मात्रा 1 हफ्ता देना।
6. **थ्यूजा (Thuja-1M)** : खपलीयों के साथ खुजली होती या ना होती लेकिन सूजन होकर स्राव आ रहा हो तो यह दवा देना।

   मात्रा : रोजाना 2 मात्रा 5 दिन तक देना।

अध्याय–30

अश्वों मादा के पुर्नउत्पादन संस्थाओं की बीमारियों पर होम्योपैथिक उपचार

गर्भ न रहना (Infertility)

गर्भ न रहने की बहुतसारी वजह है। इसलिए सही कारण चुनकर वह दुरुस्त करना पडता है। यह काम पशुवैद्य जाँचकर उपचार करें।

कारण

इन्डोक्राईन ग्रंथियों से निकलने वाला स्त्राव का कार्य सही नहीं होना। इसमें सिस्टीक ओव्हरी, ओव्हरायटीस, अनईस्ट्रस, अन ओव्हूलेटरी ईस्ट्रस, ओव्हरीका बढ़ाव कम होना, गर्भाशय का टोन कम रहना उसे एटोनिक युटेरस कहते है। गर्भाशय में से बहनेवाला स्त्राव, गर्भाशय दाह, व्हजायनायटीस, सालपिन्जायटीस ऐसी बहुत सारी वजह कारणीभूत होती है।

लक्षण

बार–बार माजपर आना, गर्भधारण ना होना, जल्दी समय गर्भपात होना, छोटा गर्भ मरजाना, गर्भाशय का दाह, फेलापाईन ट्यूब का दाह सर्व्हीक्स (गर्भाशय का मुँह) इसका कृत्रिम मांसल (Fibrosis) हिस्से में परिवर्तन होना, गर्भाश्य मोटा सख्त होना।

स्त्रीबिजांड़ कोष दाह (Ovaritis) स्त्री बिजांड कोष की दाह को (Ovaritis) कहते हैं। इसका परिणाम गर्भधारणा में अनियमितता आती है। यह दाह फेलोपाईन ट्यूब (गर्भनली) तक जा सख्ता, परिणामस्वरूप गर्भनीली ओव्हेरीयन बरसा पर चिपक बैठती है।

होम्योपैथिक दवाईयों का उपचार

1. **आकोनायटम नॅप (Aconitum nap-6)** : शुरुआत की तीव्र अवस्था में नाडी की गति बढ़ जाती है।

   मात्रा : 10 गोलियां या दवाईयों के बुंद 1 घटें की अंतराल में 4 वक्त देना।

2. **ॲपीस मेल (Apis mel-30)** : स्त्री बिजांड कोषों का दाह, सुजन होने परी यह दवा देना।

   मात्रा : 10 गोलियां या दवाईयों के बुंद रोजाना 3 वक्त 2 दिन देना।

3. **ब्रायोनिया (Bryonia-12)** : बाये ओव्हरी को बीमारी होना, उसकी वजह मादा बाये पेट की ओर लात मारती है।

   मात्रा : 10 गोलियां या दवाईयों के बुंद रोजाना 3 वक्त 2 दिन देना।

4. **लिलियम टिग्रीयम (Lilium Tigrinum-200)** : गर्भाशय का दाह साथ ही स्त्राव बहना, पिछले पैर कमजोर होते।

   मात्रा : 10 गोलियां या दवाईयों के दिन में 3 वक्त 2 दिन देना।

5. **सिमिसीफ्सुगा (Cimicifuga-30)** : इसमें दाहिनी ओव्हरी में बीमारी होती, ह्रदय की क्रिया अनियमित और कमजोर होना, दर्द लम्बा हिस्सो तक और नीचे स्तनोतक होना।

मात्रा : 10 गोलियां या दवाईयों के बूंद रोजाना 2 वक्त 4 दिन देना।

6. **हामामेलीस (Hamamelis-6)** : सभी हिस्सों का रक्तसंचय, गले का हिस्सा मोटा होना, पेट तक दर्द जाना।

   मात्रा : 10 गोलियां या दवाईयों के बूंद दिन में से 3 वक्त 3 दिन देना।

7. **आयोडम (Iodum-6)** : कमजोर जानवर बहुत भूख बतातें, चमड़ी सूखी, कांस का हिस्सा सिकुड जाता है।

   मात्रा : दिन में से 3 मात्रा 1 हफ्ता देना।

8. **कॅन्थारीस (Cantharis-30)** : खलबली, बेतालपन, पेशाब करते समय कुंथना, पेशाब में खून, बूंद–बूंद से पेशाब होना, तब यह दवा देना।

   मात्रा : हर 2 घंटों की अंतर पर 4 मात्रा देना।

9. **पॅलाडियम (Palladium-30)** : बायें ओव्हरी को बीमार होना, सफेद स्राव बहना।

   मात्रा : रोजाना 2 मात्रा 1 हफ्ता देना।

सिस्टीक ओव्हरी (Cystic Overy)

शास्त्रीय अंगों से मिलने वाली सिस्टीक ओव्हरी मादा आश्व में नहीं मिलती, लेकिन ओव्हरी के ऊपर आने वाला ग्राफाईन फॉलीकलका बढ़ाव और वह हर दम रहती है, ज्यादा तरल जमा होना, उसे सिस्टीक ओव्हरी कहते है। उस वजह माज पर आने की प्रक्रिया बिगड़ जाती और निम्फोमॅनिया होता। इसका परिणाम माज पर आने की प्रक्रिया अनियमित हो जाती। यदि ओव्हरी पर बड़ी सिस्ट हो तो मादा माज की अवस्था नहीं बदलती। जिस मादा में सिस्टीक ओव्हरी में बहुत स्राव जमा होता, उनका चलना ठीक नहीं होता। लैंगिक भावना ज्यादा होती, सिस्ट यह ओव्हरी पर ट्डूमर होने से हो सख्ती, जिस वजह पेट दर्द हो सख्ता, वजन कम होना, पेट में भी तरल जमा होता।

होम्योपैथिक दवाईयों का उपचार

1. **ॲपीस मेल (Apis mel)** : यह एक महत्वपूर्ण दवा होकर शुरुआत की अवस्था में इसका प्रयोग करें, जब ओव्हरी पर सूजन और नर्माइ होती तब इसका इस्तेमाल करें।

   मात्रा : 10 गोलियां या दवाईयों के बूंद दिन में से 3 वक्त 4 वक्त देना।

2. **आरुम मुर नायट्रम (Arum mur Nitrium-30)** : यदि गर्भ को पुरानी बीमारी होनी की अशंका हो, सफेद स्राव बह रहा हो, तो ओव्हरी सख्त हुई समजना।

   मात्रा : 10 गोलियां या दवाईयों के बूंद रोजाना 2 वक्त 1 हफ्ता देना।

3. **उफोरिनम (Oophorinum-30)** : सिस्टीक ओव्हरी के साथ, चमड़ी की बीमारी होने पर यह दवा देना। जैसे – बगर खुजली वाली इक्झीमा।

4. **कॉलीसिन्थस (Colicynthus-30)** : निम्फोमॅनिया जिसमें छोटे–छोटे बहुत सारे सिस्ट होते हैं। और पेट में दर्द होता है। तब यह दवा देना।

   मात्रा : 10 गोलियां या दवाईयों के बूंद रोजाना 2 वक्त 1 हफ्ता देना।

5. **प्लॅटीना मेटालिकम (Platina Metalicum-30)** : न्युम्फोमॅनिया के साथ कब्ज और पेट दर्द पिछले हिस्से तक होने पर यह दवा देना।

   मात्रा : 10 गोलियां या दवाईयों के बूंद रोजाना 2 वक्त 1 हफ्ता देना।

6. **आरुम आयोडाटम (Aruum lodatum-6)** : सिस्टीक ओव्हरी होकर बाकी हिस्सों का नाश होना जैसे–सिरस मेब्रेन का पुराना दाह होना।

   मात्रा : 10 गोलियां या दवाईयों के बूंद रोजाना 3 वक्त 1 हफ्ता देना।

7. **लिथीयम टिग्रीनम (Lithium Tigrinum-30)** : जब सिस्ट की वजह ओव्हरी को दर्द होता और वह पॉव तक होता, मादा बेचैन, चिंतातूर होती तब यह दवा देना।

   मात्रा : 10 गोलियां या दवाईयों के बूंद दिन में से 2 वक्त 1 हफ्ता देना।

8. **पॅलाडियम (Palladium-30)** : यदि लक्षण बायें बाजू हो तो यह देना।

   मात्रा : 10 गोलियां या दवाईयों के बूंद दिन में से 2 वक्त 3 दिन देना।

9. **मेडोन्हेनियम (Medorrhinum-30)** : जब ऊपरी दिई हुई दवायें काम नहीं करती उस समय यह दवा देने पर अच्छा काम करती।

   मात्रा : 10 गोलियां या दवाईयों के बूंद रोजाना 1 वक्त 3 दिन देना।

अनियमित माज और बांझपन (Irregular Oestrus and Enfertility)

आमतौर अनियमित माज की अवस्था और वजह आने वाला बांझपन यह पशुवैद्य ने निदान कर बताया तो नीचे दिये गये उपचार करें।

1. **पलसाटीला (Pulsatilla-200)** : यह दवा मादा परिपक्व, अच्छा बर्ताव, माता का गुन होना, ऐसे समय यदि अनईस्ट्रस ओव्हरी होने पर अच्छा काम करती।

   मात्रा : 10 गोलियां या दवाईयों के बूंद रोजाना 1 वक्त 5 दिन देना बाद में एक बार 4 हफ्तें देना।

2. **सेपीया (Sepia-200)** : जो मादा उदास होती, संबंध न रखने वाली, शर्मालू, माज पर आने पर भी नर अश्व को नजदीक ना आने देना ऐसी मादा को यह दवा देना।

   मात्रा : 10 गोलियां या दवाईयों के बूंद रोजाना 1 वक्त 5 दिन देना बाद में हफ्ते में 1 बार 4 हफ्ते देना।

3. **प्लाटीना (Platana-200)** : जो मादा बड़े सर वाली, काटने वाली, लात मारने वाली होती उसे यह दवा देना।

   मात्रा : 10 गोलियां या दवाईयों के बूंद रोजाना 1 वक्त 5 दिन देना बाद में हफ्ते में 1 बार 4 हफ्ते देना।

4. **लिलियम टिग्रीनम (Lilium Tigrinum-200)** : जो मादा चिंतातूर, चिड़ने वाली, अस्वस्थ, बेचैन होती और उनमें निम्फोमॅनिया होता उन्हें यह दवा देना।

   मात्रा : 10 गोलियां या दवाईयों के बूंद रोजाना 1 वक्त 5 दिन तक देना। बाद में हफ्ते में एक बार 4 हफ्ते देना।

5. **लॅकेसिस (Lachesis-200)** : जो मादा हाथ लगाने नहीं देती, द्वेष करती काटती या लत्ताप्रहार करने वाली हो उसे यह दवा देना।

6. **कैल्केरिया कार्ब (Calcaria carb-200)** : हटवादी, दुराग्रही, मोटी मादा जिसमें ईस्ट्रस साईकल लंबी होती उसमें यह दवा देना।

   मात्रा : 10 गोलियां या दवाईयों के बूंद रोजाना 1 वक्त 5 दिन तक देना। बाद में हफ्ते में 1 बार 4 हफ्ते देना।

7. **लायकोपोडीयम (Lycoopodium-200)** : जब ईस्ट्रम साईकल ज्यादा वक्त तक होती और बायें ओव्हरी के बाजू दर्द होता, दुबली मादा, कम आत्मविश्वास, अकेले नहीं रहते, नर अश्वों के साथ रहने का प्रयास करती उस मादा को यह दवा देना।

   मात्रा : 10 गोलियां या दवाईयों के बूंद रोजाना 1 वक्त 5 दिन तक देना, बाद में हफ्ते में 1 बार 4 हफ्ते देना।

8. **नायट्रम मुर (Nitrum mur-200)** : जिस मादा अश्व में अनइस्ट्रम बहुत देरी तक रहती या अनियमित होती, उदास होना, अकेले रहने की कोशिश ऐसे में यह दवा देना।

   मात्रा : 10 गोलियां या दवाईयों के बूंद रोजाना 1 वक्त 5 दिन तक देना बाद में हफ्ते में 1 बार 4 हफ्ते देना।

अनियमित इस्ट्रस और इन्फर्टीलीटी पर बाकी होम्योपैथिक उपचार

1. **काली कार्ब (Kali carb-30, 200)** : चिड़चिड़ी मादा, खिन्न, विषाणु हाथ लगाने ना देने वाली इस्ट्रम, सबइस्ट्रस और डायइस्ट्रस बढ़ जाता। शरीर के पिछले हिस्से पाँव तक दर्द होता। उन्हें यह दवा देना।

   मात्रा : 10 गोलियां या दवाईयों के बूंद रोजाना 2 वक्त 5 दिन देना। बाद में 200 शक्ति का हफ्ते में 1 बार 4 हफ्ते देना।

2. **फॉलीकुलिनम (Folliculinum-30, 200)** : मादा सबइस्ट्रस में हो, जिसमें पाली होती लेकिन बाह्य गुणधर्म नहीं दिखते जैसे की मादा अनइस्ट्रस में हो तब यह दवा देना।

   मात्रा : 10 गोलियां या दवाईयों के बूंद रोजाना 2 वक्त 5 दिन देना।

3. **सबायना (Sabiana-30, 200)** : पिछले हिस्से दर्द होना जब मादा अनइस्ट्रस में हो तब यह दवा देना।

   मात्रा : 10 गोलियां या दवाईयों के बूंद रोजाना 2 वक्त 5 दिन देना।

4. **लूना (Luna-30, 200)** : जब बाकी दवाईयाँ काम नहीं करती तब यह दवा देना।

5. **गॉसिपीयम (Gossipium-30, 200)** : यदि अनईस्ट्रस बहुत समय तक लंबी हुई हो और बाकी कोई दूसरी दवा काम नहीं कर रही हो तो यह देना।

   मात्रा : 10 गोलियां या दवाईयों के बूंद रोजाना 2 वक्त 5 दिन देना।

6. **सेनेसिया आवरीयस (Senecia Aureus-30, 200)** : यह आम दवा है। जो मादा बेचैन, चिडी, घबराने वाली, चंचल स्वभाव की हो और अनइस्ट्रस का समय बहुत हो तो यह देना।

   मात्रा : 10 गोलियां या दवाईयों के बूंद रोजाना 2 वक्त 5 दिन देना।

अच्छा माज रहने पर भी गर्भ ना रहना (Infertilly with Normal cycle)

जो मादाएँ अच्छा माज रहने पर भी गर्भार नहीं रहती उनके लिये निचली दवाईयों का इस्तेमाल करें।

1. **प्रोजेस्टेरान (Progesterene-12)** : इसके साथ LHRH लयूटीना यझीग रिलीसींग हार्मोन यह हॉर्मोन्स देने पर लाभ होता।
   मात्रा : रोजाना 2 वक्त 5 से 7 दिन संयोग के पूर्व दिन देना।

इन्डोमेट्रायटीस और इनफर्टीलीटी (Indometrits and Infertility)

इसमें गर्भाशय की अंदरुनी हिस्से का दाह होता, उस वजह मादा गंभीर नहीं रहती, इन्डोमेट्रायटीस जीवाणु या इस्ट का संसर्ग होने से यह होता है। यह तीव्र या पुराना हो सख्ता है। जिस वजह गर्भधारणा नहीं होती।

कारण

ब्याने की क्रिया ठीक ना होना, झार अटकना, गर्भपात की वजह गर्भाशय पूर्व स्थिति ना आना, गर्भाशय का दाह होना ई.।

लक्षण

गर्भाशय में से आने वाला स्राव रंगीन होता और दुय्यम विषाणु का संसर्ग होने से स्राव मवाद युक्त बनता है। यह संसर्ग अन्दर तक जाता उस वजह सर्व्हीकस और गर्भाशय मोटा होता, झार अटकने पर बीमार को बुखार, कुंथना चालू होता।

होम्योपैथिक दवाईयों का उपचार

1. **आकोनाईट और बेलाडोना (Aconite & Belladona)** : 1 एम देना यदि बुखार तेज हो तो पायरोजन देना।

2. **पलसाटीला (Pulsatilla-30)** : यदि अंदर से आने वाला स्राव मिश्रित गाढ़ा, पीले रंगो का होने पर यह दवा देना।

   मात्रा : 10 गोलियां या दवाईयों के बूंद रोजाना 2 वक्त काम होने तक देना।

3. **इकायनिसिया (Echinaicia-6)** : खून जहरीला और रक्तदोष, गर्भपात के बाद झार रहने से होने पर देना।

   मात्रा : 10 गोलियां या दवाईयों के बूंद 2 घंटों बाद 4 वक्त देना।

4. **सबायना (Sabina-6)** : गर्भपात होने के बाद स्राव रक्त मिश्रित, पेशाब में खून होने पर यह दवा देना।

   मात्रा : 10 गोलियां या दवाईयों के बूंद रोजाना 3 वक्त 4 दिन देना।

5. **सिकेल कॉर (Secale cor-30)** : गर्भपात के बाद हुआ संसर्गजन्य गर्भाशय दाह जिस वजह होने वाला स्राव काला खूनयुक्त होने पर देना।

   मात्रा : 10 गोलियां या दवाईयों के बूंद रोजाना 3 वक्त 4 दिन देना।

6. **सेपीया (Sepia-30)** : हरे रंगों का स्राव वह क्षोभ के साथ होना, यह दवा चिड़ी हुई, दुःखी, क्षोम हुई मादा अश्व में अच्छा काम करती।

   मात्रा : 10 गोलियां या दवाईयों के बूंद रोजाना 2 वक्त कम होने तक देना।

7. **कावलोफायलम (Calophylum-30)** : गर्भाशय से आने वाला स्राव, चॉकलेटी रंगो का, जानवर थका हुआ हो तो देना।

   मात्रा : 10 गोलियां या दवाईयों के बूंद दिन में से 2 वक्त देना।

8. **अर्सेनिकम अल्बम (Arsenica alba-30)** : पतला पानी जैसा स्राव चमड़ी को क्षुब्ध करने पर देना।

   मात्रा : 10 गोलियां या दवाईयों के बूंद दिन में से 2 वक्त देना।

9. **हायड्रास्टासीस (Hydrastasis-30)** : यदि दाह चिपचिपा और चमड़ी को क्षुब्ध करता, जानवरों को बेचैन करता तब यह देना।

   मात्रा : 10 गोलियां या दवाईयों के बूंद रोजाना 2 वक्त 4 दिन देना।

10. **मेडोन्हेनियम (Medorrheium-30)** : जब स्राव बहुत पुराना काला और बू युक्त होना, मादा अस्वस्थ, बेचैन होना उस समय देना।
मात्रा : 10 गोलियां या दवाईयों के बूंद रोजाना 2 वक्त दुरुसत होने तक देना।

11. **सिलिसिया (Silicia-30)** : कमजोर लेकिन संवेदनशील, नाराज जल्द भावनाविवश होना, विशिष्ट प्रकारों का स्राव होना उस मादा को देना।
मात्रा : 10 गोलियां या दवाईयों के बूंद रोजाना 2 वक्त दुरुस्त होने तक।

12. **सिकेल कॉर (Secal cor-30)** : यदि स्राव बहुत और बदबू युक्त हो और जानवर बहुत खराब हो राह तो यह देना।
मात्रा : 10 गोलियां या दवाईयों के बूंद रोजाना 2 वक्त दुरुस्त होने तक देना।

13. **नोसोडस् (Nosodes-30)** : ऊपरी उपचारों के साथ सही नोसोड किस जंतूओ से हुये उसका अंदाज लेकर वह नोसोड देना। जैसे – **स्ट्रेप्टोकॉक्स, झुइपीडेमीट, ईकोलाई क्लबेसीला, ॲरोजीन्स, स्टॅफिलोकोकस आयरीयस, सुडोमोनास असेर्जितसा** ई.।
मात्रा : 10 गोलियां या दवाईयों के बूंद रोजाना 2 वक्त देना।

14. **सल्फर (Sulphur-200)** : इस दवा का पुरानी केसेस में लाभ होता। लेकिन वह चुनी हुई दवाईयों के साथ देना।
मात्रा : 10 गोलियां या दवाईयों के बूंद रोजाना 2 वक्त देना।

15. **मेलकम सेल (Melcum sale-6)** : बहुत दिनों का गर्भाशय का दाह जिसमें गर्भाशय का मुँह (Carvix) ज्यादा प्रभावित होता है। और दाह होता है।
मात्रा : 10 गोलियां या दवाईयों के बूंद रोजाना 3 वक्त 3 दिन देना।

पायोमेट्रायटी (Pyometritis)

इसमें मवाद गर्भाशय में जमा होता और गर्भाशय बड़ा होकर सूजन भरा होता, इसमें गर्भाशय मुँह (Cervix) चिपक जाता है। जिस वजह मवाद युक्त स्राव बाहर नहीं आ सख्ता है और वह जमा हो जाता है।

लक्षण

गर्भाशय सख्त होना, अन्दर से निकलने वाला स्राव गंदा गोबर के खतो जैसा दिखता, रक्तदोष, सुस्ती।

होम्योपैथिक दवाईयों का उपचार

इसमें गर्भाशय में अटका मवाद युक्त निकाल देना, और गर्भाशय की मुँह की जगह चिपका हुआ हिस्सा खुला करना उसके हेतू ग्राफाईटस, सिलीसिया कैल्केरिया फ्लोअर, थिओसिनामीन यह दवाईयों मिलाकर या दवाईयों के बूंद रोजाना 2 वक्त 5 से 7 दिन देना। बाकी उपयुक्त दवा नीचे दी है।

1. **कैलकेरिया सल्फ (Calcaria Sulph-200)** : यदि स्राव पीला, गाढ़ा हो तो यह देना।

   मात्रा : 10 गोलियां या दवाईयों के बूंद दिन में से 3 वक्त दुरुस्ती तक।

2. **हिपर सल्फ (Hepar Sulph-1M)** : स्राव मवाद युक्त और गंदी बु वाला होने पर देना।

   मात्रा : 10 गोलियां या दवाईयों के बूंद दिन में से 3 वक्त कम होने तक।

3. **पायरोजीन (Pyrogen-1M)** : इसके उपयोग बुखार होने पर और मवाद युक्त स्राव आने पर साथ ही बीमार खिन्न, मंद होने पर देना।

   मात्रा : 10 गोलियां या दवाईयों के बूंद रोजाना 2 घंटों की अंतर पर कम होने तक देना।

4. **फ्रॅक्शीनस अमेरिकाना (Fraxinus Americana-200)** : यदि ऊपरी कोई भी इलाज काम ना कर रहा हो तो यह दवा देना।

   मात्रा : 10 गोलियां या दवाईयों के बूंद रोजाना 3 वक्त लक्षण कम होने तक देना।

3. *थूजा ऑक्सिडेन्टलिस–30* यदि गाँठ गोभी के फूल जैसी अथवा बीज की मस्सेनुमा हो तो 6 हफ्ते तक, सप्ताह में एक बार के हिसाब से यह दवा दें।

श्वेत तुर्रा (White comb)

इस रोग से तुर्रे पर सफेद धूल से धब्बे दिखते हैं। पंख खरखरे अस्त–व्यस्त दिखाई देते हैं और पक्षी मर जाता है। इसके संपर्क से दूसरे निरोगी पक्षियों को भी बीमारी होती है, इसलिए रोग ग्रस्त पक्षी को अलग निकाल देना चाहिए। माना जाता है कि यह रोग किसी सब्जी के परजीवी अथवा फफूंदी के कारण होता है।

उपचार

1. *सल्फर–30* 10 मि.ली. 8 लीटर पीने के पानी में मिलाकर 100 पक्षियों को एक या दो दिन तक देना काफी है फिर ऊपर लिखे अनुसार स्टेफिसेग्रिया 30 भी दें।

अध्याय–31

गर्भार अश्व मादा और शिंगुरु इनके बीमारियों पर होम्योपैथिक उपचार

गर्भधारण और जन्म एक कुदरती क्रिया है। होम्योपैथिक दवाईयाँ इसके लिये सर्वोत्कृष्ठ होती है।

जन्म के लिये तैयारी

जन्म के लिये होम्योपैथिक दवाईयों 30 दिन पूर्व संभाव्य जन्म तिथि पूर्व शुरु करनी होगी।

1. **पलासाटीला प्रोटेन्सीस (Pulsatilla Pratensis-30)** : यह गर्भाशय लिंगामेंट टेइन्डट को नर्म करती ओटीमेट (Pelvic) लचीला बनाती। गर्भाशय को खून बहाव बढ़ाती। जिस वहज जन्म देने के लिये तैयार करती वैसे ही कास की बढ़ौती। वैसे ही यह मातृत्व की भावना पैदा करती इसकी जरुरत पहली बार जन्म देने वाली मादा को होती है।
2. **सिमिसीफुमा (Cimicifuga-30)** : यदि मादा पहली बार गर्भार हो तो दर्द, पोट शूल होता, बहुत पसीना आता, पेशाब करने परेशानी होती।

मात्रा : 15 गोलियां या दवाईयों के बूंद रोजाना 2 वक्त 2 दिन पूर्व जन्म देने के दें।

3. **अरिस्टोलोचिया क्लेमेंटीस (Aristolochia Chematis-30)** : यह दवा एक से ज्यादा जन्म दी हुई मादा को जन्म देने पूर्व। आखिरी हफ्ते 5 से 8 दिन पूर्व देना। इस वजह जन्म देने की नलिका को फैलने में मददगार होती, वैसे ही गर्भाशय को रोग जंतुओं को कम करती।

जन्म देत समय मददगार होम्योपैथिक दवाईयाँ

1. **काऊलोफायलम थालीक्ट्रोओईड (Caulophylum Thalictroi-dos-30)** : यह दवा हार्मोन्स का संतुलन रखती है। वैसे ही गर्भाशय की हलचल बढ़ाती है। इसलिए यह दवा जल्दी ना देना। मादा ब्याते समय यदि गर्भाशय की हलचल ना हो, ब्याने का वक्त हो तो यह दवा देना।

2. **सेपीयाँ ऑफिसीनॉलीस (Phytolacca Americana-30)** : यदि जन्म देने के पूर्व दूध निकल रहा हो तो यह दवा देना।

   मात्रा : 15 गोलियां या दवाईयों के बूंद रोजाना 1 वक्त देना।

3. **सेपीयाँ ऑफिसीनॉलीस (Sepia Officinalis-30)** : यह दवा वयस्क मादा में अच्छा काम करती। पहले बहुत समय व्यायी हो तो बाद में ब्याते समय गर्भाशय के पेट का हिस्सा, कासो का मांसल हिस्सा कमजोर हुआ हो तो यह दवा देना।

   मात्रा : 10 गोलियां या दवाईयों के बूंद रोजाना 2 वक्त 3 से 5 दिन देना।

जन्म देने के बाद / ब्याने के बाद दी जानी वाली होम्योपैथिक दवाईयाँ

1. **सबायना ज्युनिपेरस (Sabina Juniperus-30)** : ब्याने के बाद मादा और उसके बच्चे को आराम और शांति देनी चाहिये, क्योंकि झार बैगर

परेशानी गिरनी चाहिये, यह दवा देने से गर्भाशय की सफाई होती और जीवाणु का संसर्ग नहीं होता।

मात्रा : 15 गोलियां या दवाईयों के बूंद।

2. **आरिस्टोलोचीला क्लेमॅटीस (Aristolochia Cleamatis-30)** : यदि दूध बराबर ना निकल रहा हो तो यह दवा देना।

   मात्रा : 15 गोलियां या दवाईयों के बूंद।

3. **पलसाटीला प्राटेन्सीस (Pulsatilla Pratensis-30)** : पहली बार ब्याये मादा अश्व में यह अच्छा काम करती।

   मात्रा : 15 गोलियां या दवाईयों के बूंद रोजाना 2 वक्त 3 दिन देना।

4. **अर्टिका युरेन्स (Urtica Urens-30)** : यदि ब्याने के बाद कास को दहा हो, सूजन हो और दर्द से मादा बच्चे को दूध ना पिलाये दे तो यह देना।

   मात्रा : 15 गोलियां या दवाईयों के बूंद दिन में से 1 बार 3–4 दिन देना।

मादा अश्व के बच्चे के बारे में

बच्चा बीमार होने पर उसकी सेहत का ख्याल देना क्योंकि उसमें प्रतिकार शक्ति कम होती है।

1. **ऱ्हीयम पालमॅटम (Rheum Palmatum-30)** : बच्चों में होने वाली बीमारी जिसमें संडास होती है और यह बच्चा खाने शुरु किया बरोबर होती। यदि संडास की गंदी बु हो, दिखने में दूध जैसी सफेद हो, बच्चा बार–बार पैखाना करता है। और पीठ को तनाव देता है। ऐसा होने पर यह दवा देना।

   मात्रा : 8 गोलियां या दवाईयों के बूंद दिन में से 2–3 वक्त 3 दिन देना।

झार रहना (Retained Placenta)

मादा ब्याने के बाद झार 2 से 3 घंटों की अंदर गिरना चाहिये, नहीं तो बुरा परिणाम होता है। जीवाणु का संसर्ग होकर गर्भाशय का दाह हो सख्ता आगे चलकर **लेमिमनायटीस** भी होता है। नीचे दी गई होम्योपैथिक दवाईयों का इस्तेमाल करें।

1. **सबायना (Sabina-200)** : यह दवा गर्भाशय पर अच्छा काम करती। झार को यह खुल्ला करती, ज्यादाकर जब खून की गुठलीयाँ गिरती उस वक्त अच्छा काम करती।

   मात्रा : 10 गोलियां या दवाईयों के बूंद 2 घंटों की अंतर बाद 4–5 वक्त देना।

2. **कावलोफायलम (Caulophylum-200)** : मादा बहुत थकी हो, और गर्भाशय सिकुड ना सका, उस वजह झार ना गिरे तो यह दवा देना।

   मात्रा : 10 गोलियां या दवाईयों के बूंद 2 घंटो बाद 4–5 वक्त देना।

3. **सेपिया (Sepia-200)** : यह स्वाभाविक प्रकृति की दवा कह के इस्तेमाल करना।

   मात्रा : 10 गोलियां या दवाईयों के बूंद दिन में से 3 से 4 वक्त देना।

4. **पलसाटीला (Pulsatilla-200)** : इसका इस्तेमाल भी सैपीयाँ जैसा करें।

   मात्रा : हर 10 मिनट अंतरोबाद 6 मात्रा देना।

जहरयुक्त गर्भाशय का दाह (Toxic Metritis)

यह परिस्थिति झार ज्यादा देरी तक रहने पर हो सख्ती।

होम्योपैथिक दवाईयों का उपचार

1. **सिकेल कॉर (Secale cor-200)** : जब गर्भाशय से भूरे रंगों की गंदगी बू युक्त स्राव जाता है। तब यह दवा देना।

मात्रा : 10 गोलियां या दवाईयों के बूंद हर 15 मिनटो बाद 4–5 वक्त दें।

2. **पायरोजन (Pyrogen-1M)** : बहुत संसर्ग होकर, गंदी बु युक्त आ रहा हो, मादा बेचैन हो, बहुत बुखार होना।

   मात्रा : 10 गोलियां या दवाईयों के बूंद हर 10–15 मिनटों के बाद देना।

3. **बेलाडोना (Belladona-1M)** : जब बहुत बुखार होता, नाड़ी की गति अनिश्चित हो और पेरिटोनायटीस नहीं होने हेतु देना।

   मात्रा : 10 गोलियां या दवाईयों के बूंद हर 10–15 मिनटों बाद देना।

4. **इकायनेसिया (Echinecea-30) + क्रोटालस हारीडस (Crotalus Harridus) + व्हाराट्रम व्हीरेडी (Veratrum Veriade-200) + बॅप्टीसा (Baptisa-1M)** : मिलाकर देने से अच्छा परिणाम मिलता है।

ब्याने के बाद रक्तस्राव (Post Partum Haemorrhage)

ब्याने के बाद गर्भाशय की अंदरुनी हिस्सो से रक्त नलिका फटने से और गर्भाशय बाहर आने पर रक्तस्राव होता है।

होम्योपैथिक दवाईयों का उपचार :

1. **अर्निका (Arnica-30)** : इसे जनने के पहले और बाद में देने से प्रतिकारात्मक काम करती।

   मात्रा : 10 गोलियां या दवाईयों के बूंद दिन में 3 वक्त 2–3 दिन देना।

2. **इरिजर्म (Erigerm-200)** : इसका इस्तेमाल बहुत सारे रक्तस्रावों पर ज्यादाकर रक्तवाहिन्या तुटने पर करते हैं।

   मात्रा : 10 गोलियां या दवाईयों के बूंद 10–15 मिनट अंतरोबाद कम होने तक देना।

3. **ईपिकॅक (Epicac-200)** : यदि रक्तस्राव चमकीला लाल रंगों का बहुत होने पर देना।

   मात्रा : 10 गोलियां या दवाईयों के बूंद 10 से 15 मिनट अंतरों से कम होने तक देना।

4. **फॉस्फोरस (Phosphorus-200)** : यदि खून जैसा चमकीला हो तो यह देना।

   मात्रा : 10 गोलियां या दवाईयों के बूंद 10 से 15 मिनटो बाद कम होने तक देना।

5. **नायट्रीक अॅसिड (Nitric Acid-200)** : यदि खून पतला हो उसमें सख्त कंकरो जैसा आ रहा हो तो यह दवा देना।

   मात्रा : 10 गोलियां या दवाईयों के बूंद हर 10–15 मिनटों बाद कम होने तक देना।

6. **सबायना (Sabina-200)** : यदि खून पतला हो उसमें सख्त कंकरो जैसा आ रहा हो तो यह दवा देना।

   मात्रा : 10 गोलियां या दवाईयों के बूंद 10 से 12 मिनटों के अंतरों से देना।

7. **मेलेफोलीयम (Mellefolium-200)** : यदि खून चमकीला लाल रंगों का पतला और गर्भाशय की अंदरुनी हिस्से से आ रहा हो तो यह दवा देना।

   मात्रा : 10 गोलियां या दवाईयों के बूंद 10 से 15 मिनट के अंतर पर देना।

8. **सिकेल कॉर (Secale cor-200)** : यदि खून गहरे काले रंगों का और रक्तस्राव ना रुक रहा हो तो यह देना।

   मात्रा : 10 गोलियां या दवाईयों के बूंद 10 से 15 मिनट के अंतर बाद देना।

9. **प्लाटीना (Platina)** : हर समय रक्तस्राव अधूरे कंकर जैसा होना।
मात्रा : 10 गोलियां या दवाईयों के बूंद हर 10–15 मिनटों बाद कम होने तक देना।

10. **ट्रीलीयम (Trillium-200)** : थोड़ी–सी हलचल करने पर खून तीव्र गति से बाहर आना।
मात्रा : 10 गोलियां या दवाईयों के बूंद हर 10–15 मिनटों के अंतर से कम होने तक देना।

11. **कार्बोव्हेज (Carboveg-200) + व्हराट्रम अल्बम (Veratrum alb-200) +** : ये मिक्शर यदि जानवर नीचे गिर पड़ा होने पर देना।
मात्रा : 10 गोलियां या दवाईयों के बूंद हर 10 मिनटों बाद देना। दुरुस्ती पूरी होने तक पूर्व जगह आने के लिये **चायना (China-30) + ॲसिटीक ॲसीड (Acitic acid-30) + स्टोनिशिया (Stronitia-30) + फॉस्फरीक ॲसीड (Phosphoric acid-6) + अर्सेनिक अल्बा (Arsenic alba-6) + फेरम मेटालिकम (Ferum metalicum-6) + सिलिसिया (Silicia-6) + फॉस्फरस (Phosphorus-6)** यह दवाईयाँ देना।
मात्रा : यह सभी दवाईयाँ 30 शक्ति की इस्तेमाल करें, रोजाना 2 वक्त।

कास का दाह (Mastitis Inflammation of udder)

मादा आश्व में कास का दाह बहुत कम नजर आता है। यह दूध निकलते समय मादा जब बच्चे को दूध पिलाती है उस समय यदि वह ठंडी हवा में हो तो होता।

बीमारी के लक्षण

कास पर सूजन, गर्भ होना, स्पर्श करने पर दर्द होना, यह सूजन कास के पिछले हिस्से से आगे सरक जाती, उस वजह वह बेडौला दिखती भूख ना लगना, दूध में बदलाव आना, दूध दही जैसा होना, उसमें खून होना।

होम्योपैथिक दवाईयों का उपचार

1. **अॅकोनायटम नैप (Aconitum-1M)** : शुरुआत की अवस्था में ज्वर होने पर 1 एम शक्ति का 30 मिनटों की अंतर से 2–3 मात्रा देना, यदि सिर्फ दाह हो तो 30 शक्ति का हर घंटे 4 वक्त देना।
2. **अर्निका (Arnica-200)** : कास को मार लगने पर 3–4 मात्रा देना।
3. **बेलाडोना (Belladona-1M)** : तीव्र केससे में, भावनावश होना, आँखों के बुब्बुल फैल जाना, नाड़ी की गति बढ़ना, कास पर सूजन और दाह होना।

   मात्रा : 10 गोलियां या दवाईयों के बूंद हर 2 घंटों बाद 4 वक्त देना।
4. **फायटोलॅका (Phytolacca-30)** : यदि कास की दाह के साथ लिम्फ ग्रंथियों का प्रार्दुभाव होकर कास को सूजन होकर सख्त होने पर यह देना।

   मात्रा : रोजाना 3 मात्रा 3 दिन देना।
5. **ब्रायोनिया (Bryonia-30)** : ग्रंथियों को सूजन, लेकिन कम गर्म।

   मात्रा : 10 गेलियाँ या दवाईयों के बूंद दिन में से 3 वक्त 3 दिन देना।
6. **हिपर सल्फुरीस (Hepar Sulphuris-200)** : कास सख्त होना, मवाद आना, मादा हाथ लगाने ना देना, इसमें 6x शक्ति का देने से पू निकल जाता, लेकिन ज्यादा शक्ति का देने पर पू अवस्था कम होती, दोनों केसेस में रोजाना 3 वक्त 2 दिन देन, लेकिन सही शक्ति की दवा बीमारी की परिस्थितिनुसार चुनना।
7. **मरक्युरीअस सॉल (Mercurious sol-30)** : यदि कास में का स्राव हरे रंगों का खून मिश्रित, कास सख्त, बहुत समय बीमार को खून के पैखाने होते।

   मात्रा : 10 गोलियां या दवाईयों के बूदं रोजाना 3 वक्त 3 दिन देना।

8. **सिलीसिया (Silicia-200)** : यदि कास पर व्रण हो, दुरुस्ती को समय लग रहा हो, क्रिम जैसा मवाद आना, केस पुरानी हो तो यह देना।

मात्रा : 10 गोलियां या दवाईयों के बूंद रोजाना 1 वक्त 5 दिन देना।

9. **सल्फर (Sulphur-30) + सिलिसिया (Silicea-30) + कार्ब्रोव्हेज (Carboveg-30) +** मिश्रण यदि दूध के गाढ़े कंकर आने पर देना।

10. **बेलाडोना (Belladona-200) + ब्रायोनिया (Bryonia-200) + कोनियम (Conium-200)** (BBC) यह मिश्रण अच्छा काम करता जिस के में हंगामा हो तब यह देना।

मात्रा : रोज 4 मात्रा देना, कम होने पर मात्रा कम करें।

11. **ॲपीस मेल (Apis mel-200)** : कास की सूजन गर्म होना, आजू–बाजू हिस्सा सूजन भरा होना, दर्द होने से हाथ लगाने ना देना, उस समय देना।

12. **कोनियम (Conium-6)** : यदि कास पर छोटी–छोटी बहुत सारी गुठलीयाँ हो।

मात्रा : 10 गोलियां या दवाईयों के बूंद रोजाना 1 वक्त पिघलने तक देना।

13. **लॅकेसिस (Lachesis-200)** : यदि कास की ऊपर की चमड़ी नीले रंगों की हो, दाहिनी तरफ ज्यादा गठिया हो, हाथ लगाने पर हमला करें तो देना।

मात्रा : 10 गोलियां या दवाईयों के बूंद रोजाना 3 वक्त देना।

14. **लॅक कॅनिनम (Lac Caninum-200)** : कास पर सूजन, खिन्न रहना, इस दवा का इस्तेमाल दूध घटाने पर भी किया जाता, कास को दाह होने पर देना।

मात्रा : 10 गोलियां या दवाईयों के बाद बूंद दिन में से 3 वक्त देना।

कम दूध निकलना (Problem with Lacation, Milk Production) अघूरा दूध उत्पादन (Inadequate Milk Supply)

नीचे दी गई होम्योपैथिक दवाईयाँ दूध का उत्पादन बढ़ाती है। उसके लिये 10 गोलियां या दवाईयों की 1 मात्रा दिन में से 3 वक्त देना।

1. **अर्टिका युरेन्स (Urtica Urens-200)** : शुरुआत की अवस्था में देना।
2. **अल्फा अल्फा (Alfa Alfa-6x)** : कमजोर मादा होने पर, दूध में सुधार।
3. **आग्नस कॅकटस (Agnus cactus-6)** : मादा खिन्न होना।
4. **झिंक मेट (Zincum met-30)** : कास में दर्द होने पर।
5. **मेडूसा (Medusa-30)** : अर्टिका युरेन्स के लिये वैकल्पिक काम करती।
6. **कॅलकेरिया कार्ब (Calcaria carb-200) + कॅलकेरिया फॉस (Calcaria phos-300) + पलसाटीला (Pulsatilla-200) + तबीयत देखकर देना। कास का बढ़ाव कम हो तो – आयोडम (Iodum-30) + कोनियम (Conium) + सबल सेलराटा (Sabal Saralata-30) + कॉली आयोडाइड (Kali Iodide-30)** यह दवाईयाँ रोजाना 2 वक्त देना।

अध्याय–32

अश्व पेशाब मार्ग के, गुर्दे की बीमारियों पर होम्योपैथिक उपचार

पेशाब मार्ग या गुर्दे की बीमारियों में पेशाब का रंग बदल जाता है। पेशाब करते समय दर्द होना, पीठ मोड़कर कमान जैसी करके कुंथना, ऐसे समय तुरन्त होम्योपैथिक दवाईयों का उपचार करें।

गुर्दे का दाह (Nephritis, Inflimation of Kidney)

कारण

अयोग्य खानपान, जोरों का ज्यादा काम, वर्जीस, पेशाब होने के लिये दवा लेना, जीवाणु, विषाणु, प्रतिकार शक्ति कम होना, मार लगना ई.

लक्षण

बुखार, कमर, कटीप्रदेश सख्त होना, खूनयुक्त पेशाब, कम होना, बार–बार होना, मूत्रपिंड की जगह गर्म, जानवर आंट के जैसा रहता है। उस जगह

दबाव देने पर सख्त हिस्सों सहित चलता, चाल झुलते–झुलते होती, पीठ की और बार–बार देखता।

होम्योपैथिक दवाईयों का उपचार

1. **ॲकोनायटम (Aconitum-30)** : यह बीमारी की शुरुआत की अवस्था में जब बीमार बहुत बेचैन होता, पेशाब गर्म, खून जैसी, जमा करने पर नीचले तलवे में मिट्टी जैसी गलत जमा होती।

   मात्रा : 5 से 10 गोलियां या दवाईयों के बूंद दिन में से 2–3 वक्त देना।

2. **अर्निका मॉन्ट (Arnica mont-30)** : यदि मार लगने से बीमारी हो तो देना।

   मात्रा : 10 गोलियां या दवाईयों के बूंद रोजाना 2 वक्त देना।

3. **कॅन्थारिस (Cantharis-30)** : दर्द के साथ बार–बार पेशाब हो, रक्त मिश्रित, थोड़ी–थोड़ी होना, पिघला हिस्सा प्रार्थना, टेढ़ा होनो तो यह दवा देना।

   मात्रा : 10 गोलियां या दवाईयों के बूंद रोजाना 3–4 वक्त देना।

4. **मरक्युरीअस व्हायव्हस (Mercurious Vivus-30)** : बीमार को यदि पसीना आ रहा हो, बहुत पेशाब हो तो यह देना।

   मात्रा : 10 गोलियां या दवाईयों के बूंद रोजाना 3–4 वक्त देना।

5. **कॅनाबिस इन्डीका (Canabis Indica-30)** : बहुत कुथना, बेचैनी, पैर जमीन पर पटकाना, पेट को पैर मारना ऐसा हो तो यह दवा देना।

   मात्रा : 10 गोलियां या दवाईयों के बूंद रोजाना 3–4 वक्त देना।

6. **डलकामारा (Dulcamara-12)** : आद्रता की वजह होने पर।

   मात्रा : 10 गोलियां या दवाईयों के बूंद रोजाना 2 वक्त देना।

7. **अर्टिका युरेन्स (Urtica Urens-30)** : यह गुर्दे पर अच्छा काम करता है। पेशाब अच्छी होती विषघ्न पदार्थ बाहर निकल जाते।

खून की पेशाब (Haematurea)

पेशाब मे खून आने को **हिम्याचूरीया** कहते हैं। जख्मों की वजह विषैली पदार्थों से और बीमारी जैस–बवेसियासीस, व्याने के बाद भी होती।

लक्षण

जख्मों की वजह होगी तो कमर, कटी प्रदेश गर्म होता, लेकिन दुरुस्त होता, यदि विषध्नता से हो तो बुखार आता, नाड़ी की गति बढ़ना, सांस बढ़ना।

होम्योपैथिक दवाईयों का उपचार

1. **आकोनायटम नॅपेलस (Aconitum napellus-6)** : विषध्न अवस्था में शुरुआत की बुखार की अवस्था जिसमें मरीज तनावपूर्ण तथा बैचने होता है। तब यह दवा देना।

   मात्रा : 10 गोलियां या दवाईयों के बूंद हर घंटे 4 वक्त देना।

2. **अर्निका मॉन्ट (Arnica mont-30)** : मार लगने से यदि परिस्थिति हो तो, गहरे भूरे रंगों का गाल जमा हो रहा हो तो यह देना।

   मात्रा : 10 गोलियां या दवाईयों के बूंद दिन में से 2 वक्त 3 दिन देना।

3. **टेरीबिन्थीना (Terbebinthina-200)** : पेशाब का मिट्टी रंग हो। पेशाब की परेशानी, विषध्न परिस्थिति हो तो यह देना।

   मात्रा : 10 गोलियां या दवाईयों के बाद रोजाना 2 वक्त 4 दिन देना।

4. **बेलाडोमा (Belladona-200)** : मार लगने की वजह न होना, बीमारी कारण हो तो यह दवा देना।

   मात्रा : 10 गोलियां या दवाईयों के बूंद 3 घंटों के अंतर से 4 वक्त देना।

5. **कॉकस कॅकटी (Cocus Cactil-30)** : पेशाब में लाल गाल, कंकर, युरेटस हो, पेशाब करने परेशानी हो तो यह देना।

मात्रा : 10 गोलियाँ या दवाईयों के बूंद 3 घंटों अंतर से 4 वक्त देना।

6. **क्रोटॅलस हारीडस (Crotatus Harids-6)** : पेशाब गहरी और भारी मात्रा में प्रोटीनयुक्त, वैसे ही बाकी जगह रक्तस्राव होने पर देना।

   मात्रा : 10 गोलियां या दवाईयों के बूंद रोजाना 3 वक्त 3 दिन देना।

7. **हामामेलीस (Hamamelis-6)** : पेशाब ज्यादा होना, रक्त संचय और रक्तस्राव होना।

   मात्रा : 10 गोलियां या दवाईयों के बूंद रोजाना 2 वक्त 5 दिन देना।

8. **नायट्रीक ॲसिड (Nitric acid-6)** : पेशाब में अलबूमिन तेज आमोनिया की गंध हो, धूंधली फॉफोरीक पेशाब होना, बड़े जानवरों में साफ पेशाब भी हो सख्ती।

   मात्रा : दिन में से 3 वक्त 3 दिन देना।

9. **फॉस्फोरस (Phosphorus-200)** : तेज बुखार होना, यकृत दोष, कॉल हिमोग्लोबुन्युरीया, गुमचोट लगने की वजह श्लेष्म पर्दों पर रक्तस्राव।

   मात्रा : 10 गोलियां या दवाईयों के बूंद रोजाना 2 वक्त 3 दिन देना।

10. **युवा उरसी (Uva Ursi-6)** : गाढ़े खून की कंकर हुये जैसी पेशाब जिसमें मवाद या बाईल का रंग होता तब देना।

    मात्रा : 10 गोलियां या दवाईयों के बूंद रोजाना 3 वक्त 3 दिन देना।

पेशाब रुकना (Retention of Urine)

इसमें जानवर बार–बार पेशाब करने की कोशिश करता लेकिन पेशाब नहीं होती, हुई तो भी बूंद से होती, उस वजह जानवर बेचैन होता है। एक जगह से दूसरी जगह हलचल करता है। पेट की और देखता और पाँव पेट को लगाता।

होम्योपैथिक दवाईयों का उपचार :

1. **ॲकोनाईट और कॅन्थारीस (Aconite & Cantharis-30)** : ऊपरी लक्षणों में यह अच्छी दवा है।

मात्रा : 10 गोलियां या दवाईयों के बूंद रोजाना 3 वक्त 3 दिन देना।

2. **लायकोपोडीयम (Lycopodium-30)** : यदि पेशाब कम हो मगर बार–बार हो, पिछला हिस्सा आगे पीछे हिलता, पेट बड़ा होना।

   मात्रा : 5 गोलियां या दवाईयों के बूंद हर घंटे दुरुस्त होने तक देना।

3. **हायोसायमस (Hyoscyamus-30)** : यदि पेशाब पूरी बंद हो बार–बार कुंथना, जोरो से नीचे गिरकर हलचल कर रहा हो, कभी खड्डे रह के उसी अवस्था में रहे, फिर गिर पड़े, कुंथना चालू रखें तो यह देना।

   मात्रा : 10 गोलियां या दवाईयों के बूंद हर 3 घंटों बाद दुरुस्त होने तक।

मुतखड़ा (Urinary Calculi, Urinary stone)

नर अश्वों में पेशाब का मार्ग छोटा होने से यह समस्या हरदम होती है। पेशाब अटक जाती ऐसे समय शल्यचिकित्सा की ओर ली जाऐं।

कारण

खाद्य में जरूरत से ज्यादा क्षारतत्व देना, कम पानी, जीवाणु का संसर्ग यह वजह होती, वैसे ही यकृत का कार्य बिगड़ता।

लक्षण

पेशाब करते समय पेरशानी, खूनमिश्रित क़म पेशाब, दर्द होना, पेट को लात मारना, पिछली और पेट की और देखना, लिंग पेशाब करते समय फैल जाता है।

होम्योपैथिक दवाईयों का उपचार

1. **थॅलापसीबस्ता (Thalapsibursa-30)** : पेशाब में खून, चॉकलेट रंगो की गाल जमा होती, पुराना मूत्राशय का दाह, मूत्र मार्ग का दाह कम करती।

मात्रा : 10 गोलियां या दवाईयों के बूंद रोजाना 2 वक्त 5 दिन देना।

2. **लायकोपोडीयम (Licopodium-200)** : यकृत की बीमारी, खून मिश्रित पेशाब, लाल गाल जमा होना, यह दवा मुतखडे की शुरुआत की अवस्था में देना।

   मात्रा : 10 गोलियां या दवाईयों के बूंद रोजाना 2 वक्त 7 दिन देना।

3. **बरबेरीस व्हलगेंरीस (Berberis Vulgaris-30)** : यकृत का कार्य बिगड़ने से पिछला हिस्सा सख्त होना, पेशाब में युरीक अॅसीड ज्यादा होना और श्लेष्मा होना।

   मात्रा : 10 गोलियां या दवाईयों के बूंद रोजाना 2 वक्त 5 दिन देना।

4. **सारसापरीला (Sarsaparilla-30)** : पेशाब के पूर्व और अंत में दर्द होना, पेशाब में नर्म रेती होना।

   मात्रा : 10 गोलियां या दवाईयों के बूंद दिन में से 3 वक्त 3 दिन देना।

5. **कॉकस कॅक्टी (Cocus cacti-6)** : गर्द पेशाब में खून और युरेटस और छोटा कंकर भी हो सख्ता, पेशाब की तमन्ना होती।

   मात्रा : 10 गोलियां या दवाईयों के बूंद रोजाना 3 वक्त 4 दिन देना।

6. **सॉलीडॅगो (Solidago-6)** : पेशाब चिपचिपी, गहरी, गाल जमा होना, गंदी बू होना लेकिन पेशाब साफ होना।

   मात्रा : 10 गोलियां या दवाईयों के बूंद रोजाना 3 वक्त 4 दिन देना।

7. **ऑसीमम गॅनियम (Osium Ganium-30)** : पेशाब में ज्यादा युरीक अॅसिड, जो लंबे स्फटीक आकारों में होते, गंदी बू वाली मवाद चिपचिपी पेशाब होने पर यह दवा देना।

   मात्रा : 10 गोलियां या दवाईयों के बूंद रोजाना 2 वक्त 5 दिन देना।

गर्भपात (Abortion)

मादा में गर्भपात होने का मुख्य कारण मार लगना, फिसल जाना।

होम्योपैथिक दवाईयों का उपचार

1. **अर्निका मॉन्ट (Arnica mont-30)** : यदि मादा को या बच्चे को मार लगने पर यदि गर्भपात होने की आशंका हो तो यह देना।

   मात्रा : 5 गोलियां या दवाईयों के बूंद रोजाना 3 वक्त देते रहना।

2. **सबायना (Sabiana)** : यदि बहुत दर्द होकर खून का स्राव गिर पड़ा तो।

   मात्रा : 10 गोलियां या दवाईयों के बूंद रोजाना आधे, एक, दो घंटों बाद परिस्थितिनुसार देना।

3. **सिकेल कॉरनुटम (Secale Cornutum-200)** : बहुत कुंथना और गर्भाशय बाहर निकल पड़ रहा हो या गाढ़े लाल रंगो का स्राव आने पर, बहुत कमजोरी होने पर देना।

   मात्रा : 10 गोलियां या दवाईयों के बूंद रोजाना 1/2, 1, 2 घंटो बाद देना।

4. **पलसाटीला (Pulsatilla-200)** : गर्भपात हुआ हो और झार बाकी हो और वह जल्द ना गिर पड़ा रहा तो देना।

   मात्रा : 10 गोलियां या दवाईयों के बूंद 15 मिनट की अंतर से झार गिरने तक देना।

5. **चाइना (China-30)** : यदि बहुत खून का बहाव हो, कमजोरी हो तो यह दवा देना।

   मात्रा : 10 गोलियां या दवाईयों के बूंद हर 1, 2, 3, 4 घंटों के अंतर पर देना।

6. **रस टॉक्स (Rhus tox-30)** : यदि बहुत काम करने से गर्भपात की संभावना हो तो यह देना।

   मात्रा : 10 गोलियां या दवाईयों के बूंद हर 1, 2, 3 घंटों बाद।

अश्व का बर्ताव, चाल चलन में अस्वस्थता, मानसिक अस्वस्थता

अश्व की मानसिक अस्वस्थता, बर्ताव, सूचना का पालन न करना, झगडालू वृत्ति, चिंता, तीव्र घबराहट, अश्व के ट्रेलर की ओर टालना, पिछले पैरो खड़े रहना, सभी के पीछे रहना, मुँह से हवा खिंचना, जोरो से चलना, ऐसे बर्ताव में के लक्षण ख़ुद की सुरक्षा के लिये होते। लेकिन फिर से वह हर दम के लिये हो जाते। इसमें एलोपैथी के खास उपचार नहीं लेकिन होम्योपैथिक उपचारों से दुरुस्त होते। क्षार, जीवन सत्त्व, प्रथिनो की कमी की वजह यह होता उसकी कमतरता पूरी करे उसके बाद यह दुरुस्त होते।

1. **हाथो का स्पर्श होते ही डरने वाले अश्व (Fear of being Touched)** : हाथ लगाते कही डरने वाली प्रवृत्ति यह ज्यादा कर दर्द युक्त दवाईयाँ बीमारी में देना। वह देने पर या उसके साथ बुरा बर्ताव करने से पैदा होती।

2. **अर्निका मॉन्ट (Arnica mont-30)** : इस वजह जख्म कम हो जाते, वैसे ही भावना बढ़ाव करने वाली जख्म भी दुरुस्त होते।

   मात्रा : 10 गोलियां या दवाईयों के बूंद रोजाना 1 बार साल भर देना।

3. **हिप्पर सल्फुरीस (Hepar Sulphuris-30)** : यह बहुत संवेदनशील और बुरा बर्ताव हुये अश्व में परिणामकारक है।

   मात्रा : 10 गोलियां या दवाईयों के बूंद रोजाना 1 वक्त 3 दिन देना।

4. **एन्टीमोनियम क्रुडम (Antionium Crudem-30)** : जिन अश्वों में मानसिक संतुलन गया हो, दिमाग ठीक नहीं रहना, द्वेष भरे ऐक्य, ऐकोपा बराबर करता।

   मात्रा : 10 गोलियां या दवाईयों के बूंद रोजाना 2 वक्त देना।

5. **चामोमिला (Chamomilla-30)** : इससे चिंता, अस्वस्थता, बेचैनी, घबराहट कम होती।

   मात्रा : 10 गोलियां या दवाईयों के बूंद रोजाना 2 वक्त देना।

दूसरे वाहन को जुड़ाकर ली जाने वाली गाड़ी से डराव (Fear of the Horse Trailers)

1. **स्ट्रामोनियम (Stromonium-30)** : कुछ अश्व में यह डराव होता है। ट्रेलर देखते ही डर, घबराहट होती, लात मारना, काटना शुरु करते। ऐसा अश्व असुरक्षित, नई चीजों को डरने वाला, छोटी जगह डराव।
   मात्रा : 10 गोलियां या दवाईयों के बूंद रोजाना 1 बार 3–4 दिन देना।

2. **पलसाटीला प्राटेन्सीस (Pulsatilla Pratensis-30)** : जो अश्व मित्रता भावना से रहते लेकिन आखिरी अड़चन, कठिन प्रश्न होते। जैसे – नई बिना पहचान वाली परिस्थिति तीव्र होती जाती, अचानक घबराहट होना तब देना।

   मात्रा : 10 गोलियां या दवाईयों के बूंद रोजाना 1 वक्त 3 दिन देना।

3. **कैल्केरिया कार्बोनिका (Calcera carbonica-30)** : यह अश्व ट्रेलर को बहुत डरते और जाते समय बीच में ही रुक जाते, वैसे ही वह अंधेरे को डरते, और अपने पहचान वाले अश्वों के साथ रहने का प्रयास करते है। अकेले रहते ऐसे समय यह अच्छा काम करती।
   मात्रा : 10 गोलियां या दवाईयों के बूंद रोजाना 2 वक्त 4 दिन देना।

4. **इग्नेशिया अमारा (Ignatia Amara-30)** : समान डालते समय फेफरे आये जैसा, अर्निबंध बीच में ही रुकने वाला, इधर–उधर जाने वाला, शान्ति नहीं रहने वाला, निर्दय, क्रुरता का बर्ताव रखने वाला अश्व, उसे यह दवा देना।

   मात्रा : 10 गोलियां या दवाईयों के बूंद रोजाना 2 वक्त 4 दिन देना।

5. **नक्स व्होमिका (Nux Vomica-6)** : जो अश्व थोड़े ही बर्ताव से डर जाता थर्राता है, पसीना युक्त हाता, प्रतिकार करता, अपचन की लक्षण और बार–बार रुककर बाजू सरकना, हावरट, मत्सरी, खोगीर डालने पर बेचैन होते। काटना, लात मारना, प्रतिकार करने की कोशिश करते तब यह देना।

मात्रा : 10 गोलियां या दवाईयों के बूंद रोजाना 1 वक्त देना।

होम्योपैथिक दवाईयों का उपचार

1. **जिंकम मेटालिकम (Zincum Metalicum-30)** : यदि अश्व मुँह से हवा खिंचे और बेचैन होकर पैर इधर–उधर कर रहा हो तो यह देना।

   मात्रा : 10 गोलियां या दवाईयों के बूंद रोजाना 2 वक्त देना।

2. **स्ट्रामोनियम (Stramonium-12)** : यदि मुँह से हवा खिंचता यह बहुत काम करने से हुआ या शिक्षा देने पर खलबल होने पर अश्व उसके दात एक दूसरे पर रखते, ऐसे अश्व भावनात्मक दृष्ट्या शांत, संतुलित होते।

   मात्रा : 10 गोलियां या दवाईयों के बूंद रोजाना 1 बार 10 दिन देना।

व्हीवींग (Weaving)

इसमें अश्व अपनी गर्दन एक बाजू से दूसरी बाजू घूमता इस वजह वह थकान महसूस करता, इसकी वजह गर्दन का मांसल हिस्सा सख्त होता, बेचैनी होती, आँखें धुंधली होती।

1. **अर्सेनिकम अल्ब (Arsenicum alb-30)** : इसकी वजह बेचैनी कम होती।

   मात्रा : 10 गोलियां या दवाईयों के बूंद रोजाना 1 वक्त 3 से 5 दिन देना।

2. **जिंकम मेटालिकम (Zincum Metalicum-30)** : ऊपरी सभी लक्षणों पर यह काम करता।

   मात्रा : 10 गोलियां या दवाईयों के बूंद रोजाना 1 वक्त देना।

अश्व के यकृत की बीमारी पर होम्योपैथिक उपचार

यकृत की दाह को हेपाटायटीस कहते हैं। बहुत समय यकृत का दाह ना

होते उसकी कार्य शक्ति कम होती, उस वजह कौल (Jaundice) जैसी बीमारी पाती। यह बीमारी न्यूमोनिया और बाईल नलिका में रुकावट आने से पायी जाती।

लक्षण

आँखें, मुँह, नाक, श्लेष्मल त्वचा पीली दिखना, चमड़ी निस्तेज, पेशाब हरे, पीले रंगों की, मलबद्धता, विष्टा फिके रंगों की, पुरानी केसेस में पॉव पर सूजन पायी जाती।

होम्योपैथिक दवाईयों का उपचार

1. **आकोनायटम नैप (Aconitum nap-30)** : यह दवा बीमारी की शुरुआत की अवस्था में जब बहुत बुखार होता, नाड़ी की गति बढ़ना बेचैनी होने पर देना।

   मात्रा : 10 गोलियां या दवाईयों के बूंद रोजाना 2 घंटों की अंतर से सुधार होने तक देना।

2. **चामोमिला (Chamomilla-30)** : यदि बीमार बेचैन हो, पैखाने हो, चमड़ी पीली हो, मलबद्धता हो ऐसे समय **नक्स व्होमिका** या ब्रायोनिया–30 देना।

   मात्रा : 10 गोलियां या दवाईयों के बूंद रोजाना 2 वक्त कम होने तक देना।

3. **लायकोपोडीयम (Lycopodium-200)** : यदि चमड़ी सूखी, पीले रंगो की, आँखें, नाक, मलबद्धता पेट फूलना, भूख कम होना, खाने के बाद पेट फुलना, पेशाब में लाल गाल नजर आने पर यह दवा देना।

   मात्रा : 10 गोलियां या दवाईयों के बूंद दिन में से 2 वक्त 5 दिन देना।

4. **बर्बरिस वुल्गारिस (Berberis Vulgaris-30)** : चमड़ी पीली होना, पेशाब पिली होना, यकृत का कार्य मंद, पीठ का लंबर हिस्सा सख्त होना, तो देना।

   मात्रा : 10 गोलियां या दवाईयों के बूंद रोजाना 3 वक्त 3 दिन देना।

5. **चेलीडोनियम (Chelidonium-30)** : श्लेष्मल पर्दे बहुत पीले होना, बाईल नलिका में रुकावटें, और बायें कंधों में दर्द होना।

मात्रा : 10 गोलियां या दवाईयों के बूंद रोजाना 3 वक्त 3 दिन देना।

6. **कारडस मारीयानस (Cardum Marianus-6)** : यकृत का दाह, यकृत का हिस्सा कठिन होना, मोटी पीले सुनहरी रंगों की पेशाब होना।

मात्रा : 10 गोलियां या दवाईयों के बूंद रोजाना 3 वक्त 3 दिन देना।

7. **चायना ऑफ (China off-30)** : पेट फुलना, विष्टा पीले रंगों की होने, कमजोरी दुबलापन होना।

मात्रा : रोजाना 1 मात्रा 3 दिन तक देना।

8. **चिओनानथस (Chionanthus-6)** : पीले रंगों की फुलोहुई विष्टा, यकृत बड़ा होना।

मात्रा : रोजाना 1 मात्रा 3 दिन देना।

9. **लेप्टाड्रा (Leptandra)** : कौल (Jaundice) में आंतों में रक्तस्राव, काली विष्टा, बहुत गंदी बू, जिव्हा मोटी होना, पीली होना, पोर्टल रक्तप्रवाह बिगड़ना।

मात्रा : रोजाना 3 मात्रा 3 दिन देना।

10. **हायड्रास्टाटीस (Hydrastasis-30)** : बाईल डक्ट को सूजन, पेशाब में श्लेष्मा, अपचन, पीठ का पिछला हिस्सा सख्त और दर्द युक्त।

मात्रा : रोजाना 3 मात्रा 3 दिन देना।

11. **मॅग्नेशिया मुरीयाटीका (Magnesia Muriatica-30)** : यकृत बड़ा होना, पेशाब को परेशानी, कौल (Jaundice) और पेट में दर्द होना।

मात्रा : रोजाना 2 मात्रा 4 दिन तक देना।

यकृत दाह (Hepatitis)

यकृत के दाह को हेपाटायटीस कहते हैं। यह होने बहुत सारी वजह होती है। जैसे – जीवाणु, विषाणु यह बीमारी तीव्र और पुरानी अवस्था में पायी जाती।

लक्षण

तीव्र अवस्था में जानवर शिथिल होता, हलचल नहीं करता, खाना कम होना, कमजोरी, नाराजी, पेशाब कम, रंगों में बदलाव, विष्टा मिट्टी के रंगों की, मलबद्धता, सुस्ती, आगे गिर पड़ना या सर दीवार या किसी चिंज पर टिकाना, आँखों और मुँह के अंदरुनी हिस्सा पीला होना पुरानी केसेस में फुले हुई सूजन, कौल (Jaundice) श्लेष्मल पर्दों के अंदर से रक्तस्राव और आँखें बाजू की जगह दवाब डालती।

होम्योपैथिक दवाईयों का उपचार

1. **फॉस्फोरस (Phosphorus-200)** : तीव्र केसेस, विष्टा सफेद, गर्म या कठिन, कौल (Jaundice) पेशाब में हिमोग्लोबीन, काले रंगो की, पेट में दर्द होना।

   मात्रा : दिन में से 3 मात्रा 3 दिन देना।

2. **लायकोपोडीयम (Lycopodium-200)** : बहुत पुरानी बीमारी, शुरुआत की लिव्हर सिरोसिस की अवस्था, पेट में पानी भरना, पेशाब में लाल गाल, और रात के समय ज्यादा पेशाब होना।

   मात्रा : रोजाना 2 मात्रा 2 दिन देना।

3. **अलोज (Alose-200)** : पेट बड़ा होना, बहुत गैस होना, कम पेशाब होना, विष्टा में गाढ़ा श्लेष्मा।

   मात्रा : दिन में से 2 वक्त 3 दिन देना।

4. **ब्रायोनिया (Bryonia-6)** : बीमारी के लक्षण आराम में कम होना, सूखी खाँसी, विष्टा कठिन, काली, सूखी पेशाब गर्म और कम होना।

   मात्रा : रोजाना 3 मात्रा 3 दिन देना।

5. **कॉरडस मॉरीयानस (Cardus Morianus-6)** : तीव्र और पुरानी बीमारी, पेशाब गाढ़ी, विष्ठा पीले रंगों की, मलबद्धता, कमी पैखाने, पुरानी केसेस में असायटीस।

   मात्रा : रोजाना 3 मात्रा दुरुस्त होने तक देना।

6. **चेलिडोनियम (Chelidonium-30)** : तीव्र केसे में कौल (Jaundice) दिखना, दायें कंधे का (स्कॅपूरल) हिस्सा सख्त और दर्द युक्त होना।

7. **हायड्रास्टीस (Hydrastis-30)** : पेशाब में श्लेष्मा, दाहजन्य कॅटान्हा, न्हायनायटीस, कॅन्टान्हाहल खाँसी।

   मात्रा : दिन में से 2 वक्त 5 दिन देना।

8. **हिप्पर सल्फुरीस (Hepar Sulfuris-200)** : यकृत में व्रण और मवाद युक्त न्हायनाटीस।

   मात्रा : रोजाना 2 मात्रा 5 दिन देना।

9. **मरक्युरीअस डलसिस (Mercurious Dulsis-30)** : पुराना यकृत दाह पतली शौच, बहुत समय रक्तमिश्रित, पानी भरना, आंतों का दाह।

   मात्रा : रोजाना 3 वक्त 1 हफ्ता देना।

अध्याय–33

सुअर के रोगों पर होम्योपैथिक चिकित्सा

व्यवहारिक दृष्टि से सुअर बहुत लाभकारी है। इसका मांस अत्यन्त स्वादिष्ट तथा पौष्टिक होता है। इसमें सबसे ज्यादा चर्बी मिलती है। चर्बी की मालिश करने से अनेक वायुजन्य रोग व हड्डियों की विकृतियाँ कम होती हैं। चर्बी से अनेक औषधिया बनती हैं। इसी प्रजनन शक्ति बहुत ज्यादा होती है और इसके खानपान पर बहुत कम खर्च आता है। इस व्यवसाय में बहुत लोग व्यस्त हैं। इसके सरकारी फार्म भी हैं। इनकी विभिन्न व्याधियों की घरेलू तथा होम्योपैथिक एवमं एक्सोपैथिक चिकित्सा के संबंध में अन्य पशुओं के समान की समझना चाहिए।

सुअर से लोगों पर होम्योपैथिक चिकित्सा, होम्योपैथिक सिद्धांत के अनुसार करनी चाहिए। जिन रोगों की जानकारी प्राप्त है उनका यहाँ उल्लेख किया गया है लेकिन जिन रोगों का उल्लेख यहाँ नहीं किया जा रहा है उनकी चिकित्सा सामान्य रोगों की जो चिकित्सा इस पुस्तक में बताई गई है उन्हीं रोग प्रकरणों के अनुसार करानी चाहिए।

मलावरोध, मल रूक जाना (Constipation)

यह व्याधी कभी भी हो जाती है, मल रुक जाता है कभी–कभी क्वचित पाख़ाना भी करते हैं, पेट में दर्द, वेदनायें होती हैं, इसका प्रमुख कारण नित्कृष्ट खाद्य और ज्यादा ठंड का होना, कुछ कारणों में से है।

इस रोग में लक्षणानुसार निम्नलिखित औषधियों में से किसी एक औषधि का प्रयोग करना चाहिए। प्रत्येक औषधि की 4 बूंदे दिन में केवल 1 से 2 बार प्रर्याक्रम से दें।

1. **एकोनाइट 30 (Aconite 30)** — 4 बूंदें 1 या 2 बार तीन घंटे के अंतर के बाद या आवश्यकतानुसार दें। अधिक बेचैनी, अधिक घुरघुराना, अधिक चीखना आदि लक्षणों में यह दवा अधिक लाभकारी सिद्ध हुई है।
2. **ओपियम 30 (Opium 30)** — ऊपरी औषधि से लाभ न होने से इसकी एक मात्रा देनी चाहिए।
3. **ब्रायोनिया 30 (Bryonia 30)** — ठंड से होन वाले मलावरोध के लिए अत्यंत गुणकारी है। प्रतिदिन 2 मात्रा देनी चाहिए।
4. दूसरी औषधि से फायदा होने के बाद भी इसकी प्रतिदिन 2 मात्रा देने से पूर्णतः लाभ होता है तथा व्याधि नहीं होती।

पेट की जलन (Inflamation of stomach)

यह रोग खराब, अपथ्य भोजन अथवा बहुत अधिक भोजन के कारण होता है। निम्नांकित लक्षण देखने को मिलते हैं। उदाहरणार्थ – दाँतों का चबाना, निरंतर घरघुराना, स्वयं को छिपाने का प्रयास करना, अधिक उत्तेजना, बार–बार वमन करने की इच्छा और कभी–कभी वमन का होना आदि, इसके अलावा किसी–किसी पशु के संपूर्ण शरीर पर पक्षाघात का आक्रमण भी हो जाता है।

1. **एकोनाइट 30 (Aconite 30)** — 4 बूंदें 1 या 2 बार तीन घंटे के अंतर के बाद या आवश्यकतानुसार दें। अधिक बेचैनी, अधिक घुरघुराना, अधिक चीखना आदि लक्षणों में यह दवा अधिक लाभकारी सिद्ध हुई है।
2. **आर्सेनिकम 30** — अगर यह बीमारी अधिक खाने के कारण पशु को हुई है तथा पशु दर्द के कारण बेचैन हो तो ऐसी स्थिति में इसका प्रयोग लाभप्रद रहता है। 4 बूदें तीन घंटों के अंतर से 3 से 4 बार दें।
3. **पल्सटिल्ला 30 (Pulsatilla 30)** — यदि वमन करने की इच्छा निरंतर बनी रहे अथवा वमन हो भी जाए तो इस औषधि का सेवन करना लाभकारी सिद्ध होता है। 4 बूदें दिन में दिन बार देनी चाहिए।

4. **इपिकाकुआना 30 (Epicacuana 30)** — ऊपरी लक्षणों में पल्साटिल्ला के स्थान पर इसका भी प्रयोग किया जा सख्ता है।

अतिसार (Diarrhoea)

सुअरों में अतिसार गरिष्ठ भोजन, बच्चों में ज्यादा दुग्धपान और हरा खरा खाने से होता है।

उपचार

1. **पल्साटिल्ला 30 (Pulsatilla 30)** — सुअर मोटा ताज़ा हो और गरिष्ठ भोजन के कारण अतिसार हुआ हो तो यह दवा 3 बूंदें दिन में तीन बार देने से लाभ होता है।
2. **केमोमिल्ला 30 (Chamomilla 30)** — यदि बच्चों में ज्यादा दुग्ध पाने से अतिसार हुआ हो तो 3 बूंदें दिन में 2 बार देने से लाभ होता है।
3. **आर्सेनिकम 30 (Arsenicum 30)** — हरा चारा खाने के कारण पतले दस्त हो रहे हों तो 4 बूंदें दिन में तीन बार देनी चाहिए।
4. **मर्क्यूरियस वाइवस 30 (Mercurious Vivus 30)** — अतिसार के साथ पशु को दर्द का अनुभव हो तथा दस्तों का प्रकोप अत्यधिक हो तो इसका प्रयोग उत्तम रहता है। 3 बूंदें दिन में तीन बार दें।

होम्योपैथिक चिकित्सा

1. **एकोनाइट 30 (Aconite 30)** — अचानक सर्दी होना, नाक स्रावित होना, बेचैनी, लघु जल्द श्वास, 4 बूंदें दिन में चार बार दें।
2. **मर्क्युरियस वाइवस 30 (Mercurious Vivus 30)** — प्राथमिक अवस्था में छींकना, नाक पर सूजन, सर्दी–जुकाम होना, 5 बूंदें दिन में 2 बार दें।
3. **डल्कामारा 30 (Dulcamara 30)** — ठंडी नमीदार दमट हवा के कारण सर्दी होने पर यह दवा देने से अच्छा लाभ होता है। दिन में तीन मात्रा देना।

फेफड़ों की सर्दी

कारण

मौसम बदलने, भीग जाने अथवा ठंड लग जाने आदि कारणों से यह रोग होता है।

लक्षण

अति कठिनाई से श्वास आना, खाँसी, आँख तथा नाक के स्राव गिरना, भूख न लगना, शिथिल एवं सुस्त होकर हाथ पर सिकौंडे पड़े रहना आदि लक्षण प्रकट होते हैं।

होम्योपैथिक चिकित्सा

1. **एकोनाइट 30 (Aconite 30)** — यह इस अवधि की सर्वश्रेष्ठ औषधि है। ज्वर रहने पर भी इसे दिया जा सख्ता है। 5 बूंदें दिन में तीन बार 3 दिन तक देनी चाहिए।
2. **नाइट्रम सल्फ 30 (Nitrum Sulph 30)** — इस औषधि का प्रयोग **एकोनाइट** के बाद करना चाहिए। 3 बूंदें दिन में 2 बार दें।

फेफड़ों का प्रदाह (Pneumonia)

कारण

मौसम में आकस्मिक परिवर्तन, वायु व प्रकाश रहित बंद कमरे में पशु का अधिक समय तक बंद रहना अथवा पशु के समीप बहुत सी गंदी वस्तुओं का जमा रहना इस रोग के कारण है।

लक्षण

छोटी तथा हल्की श्वास, हाँफना, छाती में तीव्र धड़कन, प्यास की तीव्रता, पशु का टेहुनों के बल बार–बार छाती को जमीन पर रगड़ना या रखना आदि लक्षण इस रोग में प्रकट होते हैं।

होम्योपैथिक चिकित्सा

1. **एकोनाइट 30 (Aconite 30)** — यह औषध सर्वप्रथम देनी उचित रहती है। 5 बूंदें हर दो या तीन घंटे के अंदर से आवश्यकतानुसार दें।
2. **फॉस्फोरस 30 (Phosphorus 30)** — इसे एकोनाइट के बाद देने से अच्छा परिणाम होता है। 3 बूंदें 2 या 3 घंटे के अंतराल से दें।
3. **ब्रायोनिया 30 (Bryonia 30)** — रोगी पशु एक ही स्थिति में अधिक समय तक खड़ा रहे, अगले पैरों में कड़ायन हो तथा छोटी सूखी खाँसी हो तो यह दवा अच्छा लाभ पहुँचाती है।
4. **सल्फर 30 (Sulphur 30)** — रोगी पशु एक ही स्थिति में अधिक समय तक खड़ा रहे, अगले पैरों में कड़ायन हो तथा छोटी सूखी खाँसी हो तो यह दवा अच्छा लाभ पहुँचाती हैं।
5. **नाइट्रम मुर. 200 + ग्लोनाइन 200** — दोनों को समभाग मिलाकर 3 से 4 बूंदें 3 या 4 बार देने से जल्दी लाभ होता है।

मस्तिष्क प्रदाह (Meningitis)

सूर्य की तेज धूप लगना इसका मुख्य कारण है और यह आकस्मिक रूप से पैदा होता है। प्रारंभ में पशु सुस्त एवं उंघता दिखाई देता है और बेचैनी के लक्षण प्रकट होते हैं जो कभी–कभी भयंकर रूप भी धारण कर लेते हैं। आँखें लाल और चमकदार हो जाती हैं तथा पशु के मुँह पर गर्म गाज आ जाती है। पशु मुँह फूलाकर चबाता है और कंधे पशु की भांति अपने सिर को दिवार से टकराता है।

1. **एकोनाइट 30 (Aconite 30)** — यह इस रोग की मुख्य औषधि है। आरंभ में इसकी 3 बूंदें 1 या 2 घंटों के अंतर से 3 से 4 मात्रा दें।
2. **बेलाडोना 30 (Belladonna 30)** — एकोनाइट के साथ अदल–बदल के इसकी मात्रा देना लाभप्रद होता है। 3 बूंदों की 3 या 4 मात्रा दें।
3. **हियोसायमस 30 (Hyocymus 30)** — यदि बेलाडोना काम न करें तो इस दवा की 4 बूंदें 1 या 2 घंटों के अंतर से दें।

श्वासवरोध (एंजाइना) (Alveolar Emphysema)

खराब मौसम, पेट की खराबी आदि कारणों से यह रोग होता है। पशु का चेहरा निस्तेज होता है, सिर नीचे लटकाता है और पिछले पैरों से ठोकर मारता रहता है। मुँह से वायु को भीतर खींचता है और जीभ बाहर लटकाए रखता है, श्वास लेने में बहुत कठिनाई होती है। मुँह में बहुत गर्मी होती है। बेचैनी बढ़ती है। वह शरीर को लुढ़काता है। पूरा शरीर काँपता है, आँखें लाल हो जाती हैं। ज़बान कुछ फूलती है। चारा निगलने में कष्ट होता है, कभी–कभी वमन भी होता है, कंठ नली में भारी सूजन, तनाव होता है। इस रोग का विकास तीव्रता से होता है। कंठ नली की सूजन आगे बढ़ती है। मुँह व नाक का भीतरी भाग अधिक लाल होता है। आवाज कर्कशमय हो जाती हे। कष्टदायक खाँसी तथा तीव्र प्यास के लक्षण भी प्रकट होते हैं। रोगी पशु अपना सिर आगे की ओर निकालता है। मृत्यु समीप आ जाने पर शरीर का रंग काला पड़ जाता है।

1. **एकोनाइट 30 (Aconite 30)** — ये दवा प्रथम अवस्था की सबसे अच्छी औषधि है। 3 बूंदें हर घंटे पशु की स्थिति में सुधार आने तक देनी चाहिए। प्रारंभ में देने से दूसरी औषधि की आवश्यकता नहीं पड़ती।

2. **बेलाडोना 30 + हीपर सल्फ 30 (Belladonna 30) + (Hepar Sulph 30)** — जब सूजन बढ़ती जा रही हो तो ऐसी अवस्था में दोनों समभाग मिलाकर 5 बूंदें दिन में एक बार दें।

3. **स्पाइजिलिया 30** — यदि श्वास में कठिनाई, दम घुट जाने का खतरा हो तो ऐसी दशा में इस औषधि का प्रयोग लाभकारी रहता है। 3 बूंदें चार घंटों के अंतर से दें।

4. **आर्सेनिकम 30 (Aresenicum 30)** — अधिक प्यास, आँखों में लाली या तथा संपूर्ण शरीर में जलन भरी गर्मी होने के लक्षणों में रोगी पशु को इस औषधि के सेवन से लाभ होता है। 3 बूंदें हर चार घंटे के बाद दें।